养生茶饮新知全书

名医珍藏养生经典

清香茶饮 养出自然好气色

YangSheng ChaYin XinZhiQuanShu

谢文英 / 编著

指导日常养生之法
轻松掌握健康秘诀

陕西出版传媒集团
陕西科学技术出版社

图书在版编目（CIP）数据

养生茶饮新知全书/谢文英编著. —西安：陕西科学技术出版社，2012.11

ISBN 978-7-5369-5597-4

Ⅰ.①养… Ⅱ.①谢… Ⅲ.①茶叶—食物养生②保健—茶谱 Ⅳ.①R247.1②TS272.5

中国版本图书馆CIP数据核字（2012）第254506号

养生茶饮新知全书

出版者	陕西出版传媒集团　陕西科学技术出版社
	西安北大街131号　邮编　710003
	电话（029）87211894　传真（029）87218236
	http：//www.snstp.com
发行者	陕西出版传媒集团　陕西科学技术出版社
	电话（029）87212206　87260001
印　刷	北京建泰印刷有限公司
规　格	710×1000毫米　16开本
印　张	20
字　数	270千字
版　次	2013年5月第1版
	2013年5月第1次印刷
书　号	ISBN 978-7-5369-5597-4
定　价	28.00元

版权所有　翻印必究

（如有印装质量问题，请与我社发行部联系调换）

FOREWORD 前言

茶，喝的是一种心境，品的是一种情调。对于茶文化历史悠久的中国人来说，茶饮真是再熟悉不过的了。无论是帝王将相，文人墨客，还是挑夫贩夫，无不与茶结缘。俗语常说："早晨开门七件事，柴米油盐酱醋茶"。茶之用，可为饮、为药、为菜肴；茶之礼，上至宫廷茶仪，中至文人茶会、禅院茶宴，下至民间婚俗、节俗，无处不在。

现今社会，随着人们对健康越来越关注，对茶的保健功效的认识越来越深，健康茶饮早已成为人们新的时尚追求。从前人经验、民间验方的代代相传，甚至到现代医学保健的角度，养生茶饮在调理五脏机能、改善体质、滋补养生、延年益寿方面都可以说有着显著的功效。

本书根据当今社会人们的生活饮食习惯，基于中医养生与茶饮养生的深厚理论与实践基础，结合了现代医学和营养学作为补充，从家常医疗保健的角度出发，详细介绍了中国传统茶饮的养生保健功能以及茶饮养生保健治疗方，使全书既符合现代养生的需求，又具有传承传统文化的意义。

书中列举了近百种简单的药茶保健饮方，针对个人体质，四季气候变化，不同人群，各种身体疾病不适症状等方面，内容深入浅出。药茶制作简单，饮用方便，经济实用，是家庭养生茶饮制作最全面的一本指南。

需提醒读者的是，尽管茶饮有许多医疗保健功能，但这些功能与药物相比毕竟存在很大差距，当病情严重时，还是应到医院救治，以免耽误治疗。

编 者

CONTENTS 目录

第一章 中国名茶与养生

认识茶成员	/002	**茶叶外用也养生**	/028	美味茶餐推荐	/032
绿茶	/002	茶水洗脸	/028	普洱冬茶粥	/032
红茶	/007	茶叶面膜	/028	清蒸鲫鱼	/032
乌龙茶	/009	茶水泡浴、泡足	/028	绿茶虾仁饺	/032
白茶	/012	茶水敷眼	/029	茶香小笼包	/033
黄茶	/014	茶水洗发	/029	绿茶炸藕夹	/033
黑茶	/015	茶水漱口	/029	花蟹茶味啤酒煲	/033
花茶	/017	其他外用妙方	/030	龙井肉片汤	/033
泡茶方法知多少	/019	**以茶入餐饮食趣**	/031	茶叶蛋	/034
茶具的选购	/020	茶餐特点	/031	草莓茶	/034
冲泡方法	/026	制作茶餐要点	/031		

第二章 科学饮茶才健康

对人体有害无益的8种茶	/036	现炒茶	/038	空腹喝茶	/040
		新茶	/038	茶水服药	/041
头遍茶	/036	多泡茶	/039	**一日饮茶有讲究**	/041
浓茶	/036	**改善不良饮茶习惯**	/039	晨起一杯名滇红	/041
烫茶	/037	进餐时饮茶	/039	上午一盏绿龙井	/042
隔夜茶	/037	酒后饮茶	/039	饭后悠闲品乌龙	/042
冷茶	/037	睡前饮茶	/040	睡前一壶香玫瑰	/042

001

第三章 调理养生与药草茶材

药草治病的原理 /044	蒲公英 /057	茯苓 /072
茶饮药草材料 /045	绞股蓝 /058	麦冬 /073
玫瑰花 /045	夏枯草 /060	黄芪 /074
金银花 /046	枸杞子 /061	黄芩 /075
百合花 /047	栀子 /062	芦根 /076
款冬花 /048	桑葚 /063	何首乌 /077
菊花 /049	桑叶 /064	百部 /077
厚朴花 /050	白芷 /065	生地黄 /078
槐花 /051	薄荷 /066	天麻 /079
丁香花 /052	荷叶 /067	陈皮 /080
红花 /053	人参叶 /068	厚朴 /081
辛夷花 /054	番泻叶 /069	决明子 /083
益母草 /055	茵陈 /070	胖大海 /084
金钱草 /056	冬虫夏草 /071	

第四章 养生茶饮之对症调养

咳嗽	芒果茶 /088	僵蚕茶 /089
姜茶 /086	竹梅茶 /088	玉竹贝母茶 /090
蜜茶 /086	桑菊银花茶 /088	芥菜生姜茶 /090
桂花橘皮茶 /087	柿饼茶 /088	感冒
枇杷叶杏仁茶 /087	车前子橘皮茶 /088	香菊冲剂 /091
双叶茶 /087	银麦茶 /089	葱豉茶 /091
人参双花茶 /087	雪梨止咳茶 /089	芪术茶 /091
梨皮杏仁茶 /087	萝卜茶 /089	五神茶 /091

CONTENTS 目录

大青银花茶	/092	双皮茶	/098	番茄洋参茶	/105
苏藿茶	/092	银花连翘茶	/098	人参柿蒂茶	/105
芝麻生姜茶	/092	胡椒茶	/098	葡萄柚茶	/105
芦根橄榄茶	/092	薄荷叶茶	/099	三棱盐糖茶	/105
香薷茶	/092	紫苏桔梗茶	/099	梅干红茶	/106
辛夷花茶	/093	地骨皮茶	/099	金橘消化茶	/106
桑菊香豉茶	/093	荔枝茶	/099	理气五味茶	/106

肺炎

龙虎斗茶	/093	三白茶	/100	梅花生姜茶	/106
蒲公英龙井茶	/093	莲杏饮	/100	谷芽山楂茶	/107
葱白萝卜茶	/093	石膏鱼腥草茶	/100	姜草茶	/107
杭菊普洱茶	/094	熟地麦冬饮	/100	绿豆糖茶	/107
薄苏防感茶	/094	百合花茶	/101	刀豆姜茶	/107
板蓝根贯众茶	/094	百合蜜茶	/101	橘皮竹茹茶	/107
桑菊薄竹茶	/094	连翘芦根茶	/101	二花茶	/108
芝麻酱糖茶	/094	蒲公英大青叶茶	/101	胡椒食盐茶	/108
芦根菊花茶	/095	人参玉竹茶	/101	三花陈皮茶	/108
白芷荆芥茶	/095	二根茶	/102	生姜糖糟茶	/108

慢性支气管炎

胃痛

板蓝根茶	/095	胖大海茶	/102	人参大枣陈皮茶	/109
杏红茶	/096	罗汉果茶	/102	白糖蜂蜜茶	/109
枇杷叶芦根茶	/096	瓜蒌茶	/102	雷丸盐茶	/109
芪药二冬茶	/096	黄芪沙参茶	/102	红糖蜂蜜茶	/110
甜瓜茶	/096	百部茶	/103	干姜胡椒茶	/110
人参胡桃茶	/096	柿叶茶	/103	莱菔子茶	/110
杏仁麻黄茶	/097	贝母半夏茶	/103	橘花茶	/110
黄柏甘草茶	/097	麦冬桑叶贝母茶	/103	山楂肉桂茶	/110
川贝莱菔茶	/097	款冬花茶	/103	麦牙山楂茶	/111
桑叶石膏茶	/097	泻肺茶	/104	术曲消积茶	/111

消化不良

萝卜蜂蜜茶	/097			橘叶茶	/111
葱枣茶	/098	山楂乌梅茶	/104	桂花茶	/111
龙胆草茶	/098	山楂核桃茶	/104	麦面米醋茶	/111

003

太子参甘草茶	/112	黄精花椒茶	/118	山楂莱菔子茶	/126
丁香柿蒂茶	/112	参芪红花茶	/119	木香茶	/126
白茅根石斛茶	/112	芍药甘草茶	/119	车前子红茶	/126
地典沙参茶	/112	红花蜜糖饮	/119	黑芝麻大黄茶	/126
高良姜黄精茶	/112	高良姜陈皮茶	/119	三花陈皮茶	/126
丹参生姜茶	/113	柠檬红茶	/120	葛根芩连茶	/127
百合丹参茶	/113	太子参芦根茶	/120	石榴叶姜茶	/127

### 肠胃炎		便秘			
				防风葱白茶	/127
				茵陈陈皮茶	/127
黄芪肉桂茶	/113	玄参茶	/120	生姜苏叶茶	/127
石榴叶茶	/114	黄荆茶	/121	银花大黄茶	/128
山楂槟榔茶	/114	蜜茶	/121	正气止泻茶	/128
双花甘草茶	/114	空心菜荸荠茶	/121	生姜花椒茶	/128
莱菔子神曲茶	/114	阿胶葱蜜茶	/121	白术止泻饮	/128
双根茶	/114	二柑茶	/122	干姜猪苓茶	/129
棕榈花茶	/115	葱汁茶	/122		

痢疾
玫瑰花茶	/115	韭菜子茶	/122	马齿苋姜术茶	/129
咸柠檬茶	/115	导气通便茶	/122	黄连姜汁茶	/130
粳米炮姜茶	/115	二仁通幽茶	/122	银花地榆茶	/130
车前子茶	/115	草决明茶	/123	大蒜龙井茶饮	/130
姜丝茶	/116	增液麦冬茶	/123	龙牙茶	/130
报春花茶	/116	决明子茶	/123	石榴皮胡椒茶	/130
半夏苏叶茶	/116	番泻叶茶	/123	糯米青茶	/131
野菊花茶	/116	火麻仁苏子茶	/123	绿茶米汤	/131

胃及十二指肠溃疡
		橄榄生姜茶	/124	胡椒乌梅茶	/131
玫瑰花茶	/117	蒲公英蜜茶	/124	泡姜粳米茶	/131
双瓜干品茶	/117	黄豆皮茶	/124	鱼腥草山楂茶	/131
芦根香橼皮茶	/117	黄芪芝麻奶茶	/124	槐花茶	/132
香附姜陈茶	/118	生大黄茶	/124	白梅醋茶	/132
牡蛎鸡蛋茶	/118	松萝白糖茶	/125		

腹泻
红枣山楂三七茶	/118			葡萄生姜茶	/132
党参炒米茶	/118	姜茶散	/125	山楂木香茶	/132

鸡冠花茶	/132	党参杜仲茶	/140	荷叶藿香茶	/148
大蒜茶	/133	芙蓉迷迭茶	/141	**冠心病**	
双汁茶	/133	淮芝藕米茶	/141	丹参茶	/149
乌梅绿豆茶	/133	太子参茶	/141	丹参檀香茶	/149
涩肠止痢茶	/133	五味子人参茶	/141	山楂柿叶茶	/149
高血压		参芪归圆茶	/142	参楂麦冬茶	/149
决明菊花茶	/134	麦地巴戟续断茶	/142	瓜蒌薤白茶	/149
莲子芯茶	/134	双桂甘草茶	/142	川七首乌茶	/150
扁豆葛根茶	/135	加味西洋参茶	/142	枸杞子红花茶	/150
蚕豆花茶	/135	**高脂血症**		银杏茶	/150
菊花茶	/135	草菇茶	/143	复方山楂茶	/150
麦芍牛膝茶	/135	荷叶降脂茶	/143	茉莉花茶	/151
玉米须茶	/136	参苓红花茶	/144	甘菊茶	/151
玉米须菊花茶	/136	山楂片菊花茶	/144	橘皮枳实茶	/151
山楂醒脑茶	/136	陈皮山楂乌龙茶	/144	红花檀香茶	/151
瓜皮牛膝茶	/136	苍术茶	/144	葫芦二皮茶	/152
棕榈叶槐花茶	/136	荷梗山楂茶	/145	玉竹茶	/152
葛根钩藤茶	/137	番茄酸奶茶	/145	三汁养心茶	/152
多花茶	/137	何首乌绿茶	/145	山楂益母茶	/152
二汁降压茶	/137	茯苓陈皮茶	/145	茯苓半夏茶	/152
菊花龙井茶	/137	首乌降脂茶	/145	花生壳茶	/153
二藤竹叶茶	/138	白术茶	/146	金橘萝卜蜜茶	/153
菊花罗汉果茶	/138	槐花山楂茶	/146	莱菔子白糖茶	/153
罗布麻降压茶	/138	芪参陈皮茶	/146	**肾炎**	
茺蔚子桑叶茶	/138	黄精丹参蜜茶	/146	桂圆枸杞茶	/154
桑麻葵子茶	/139	金银花夏枯草茶	/147	桑白皮菊花茶	/154
低血压		加味首乌茶	/147	左归茶	/154
黄芪茶	/139	菊花苦丁茶	/147	二术泽兰茶	/154
桂枝甘草五味饮	/140	楂菊决明茶	/147	桂圆茉莉茶	/155
黑芝麻绿茶	/140	三皮茶	/147	黄芪红茶	/155
太子参肉桂茶	/140	芹菜大枣茶	/148	牛蒡子瓜皮茶	/155

荸荠梗茶	/155	杞麦地黄茶	/162	益母草茶	/170
白茅根地黄茶	/155	山药杜仲茶	/162	橘叶苏梗茶	/170
冬瓜皮紫苏茶	/156	桃仁茶	/163	姜枣通经茶	/170
桑葚茶	/156	参杞仙灵茶	/163	香附茶	/170
四皮茶	/156	双子茶	/163	仙鹤草荠菜茶	/171
黄芪地黄茶	/156	双仁茶	/163	参芍地黄茶	/171
瓜皮茅根茶	/156	五味子冰糖茶	/163	莲蓬茶	/171
芡实茶	/157	巴戟天五味子茶	/164	四味炮姜茶	/171
玉米二皮赤豆茶	/157	双龙芡实茶	/164	泽兰叶茶	/171
桑白皮茶	/157	人参茶	/164	枣树皮茶	/172
鱼腥草茶	/157	枸杞薯蓣茶	/164	番红花茶	/172

遗精

		莲须莲芯茶	/164	蔷薇花茶	/172
冬瓜皮茶	/158	花生核桃甜茶	/165	益母草延胡索茶	/172
生精茶	/158	三子益寿茶	/165	地黄白芍茶	/173

前列腺炎

苁蓉芡实茶	/158			金盏玫瑰茶	/173
莲芡黑枣茶	/159	爵床红枣汤	/166	丹参月季花茶	/173
双仁茶	/159	苁蓉车前茶	/166	香橼皮泽兰茶	/173
虫草茶	/159	王不留行泽泻茶	/166	川芎调经茶	/174
桑螵蛸金樱子茶	/159	迷迭川七茶	/166		

失眠

益智五味茶	/159	芪术牛膝茶	/167	安神茶	/174
淫羊藿茶	/160	车前草茶	/167	薰衣茉莉茶	/174
杞仲戟天茶	/160	通草牛膝茶	/167	柏仁合欢茶	/175
黄柏草薢茶	/160			红参交藤茶	/175

月经不调

桑葚双糖茶	/160	黑木耳红枣茶	/168	莲子芯甘草茶	/175
旱莲草知母茶	/160	红花茶	/168	灯心草茶	/175
莲子丝瓜花茶	/161	双菜茶	/168	柏子仁茶	/176
金樱子萹蓄茶	/161	仙鹤草茶	/168	党参何首乌蜜茶	/176
首乌红枣茶	/161	玫瑰泽兰茶	/169	枣仁洋参茶	/176
莲子葡萄干茶	/161	当归桃仁茶	/169	灵芝远志茶	/176

早泄

		莲花茶	/169	山楂核柿叶茶	/177
泽泻茶	/162	黄芪升麻茶	/169	合欢花茶	/177

菖蒲茶	/177	牛膝桑枝茶	/184	**鼻炎**	
静心提神茶	/177	鸡血藤当归茶	/184	辛夷茶	/192
冬青安神茶	/177	五加归膝茶	/185	二母茶	/192
佛手莲芯茶	/178	槐子茶	/185	苍耳子茶	/192
灯心竹叶茶	/178	归地灵仙茶	/185	百里香鼠尾草茶	/193
龙眼洋参茶	/178	淫羊藿木瓜茶	/185	参芪药芷茶	/193
甘麦大枣蜜茶	/178	杜仲当归茶	/186	桑白皮茶	/193
莲芯枣仁茶	/179	黄芪川乌茶	/186	黄芩茅根茶	/193
麦冬莲子茶	/179	五加羌茶配方	/186	陈墨茶	/194
西洋参龙眼茶	/179	瓜叶果茶	/186	苍耳黄芪茶	/194
红参枸杞茶	/179	根枝子茶	/186	附子熟地茶	/194
神经衰弱		**脂肪肝**		柏叶榴花茶	/195
含羞草茶	/180	玫瑰茉莉花茶	/187	苍耳辛芷茶	/195
莲芯茶	/180	陈夏苡仁茶	/187	**结膜炎**	
知母茶	/180	陈皮青皮茶	/188	黄芩茶	/196
百合二冬茶	/180	陈皮决明子茶	/188	千里光茶	/196
茉莉薰衣草	/181	番茄酸奶茶	/188	白菊绿茶饮	/196
枣根丹参茶	/181	柴术茯苓茶	/188	木贼草茶	/196
地黄麦冬茶	/181	虫草银杏叶茶	/189	角茴香菊花茶	/196
迷迭香玫瑰茶	/181	乌龙降脂茶	/189	枸杞叶茶	/197
百合二冬茶	/182	螺旋藻橘皮茶	/189	桑叶茶	/197
枣仁蜂蜜茶	/182	大黄茶	/189	决明子夏枯草茶	/197
桑葚地黄茶	/182	泽泻乌龙茶	/190	桑银茶	/197
菩提叶茶	/182	绞股蓝银杏叶茶	/190	大青叶银菊茶	/197
竹茹茶	/182	芪楂半夏茶	/190	谷精草茶	/198
菟丝子柏仁茶	/183	川七丹参泽泻茶	/190	芙蓉花茶	/198
金芍解郁茶	/183	当归郁金楂橘茶	/191	木耳鸡蛋茶	/198
夏枯草黄连茶	/183	夏枯草丝瓜保肝茶	/191	**口臭**	
花生叶茶	/183	地骨皮玉米须茶	/191	藿香茶	/199
风湿性关节炎		海带蒲黄红枣茶	/191	桂花茶	/199
五味寄生茶	/184			金宫香口茶	/199

香薷茶	/199	川七番石榴叶茶	/203	黄精枸杞茶	/206
栀子茶	/200	石膏花粉茶	/203	天花粉麦冬茶	/206
桂花清口茶	/200	陈皮二芽茶	/203	陈皮茴香茶	/206
橘皮克臭茶	/200	茅根茶	/204	川七天花茶	/206
连翘番泻茶	/200	花粉茶	/204	二皮瓜蒌袋泡茶	/207
桂花佛手柑茶	/200	玄参地黄茶	/204	核桃仁山楂菊花茶	/207
红茶桂花汤	/201	山药川七茶	/204	糯米红茶	/207
山楂麦芽茶	/201	麦冬茶	/205	芹菜葛根消渴茶	/207
薄荷茶	/201	人参发黄茶	/205	二参二冬茶	/208
厚朴金线莲茶	/201	老宋茶	/205	白萝卜豆奶茶	/208
山楂陈皮茶	/202	冬瓜叶茶	/205	葵花根茶	/208
糖尿病		三黄茶	/205	滋阴甘露茶	/208
苦瓜茶	/203				

第五章 养生茶饮之四季调养

春季——补气养肝,调理脾胃

食养原则	/210	三仙茶	/213	洋甘菊马鞭草茶	/215
春季养生应注意	/210	茯苓柴胡茶	/213	鸡骨草大枣茶	/215
益胃茶	/211	龙胆草藕节茶	/213	益肝解毒茶	/215
柿蒂生姜茶	/211	玫瑰蜂蜜茶	/213	杞菊决明子茶	/216
梅花生姜茶	/211	陈皮薤白茶	/214	莲藕土豆茶	/216
当归党参茶	/212	加味三仙茶	/214	白术藕节茶	/216
刀豆柿蒂茶	/212	石膏竹叶茶	/214	两山柳枝茶	/216
鸡内金茶	/212	党参白术茶	/214	玫瑰佛手柑茶	/217
砂仁木香茶	/212	党参大枣茶	/214	厚朴洋参茶	/217
仙茅白术茶	/213	陈醋开胃茶	/215	白糖甘草茶	/217

夏季——祛湿防暑,养阴调神

食养原则	/218	夏季养生应注意	/218	大麦茶	/219

CONTENTS 目录

双仁龙眼茶	/219	远志枣仁茶	/221	和胃安神茶	/223
荷叶茶	/220	藿香佩兰茶	/222	茉莉花菖蒲茶	/224
生地茅根茶	/220	桂圆洋参茶	/222	菊花人参茶	/224
人参枣仁玉竹茶	/220	人参当归茶	/222	二至茶	/224
阿胶茶	/220	地黄麦冬茶	/222	苦瓜茶	/224
生脉茶	/220	山楂核桃茶	/222	甘草茶	/224
双冬枣仁茶	/221	苦瓜莲藕茶	/223	茅根灵芝茶	/225
黄芪枳壳茶	/221	人参益母草茶	/223	竹叶绿豆茶	/225
清凉茶	/221				

秋季——滋阴润肺，养胃去火

食养原则	/225	沙参麦冬茶	/228	百合菊花茶	/230
秋季养生应注意	/226	百合枇杷茶	/228	紫苏党参茶	/230
清肺止咳茶	/226	淮山黄连茶	/229	枸杞茶	/231
橘皮姜茶	/227	桑杏茶	/229	藿香降火茶	/231
浙贝白果茶	/227	杏梨茶	/229	五汁茶	/231
麦冬二参茶	/227	银耳茶	/229	柚皮百合茶	/231
枇杷叶茶	/227	秋菊清心茶	/230	五味二冬茶	/231
山梨冰糖饮	/228	枸骨茶	/230	雪梨茶	/232
玉蝴蝶茶	/228	石膏知母茶	/230		

冬季——养肾防寒，调和气血

食养原则	/232	五福茶	/235	黄芪归芍茶	/237
冬季养生应注意	/232	人参核桃枸杞茶	/235	益智仁茶	/237
黄精枸杞茶	/233	熟地大枣茶	/235	康宝茶	/237
淫羊藿茶	/233	香桃茶	/235	黄精大枣茶	/237
桂皮乌药茶	/234	锁阳红糖茶	/236	木耳红枣茶	/238
桂圆枸杞子茶	/234	天冬红糖茶	/236	乌龙首乌茶	/238
桂圆绿茶	/234	花椒虫草茶	/236	人参地黄茶	/238
枸杞洋参茶	/234	白茅根洋菊茶	/236	红花生地茶	/238
桑葚蜜茶	/235	何首乌茶	/236		

第六章 养生茶饮之不同体质调养

热性体质

龙胆菊槐茶	/240
白萝卜橄榄茶	/241
苦瓜茶	/241
清心茶	/241
马齿苋茶	/241
甘蔗洋参茶	/242
板蓝大青茶	/242
银花芦根茶	/242
苦参茶	/242
三花茶	/243
党参黄连莲子茶	/243
丝瓜花蜜茶	/243
清火茶	/243
蒲公英茶	/243
青黛柏茶	/244
金天茶	/244
知柏茶	/244
金翘茶	/244
绿豆酸梅茶	/244
藕汁生地茶	/245
连翘玉茶	/245
薄荷甘草茶	/245
三衣茶	/245
金银花甘草茶	/246
银归茶	/246
黄连茶	/246
苦瓜绿茶	/246
金银花茶	/247

寒性体质

枸杞冬花茶	/248
桂皮茴香茶	/248
桂枝甘草姜茶	/248
桂香姜奶茶	/249
生地乌梅茶	/249
天中茶	/249
荣黄党参姜枣茶	/250
枸杞黄精茶	/250
鹿茸茶	/250
人参五味红茶	/250
核桃茶	/250
菟丝子茶	/251
韭菜子茶	/251
参冬地黄茶	/251
人参保健茶	/251
仙灵五味茶	/252
吴茱萸茶	/252
生姜红茶	/252
桂圆莲子茶	/252

实性体质

二仁通幽汤	/254
厚朴枳实茶	/254
火麻仁茶	/254
茅根茶	/254
甘草莲芯茶	/255
薏米绿豆甜茶	/255
柠檬排毒茶	/255
薏米冬瓜籽茶	/255
桑菊茶	/256
马鞭草茶	/256
菊花陈皮茶	/256
车前草绿茶	/256
蒲公英茶	/257

阳虚体质

杜仲五味子茶	/258
杜仲苁蓉茶	/258
决明子茶	/258
二子降脂茶	/258
羊藿路通茶	/259
沙苑子茶	/259
壮阳增力茶	/259
鹿茸乌龙茶	/259
冬瓜皮豆壳茶	/259
硫黄茶	/260
人参蜂蜜茶	/260
淫羊藿五味子茶	/260
生脉茶	/260
西洋参灵芝茶	/260
仙茅干姜茶	/261
合欢皮枸杞茶	/261
旱莲草玄参茶	/261

苏子人参茶	/261	和肝茶	/263	增液益阴茶	/265
苹果肉桂茶	/261	枸杞五味子茶	/264	乌龙枣茶	/265

阴虚体质

		杜仲茶	/264	黑豆红枣茶	/265
生地乌梅茶	/263	参芪薏米茶	/264	首乌茶	/266
首乌熟地茶	/263	金银花夏枯草茶	/264	西洋参茶	/266
杞菊芝麻茶	/263	黄精茶	/265	双花麦冬茶	/266
银耳红枣茶	/263	石斛玄参茶	/265	菊楂陈皮茶	/266

第七章 养生茶饮之不同人群调养

上班族

		柏子仁苁蓉茶	/273	清香美颜茶	/278
决明双花茶	/268	洋参麦冬茶	/273	海带梅干茶	/278
枸汁滋补饮	/268	柴胡洋参茶	/273	牡丹美白祛斑茶	/279
菊普活力茶	/269	黄芪红枣茶	/273	红花茶	/279
灵芝益智茶	/269	薄荷醒脑茶	/274	淮山芝麻饮	/279
清爽解腻茶	/269	葛根醒酒茶	/274	薏米柠檬水	/279
人参花茶	/269	茯苓柏子仁茶	/274	大麦山楂茶	/280
何首乌茶	/269	火炭母万点金茶	/274	荷叶饮	/280
舒眠茶	/270	合欢枸杞茶	/275	芍药花茶	/280
健脑茶	/270	熟地黄茶	/275	果红饮	/280
黄芪茉莉花茶	/270	枸杞淮山茶	/275	桑枝茶	/281
蒲公英绿茶	/270	**美女族**		桃花茶	/281
酸枣葛根茶	/271	玉竹洋参茶	/276	鹿龟二胶茶	/281
党参白术茶	/271	芦荟蜜饮茶	/276	大黄绿茶	/281
伸筋茶	/271	润肤养颜茶	/276	盐茶	/282
芝麻绿茶	/271	百香果汁茶	/277	鸡血藤茶	/282
枸杞决明茶	/272	香蕉绿茶	/277	乌龙茶	/282
熟地黄茶	/272	杏花露	/277	山楂菊花茶	/282
洋甘菊茶	/272	芙蓉蔷薇果茶	/277	香蜂苹果茶	/282
党参黄精茶	/272	冬瓜利水茶	/278	姜黄陈皮绿茶	/283

乌龙茶	/283	红花山楂核桃茶	/290	**孕产妇族**	
去斑白皙茶	/283	芙蓉荷叶茶	/290	苏叶生姜茶	/297
活血美颜茶	/283	**儿童族**		橘皮竹茹茶	/297
香菜葱姜茶	/284	车前草茶	/291	麦芽红茶	/297
当归龙眼肉茶	/284	健脑地黄茶	/291	莱菔子柚皮茶	/298
桂花润肤茶	/284	铁马鞭泽兰茶	/291	糯米黄芪茶	/298
玫瑰人参茶	/284	七叶胆鼠尾草茶	/292	芦根竹茹茶	/298
珍珠绿茶	/284	蜂蜜黄精茶	/292	麻仁苏子茶	/298
黑豆麦片桑叶饮	/285	竹叶橄榄茶	/292	乌梅生姜茶	/298
洋菊茅根茶	/285	鲫鱼茶	/292	蜜枣葡萄茶	/299
老年族		黄芪红枣茶	/293	苏婆陈皮茶	/299
八仙茶	/286	芦柳茶	/293	苏姜陈皮茶	/299
罗布麻茶	/286	乌梅甘草茶	/293	豌豆红糖饮	/299
丹参山楂茶	/286	地耳草铁苋茶	/293	白术砂仁茶	/300
龙眼枣仁茶	/286	莱菔茶	/294	五皮芪术茶	/300
川连菖蒲茶	/287	豆蔻奶茶	/294	利水茶	/300
菟丝女贞茶	/287	车米茶	/294	山楂酒茶	/300
香蕉绞股蓝茶	/287	荠菜茅根茶	/294	香橼皮白术茶	/301
红枣花生茶	/287	葱白饮	/294	葡萄蜜枣茶	/301
莴笋饮	/288	姜丝止泻茶	/295	莱菔香附茶	/301
乌龙冬瓜茶	/288	珍珠散茶	/295	仙茅冬瓜皮茶	/301
陈皮茶	/288	二胡茶	/295	桑寄生艾叶茶	/301
太子参茶	/288	倍蛋茶	/295	通乳茶	/302
洋参麦门冬茶	/289	白僵蚕茶	/295	浮小麦茶	/302
桑葚茶	/289	莲藕鲜梨茶	/296	鸡蛋蜜绿茶	/302
核桃苹果茶	/289	透疹茶	/296	红枣糖茶	/302
五子补肾茶	/289	水芙蓉花茶	/296	川芎头痛茶	/302
地乌山萸茶	/290	麦草茶	/296	葡萄干蜜枣茶	/303
仲杞寄生茶	/290			四味橘叶茶	/303

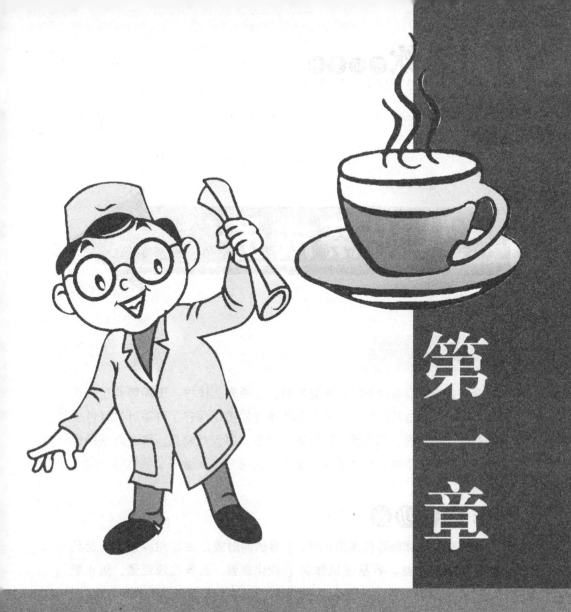

第一章 中国名茶与养生

认识茶成员

绿茶

绿茶是指采取茶树新叶，未经发酵，经杀青、揉拧、干燥等典型工艺精制而成，其制成品的色泽、冲泡后的茶汤较多地保存了鲜茶叶的绿色主调和鲜叶内茶多酚、咖啡因、叶绿素、维生素等天然物质。绿茶以茶汤色碧绿清澈、茶汤中绿叶飘逸沉浮的姿态最为著名。其滋味收敛性强，品之神清气爽。

养生功效

抗衰老 人体新陈代谢的过程，会产生大量自由基，容易使机体老化，也会使细胞受伤。绿茶所含的茶多酚具有很强的抗氧化性和生理活性，是人体自由基的清除剂，有助于抵抗衰老。

降血脂，助消化 实验表明，绿茶中的茶多酚，尤其是其中的儿茶素ECG和EGC及黄酮醇类具有抑制血小板凝集、降低动脉硬化发生的功效，还可降低心血管疾病的发生。因此，人们在进食高脂肪饮食的同时或之后饮用绿茶，可起到软化血管、改善血液流量、防止肥胖、脑中风和心脏病的作用。

减肥瘦身 绿茶中的茶碱和咖啡因能减少脂肪的堆积，且对人体肠内的益生菌没有破坏作用，喝绿茶减肥安全可靠，不伤身体。

防癌症 绿茶中所含有的茶多酚可以阻断亚硝酸胺等多种致癌物质在体内合成，并具有直接杀伤癌细胞和提高机体免疫能力的功效，对胃癌、肠癌等多种癌症的预防和辅助治疗，均有裨益。茶叶中含有的硒是世界公认的具有抗癌防癌功效的物质。尤其以陕西南部的紫阳县境内所产的茶叶天然富硒，如紫阳毛尖、韵味绿茶系列，具有较高的药用保健价值。

西湖龙井

【产地】浙江省杭州市西湖的狮峰、龙井、五云山、虎跑一带。

【茶材特色】西湖龙井是我国第一名茶，其历史悠久，并以色绿、香郁、味甘、形美"四绝"而享誉中外。

【茶品】滋味甘鲜醇和，香气清高持久，品之香馥若兰，沁人心脾，齿间留香，回味无穷。

太平猴魁

【产地】安徽省黄山市新明、龙门、三口一带。

【茶材特色】其色、香、味、形独具一格，太平猴魁与"猴"大有关联，外形有"猴魁两头尖，不散不翘不卷边"之称。入杯冲泡后，芽叶成朵。

【茶品】闻之幽香扑鼻，品之醇厚爽口，回味无穷。

黄山毛峰

【产地】安徽省黄山、歙县、休宁一带。

【茶材特色】由于新制茶叶白毫披身，芽尖峰芒，且鲜叶采自黄山高峰，故取名为黄山毛峰。因其独特的"香高、味醇、汤清、色润"而被誉为茶中精品。

【茶品】滋味鲜浓，醇和高雅，回味甘甜，白兰香味长时间环绕齿间，丝丝甜味持久不退。

碧螺春

【产地】江苏省苏州太湖洞庭山。

【茶材特色】中国十大名茶之一，更是名茶中的珍品，以形美、色艳、香浓、味醇"四绝"而闻名于世，是仅次于西湖龙井的中国第二名茶。

【茶品】滋味幽香、鲜雅，特点之一就是茶树与果木间作，茶吸果香，花窨茶味，孕育着碧螺春茶香果味的天然品质。

信阳毛尖

【产地】河南省信阳市。

【茶材特色】其素以"细、圆、光、直、多白毫、香高、味浓、汤色绿"的独特风格而饮誉中外。其中春茶和秋茶是茶中上品，民谣有"早茶送朋友，晚茶敬爹娘"的说法。

【茶品】汤色嫩绿或黄绿、明亮，香气高爽、滋味鲜浓。

恩施玉露

【产地】湖北省恩施市五峰山。

【茶材特色】恩施玉露曾称"玉绿"，因其茶香鲜味爽，外形色泽翠绿，毫白如玉，格外显露，故改名"玉露"。恩施玉露是我国罕有的传统蒸青绿茶，其制作工艺及所用工具相当古老，与陆羽《茶经》载十分相似。有"恩施玉露，茶中极品"之美誉。

【茶品】冲泡后，其茶叶复展如生，初时婷婷地悬浮杯中，继而沉降杯底，如玉下落，香气清爽，滋味醇和。

六安瓜片

【产地】安徽省六安、金寨、霍山等地。

【茶材特色】是中国十大经典绿茶之一。是我国绿茶中唯一去梗去芽的片茶,同时因其产地不同,而各具特色。

【茶品】瓜片芽叶细嫩,不耐泡,但香气清高,鲜爽醇厚,品茶汤宜小口品啜,缓慢吞咽,嫩茶香气,顿觉沁人心脾。

蒙顶甘露

【产地】四川省名山、雅安两县境内的蒙山。

【茶材特色】是中国最古老的名茶之一,被尊为"茶中故旧"、"名茶先驱"。由于甘露茶采摘细嫩,制工精湛,外形美观,内质优异,历代文人墨客都对其赞颂不已。

【茶品】蒙顶名茶种类繁多,有甘露、黄芽、石花、玉叶长春、万春银针等。其中"甘露"在蒙顶茶中品质最佳。其品质特征是:外形美观、叶整芽全、紧卷多毫、嫩绿色润、内质香高而爽、味醇而甘。

安吉白茶

【产地】浙江省安吉县。

【茶材特色】是一种珍罕的变异茶种,其颜色会由白变绿。安吉白茶茶树产"白茶"时间很短,安吉白茶的制作工艺和绿茶一样,而且其产白叶的时间并不长,因此安吉白茶仍属绿茶,或者属白叶绿茶。安吉白茶因白叶这独有的特性在绿茶类中尤显娇贵。

【茶品】清润甘爽,滋味鲜醇,唇齿留香,甘味生津,回味无穷。

婺源绿茶

【产地】江西省婺源县。

【茶材特色】属于炒青条形绿茶，以"汤碧、香高、汁浓、味醇"闻名天下。婺源绿茶历史悠久，茶圣陆羽在《茶经》中就有"歙州茶生于婺源山谷"的记载。

【茶品】婺源绿茶叶质柔软鲜嫩，芽肥叶厚，有效成分高，宜制优质绿茶。香气清高持久，有兰花之香，滋味醇厚鲜爽，汤色碧绿澄明，芽叶柔嫩黄绿，条索紧细纤秀，色泽翠绿光润。

庐山云雾茶

【产地】江西省庐山。

【茶材特色】此茶产于"匡庐秀甲天下"的庐山，常年云雾缭绕，故称"庐山云雾"。明代李日华曾在《紫桃轩杂缀》说："匡庐绝顶，产茶在云雾蒸蔚中，极有胜韵。"是以此茶有高山茶风韵。庐山云雾茶为中国十大名茶之一，以"味醇、色秀、香馨、液清"而久负盛名。

【茶品】滋味深厚，幽香如兰，鲜爽甘醇，隐有豆花香。

顾渚紫笋

【产地】浙江省湖州市长兴县水口乡顾渚山。

【茶材特色】顾渚紫笋早在唐代就被作为贡茶，可谓是上品贡茶中的"前辈"，茶圣陆羽论其为"茶中第一"。顾渚紫笋，因其鲜茶芽叶微紫，嫩叶背卷似笋壳，故而得名，更有"青翠芳馨，嗅之醉人，啜之赏心"之誉。

【茶品】新品紫笋茶或芽叶相抱，或芽挺叶稍展，形如兰花。冲泡后，茶汤清澈明亮，色泽翠绿带紫，味道甘鲜清爽。

红茶

红茶是以茶树的芽叶为原料，经过萎凋、揉捻（切）、发酵、干燥等典型工艺过程精制而成。红茶加工时不经杀青，萎凋使鲜叶失去一部分水分，发酵使所含的茶多酚氧化，产生了茶黄素、茶红素等新成分。这种化合物一部分溶于水，一部分不溶于水而积累在叶片中。红茶具有红叶、红汤的外观特征，色泽明亮鲜艳，味道香甜甘醇。

养生功效

消炎杀菌 红茶中的多酚类化合物具有消炎的效果，再经由实验发现，儿茶素类能与单细胞的细菌结合，使蛋白质凝固沉淀，藉此抑制和消灭病原菌。所以细菌性痢疾及食物中毒患者喝红茶颇有益，民间也常用浓茶涂伤口、褥疮和香港脚。

生津清热 夏天饮红茶能止渴消暑，是因为茶中的多酚类、醣类、氨基酸、果胶等与口涎产生化学反应，且刺激唾液分泌，从而使口腔感觉滋润，并且产生清凉感；同时咖啡碱控制下视丘的体温中枢，调节体温，它也刺激肾脏以促进热量和污物的排泄，维持体内的生理平衡。

利尿 在红茶中的咖啡碱和芳香物质联合作用下，增加肾脏的血流量，提高肾小球过滤率，扩张肾微血管，并抑制肾小管对水的再吸收，于是促成尿量增加。如此有利于排除体内的乳酸、尿酸（与痛风有关）、过多的盐分（与高血压有关）、有害物等，以及缓和心脏病或肾炎造成的水肿。

养胃护胃 人在没吃饭的时候饮用绿茶会感到胃部不舒服，这是因为茶叶中所含的茶多酚具有收敛性，对胃有一定的刺激作用，在空腹的情况下刺激性更强。而红茶就不一样了。它是经过发酵烘制而成的，茶多酚在氧化酶的作用下发生酶促氧化反应，含量减少，对胃部的刺激性就随之减小了。红茶不仅不会伤胃，反而能够养胃。经常饮用加糖、加牛奶的红茶，能消炎、保护胃黏膜，对治疗溃疡也有一定效果。

名品

祁门红茶

【产地】安徽省祁门、东至、贵池、石台、黟县等。

【茶材特色】和印度的大吉岭红茶、斯里兰卡的乌伐红茶并称为"世界三大高香名茶",享誉全球。"祁红特绝群芳最,清誉高香不二门。"祁门红茶是红茶中的极品,向来以"香高、味醇、形美、色艳"四绝驰名于世,香名远播,美称"群芳最"、"红茶皇后"。

【茶品】茶汤清芳并带有蜜糖香味,上品茶更蕴含着兰花香,馥郁持久,滋味浓醇鲜爽。

滇红

【产地】云南省南部与西南部的临沧、保山、凤庆、西双版纳、德宏等地。

【茶材特色】滇红选用嫩度适宜的云南大叶种茶树鲜叶作原料,经过加工能产生较多的茶黄素和茶红素,所以制成的红茶汤色红艳,品质上乘。

【茶品】滇红功夫茶的特点是汤色红艳,滋味浓烈;滇红碎茶滋味浓烈,香气鲜锐,汤色红亮。

正山小种

【产地】福建省武夷山。

【茶材特色】正山小种的茶叶是用松针或松柴熏制而成的,茶叶呈黑色,但茶汤为深红色,香味非常浓烈。正山小种是世界上最古老的一种红茶,迄今已经有400多年的历史,非常适合于咖喱和肉的菜肴搭配,因此在欧洲被发展成世界闻名的下午茶。

【茶品】闻香观色后即可缓啜品饮。正山小种红茶以鲜爽、浓醇为主,与红碎茶浓烈的刺激性口感有所不同。

第一章 中国名茶与养生

九曲红梅

【产地】浙江省杭州市西湖区周浦乡。

【茶材特色】是我国最早的功夫红茶之一。从唐朝开始种植，宁红功夫茶以其独特的风格，优良的品质，享有"茶盖中华，价甲天下"的殊荣。

【茶品】特级宁红紧细多毫，锋苗毕露，乌黑油润，鲜嫩浓郁，品之鲜醇爽口，柔嫩多芽，汤色红艳。

金骏眉

【产地】福建省武夷山。

【茶材特色】是武夷山正山小种茶的顶级品种，也是中国红茶的代表之一。金，代表等级；眉，形容外形，说明金骏眉的外形像眉毛。金骏眉的采摘期从清明开始，到谷雨为止，然后由制茶师傅全部人工揉捻、无烟烘焙而成，堪称可遇不可求的茶中珍品。

【茶品】汤色以橙黄、清澈、明亮为上，叶底呈鲜活明亮的古铜色为上，茶汤浓郁、绵软、醇厚、爽滑，不苦不涩，耐冲泡。

乌龙茶

乌龙茶亦称青茶、半发酵茶。乌龙茶是经过杀青、萎凋、摇青、半发酵、烘焙等工序制出的品质优异的茶类。乌龙茶的品质介于红茶与绿茶之间，其综合了红茶和绿茶的制作方法，既保持有红茶的浓鲜味，又有绿茶的清香味。品尝后齿颊留香，回味甘鲜。

养生功效

预防老化，改善皮肤过敏 由于紫外线、抽烟、食品添加剂、压力等因素而在体内产生的活性氧会造成肌肤老化、产生皱纹等一系列问题。乌龙茶的多酚类可以分解活性氧，并且促进提高SOD消除活性氧，进而抑制维生素C的消耗，以保持肌肤细致美白。

抗肿瘤 乌龙茶能抑制癌症的发生，并且能阻断致癌物质的生成，其中安溪铁观音的防癌效果最好。

防衰老 乌龙茶中的多酚类化合物能有效地防止不饱和脂肪酸过度氧化；生物碱，可间接起到清除自由基的作用，从而达到延缓衰老的目的。

减肥瘦身 乌龙茶中含有大量的茶多酚物质，不仅可提高脂肪分解酶的作用，而且可促进组织中性脂肪酶的代谢活动，有效减少皮下脂肪堆积。

名品

铁观音

【产地】福建省安溪县。

【茶材特色】铁观音，又称红心观音、红样观音，是中国十大名茶之一，乌龙茶类的代表。铁观音具有独特的"观音韵"，给品茶者的舌、齿、龈均有刺激清锐的感觉，不仅香高味醇，是天然可口佳饮，同时也是养生保健茶叶中的佼佼者。

【茶品】古人有"未尝甘露味，先闻圣妙香"之妙说。其汤色金黄，浓艳似琥珀。细啜一口，舌根轻转，可感茶汤醇厚甘鲜。

冻顶乌龙

【产地】台湾省南投县鹿谷乡。

【茶材特色】冻顶乌龙属轻发酵乌龙茶，结合了山川灵气和大地精华，经过专业工艺精制而成，不仅是天然可口的佳饮，且在养生保健方面也属佼佼者。

【茶品】闻之有桂花香、焦糖香或熟果香，品之滋味甘醇鲜美，回甘强。年份久远者，颜色会变深，茶汤品之有熟果香，即水蜜桃、苹果、奇异果放熟之后那类的香味。

武夷大红袍

【产地】福建省武夷山市。

【茶材特色】是中国茗苑中的奇葩,素有"茶中状元"之美誉,是武夷岩茶中品质最优者,堪称国宝。大红袍为千年古树,现仅存4株,于每年5月13~15日高架云梯采之,由于产量稀少,及其特异的品质,被视为稀世之珍。

【茶品】茶香气浓郁,滋味醇厚,有明显"岩韵"特征,饮后齿颊留香,经久不退,冲泡九次犹存原茶的香味。

武夷水仙

【产地】福建省武夷山。

【茶材特色】"水仙茶质美而味厚"、"果奇香为诸茶冠"。武夷水仙得山川清淑之气,色美味醇,在武夷茶区有"醇不过水仙"之说。武夷水仙适应性强,栽培容易,产量占闽北乌龙茶中的百分之六七十。

【茶品】上品的武夷水仙外形壮挺,干茶色润,呈金褐色,表面略泛朱砂点,隐镶红边,闻之清香扑鼻。

凤凰单丛

【产地】广东省潮州市潮安县凤凰镇乌岽山。

【茶材特色】单丛茶是在凤凰水仙群体品种中选拔优良单株茶树,经培育、采摘、加工而成,因成茶的香气、滋味有所不同,当地习惯按不同的香型将单丛茶分为黄栀香、芝兰香、桃仁香、玉桂香、通天香等多种。

【茶品】有天然花香,滋味浓郁、甘醇爽口,汤色清澈,叶底青绿镶红,耐冲泡。

武夷肉桂

【产地】 福建省武夷山。

【茶材特色】 "蟠龙岩之玉桂皆极名贵。"玉桂就是指武夷肉桂,因其香气滋味似桂皮香,所以习惯上称之为"肉桂"。武夷肉桂产于独得天钟地爱的武夷山茶区,因此叶质鲜嫩,含有较多的叶绿素。武夷肉桂品质上乘,香气独特,是乌龙茶中不可多得的高香品种。

【茶品】 干茶嗅之有甜香,冲泡后,茶汤有肉桂特有的奶油、桂皮般的香气,入口醇厚回甘。

白茶

白茶是指一种采摘后,只经过杀青,不揉捻,再经过晒或文火干燥后加工的茶。白茶是中国茶叶中的特殊珍品,一般地区并不常见。茶毫颜色如银似雪,汤色黄绿清澈,香气清鲜,滋味清淡回甘,令人回味无穷。白茶最显著的特点是富含氨基酸,特别是茶氨酸,不但能提高成品茶的香气和鲜爽度,还能提高人体免疫力,有利于身体健康。

养生功效

防治糖尿病 白茶除了含有其他茶叶固有的营养成分外,还含有人体所必需的活性酶。长期饮用白茶可以显著提高体内脂酶活性,促进脂肪分解代谢,有效控制胰岛素分泌量,延缓葡萄糖的肠吸收,分解体内血液多余的糖分,促进血糖平衡,可以起到防治糖尿病的功效。

护眼养眼 白茶中含有丰富的维生素 A 原,它被人体吸收后,能迅速转化为维生素 A,可预防夜盲症与干眼病。同时,白茶还有防辐射的作用,因此在看电视或使用电脑的时候喝一些白茶,有利于保护眼睛,保护身体。

祛暑解毒,治麻疹 白茶含多种氨基酸,其性寒凉,具有较佳的退热祛暑解毒功效。因其药性,白茶自古便被视为治疗麻疹的良药。

名品

白毫银针

【产地】福建省福鼎市政和县。

【茶材特色】因其成品茶形状似针,色白如银,因此命名为白毫银针,素有"茶中美女"之美誉。制法特殊,工艺简单,不炒不揉,只分萎凋和烘焙两道工序,形成白茶特殊的品质风格。

【茶品】品饮时微吹啜,清闲爽口,滋味醇厚。冲泡后,白毫银针徐徐下落,仍挺立于水中,上下交错,蔚为壮观。

白牡丹

【产地】福建省政和、建阳、松溪、福鼎等县。

【茶材特色】白牡丹因其绿叶夹银白色毫心,形似花朵,冲泡后绿叶托着嫩芽,宛如蓓蕾初放,故得高雅之芳名。白牡丹是采自大白茶树或水仙种的短小芽叶新梢的一芽一、二叶制成的,是白茶中的上乘佳品。

【茶品】冲泡后绿叶托着嫩芽,宛若蓓蕾初放,汤色杏黄或橙黄,汤味鲜醇。

贡眉

【产地】福建省建阳、福鼎、政和、松溪等县。

【茶材特色】又被称为寿眉,是白茶中产量最高的一个品种,约占到了白茶总产量的一半以上。以菜茶茶树芽叶制成的贡眉,一般为上品。

【茶品】以毫心多而肥壮,叶张幼嫩,芽叶连枝,叶态紧卷如眉,匀整,色泽呈灰绿或墨绿,叶色黄绿,叶质柔软匀亮,香气滋味纯正的为上品。

黄茶

黄茶是指将杀青和揉捻后的茶叶用纸包好，或堆积后以湿布盖之，时间以几十分钟或几个小时不等，促使茶坯在水热作用下进行非酶性的自动氧化，形成黄色。"闷黄"工序是黄茶独有的加工方法，使得黄茶具有黄汤黄叶的特色。黄茶色泽金黄光亮，最显著的特点就是"黄汤黄叶"。茶叶嫩香清锐，茶汤杏黄明净，口味甘醇鲜爽，口有回甘，收敛性弱。

养生功效

保护脾胃 黄茶是沤茶，在沤的过程中，会产生大量的消化酶，对脾胃最有好处，消化不良，食欲不振、懒动肥胖都可饮而化之。

预防食道癌 黄茶中富含茶多酚、氨基酸、可溶性糖、维生素等丰富的营养物质，对防治食道癌有明显功效。

消脂减肥 黄茶在沤制过程中产生的消化酶还能促进脂肪的代谢，减少脂肪的堆积，在一定程度上还能化除脂肪，是减肥的佳品。

消炎杀菌 黄茶鲜叶中天然物质保留有85%以上，而这些物质对杀菌、消炎均有特殊效果。

名品

君山银针

【产地】湖南岳阳市洞庭湖中的君山。

【茶材特色】"金镶玉色尘心去，川迥洞庭好月来。"因其形细如针，茶芽内呈金黄色，雅称"金镶玉"。

【茶品】茶香气清高，入口则味醇甘爽，清香沁人，齿颊留芳。君山银针按芽头肥瘦、曲直、色泽亮暗进行分级，以壮实、挺直、亮黄者为上；瘦弱、弯曲、暗黄者次之。

蒙顶黄芽

【产地】四川省名山县蒙山。

【茶材特色】蒙顶茶自唐开始，直到明、清皆为贡品，为我国历史上最有名的贡茶之一。经杀青、初包、复炒、复包、三炒、堆积摊放、四炒、烘焙八道复杂工艺制作而成，为黄茶名优茶之极品。

【茶品】其品质特点是"黄叶黄汤"。芽条匀整，色泽嫩黄，芽毫显露，甜香浓郁，汤色黄亮透碧，滋味鲜醇回甘。

霍山黄芽

【产地】安徽省霍山县。

【茶材特色】在古时被誉为"仙芽"，唐代被列为贡品，是当时十四极品名茶之一，曾被文成公主带入西藏。现今的霍山黄芽是散茶，又称芽茶，产量不多，以其独特的鲜嫩口感跻身于全国名茶之一。

【茶品】品饮霍山黄芽之前，先赏汤色、闻香，然后趁热品啜茶汤的滋味，顿觉鲜醇清香，茶汤甘泽润喉、齿颊留香。

黑茶

黑茶经杀青、揉捻、初晒、复炒、复揉、渥堆、晒干几道工序制成。黑茶一般原料较粗，加之制造过程中往往堆积发酵时间较长，因而叶色油黑或黑褐。黑茶汤色近于深红，叶底匀展乌亮。

养生功效

降脂减肥 黑茶是由黑曲菌发酵制成，在发酵过程中产生了一种普诺尔成分，可以起到防止脂肪堆积的作用。而黑茶中所含有的茶多酚及其氧化产物能溶解脂肪，并促进脂类物质排出，减少动脉血管壁上的胆固醇沉积，降低动脉硬化的发病率。还可以活化蛋白质激酶，加速脂肪分解，降低机体内的脂肪含量。长期于饭前、饭后饮用可以起到降脂减肥的作用。

预防心血管疾病 黑茶具有良好的降解脂肪、抗血凝、促纤维蛋白原溶解、抑制血小板聚集的作用，还能使血管壁松弛，增加血管有效直径，从而抑制主动脉及冠状动脉内壁粥样硬化斑块的形成，达到降血压、软化血管、防治心血管疾病的目的。

降血压、降血糖 黑茶中的茶氨酸能起到抑制血压升高的作用，而生物碱和类黄酮物质有使血管壁松弛，增加血管的有效直径，通过使血管舒张而使血压下降的作用。黑茶中含较多的具有降血糖作用的茶多糖，可预防和治疗糖尿病。民间有用黑茶治疗轻度糖尿病的习俗，茶越粗效果越好。

抗衰老，调节脑神经作用 黑茶中的儿茶素和复杂类黄酮物质，可清除多余使人体衰老的自由基，从而保护人体健康长寿。它所含有的茶氨酸是有调节大脑兴奋或镇静的双向调节功能。因而饮黑茶可使人感觉舒畅和松弛，而又不致因兴奋而失眠。

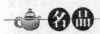

普洱茶

【产地】 云南普洱市。

【茶材特色】 普洱茶是云南特有的地方名茶，是"可入口的古董"，其贵在"陈"，会随着时间逐渐升值。属后发酵，茶性温和不伤胃，而宫廷普洱茶则是普洱茶中之极品，甚至为所有茶中的贵族，在清廷已为贡茶。

【茶品】 醇厚回甘，滑爽甘酣，具有独特的陈香味。宫廷普洱茶为茶中之王，是暖胃、降血脂、养气、益寿延年的上品。

第一章　中国名茶与养生

六堡茶

【产地】广西壮族自治区梧州市苍梧县六堡乡。

【茶材特色】属黑茶类历史名茶,以"红、浓、陈、醇"四绝著称于世。品质以陈香著称,因此凉置陈化是制作六堡茶的重要环节。六堡茶的陈化一般以篓装堆,贮于阴凉的泥土库房,经过半年左右,茶叶就有陈味。

【茶品】其汤色红浓,明净如琥珀色;滋味醇厚爽口,略感甜滑、陈香,且越陈越醇,有槟榔香味。

沱茶

【产地】中国云南和四川等地。

【茶材特色】沱茶是一种制成圆锥窝头状的紧压茶。有生沱茶和熟沱茶之分。沱茶的种类依原料不同又有绿茶沱茶和黑茶沱茶之分。一般的沱茶均为黑茶沱茶,这里讲的生沱茶就是以黑茶为原料,只经过晒青但未经渥堆的紧压茶。

【茶品】生沱茶汤色黄而明亮,香气纯正持久,滋味浓醇鲜爽;熟沱茶在制作工艺上多了一个渥堆发酵的过程。

花茶

传统意义上的花茶是由精制的茶坯和具有浓郁香气的鲜花窨制而成。茉莉花、玫瑰花、珠兰花、百合花、桂花等都可作为花茶的原料。质量上乘的花茶需要由当天采摘的成熟花朵制成。由于烘青茶的吸附力强,所以茶坯一般采用烘青绿茶,也有一些选用红茶和乌龙茶。市面上流行的花草茶则是以各种花草(如玫瑰花、洋甘菊、薰衣草等)为原料,制作成具有芳香味道的草本饮料,是不含茶叶成分的。花茶花香袭人,汤色明亮,叶底细嫩,最适宜清饮,或者加入适量蜂蜜,以保持其特有的清香。不同的花草配制成的茶营养成分不同,具有不同的保健功效。

养生功效

去火提神 滋养脑部，能强化心脏及大脑功能，促进血液循环，提神醒脑，增强记忆力，明目，补充维生素C，增强活力，振奋精神。适合脑力劳动者饮用。代表花茶有迷迭香、薄荷、马鞭草、玫瑰花、鼠尾草、金莲花等。

美容养颜 花茶可以为肌肤补水，增强肌肤弹力，促进肌肤新陈代谢，增强肌肤抵抗力和修复能力，可美白滋润肌肤，能改善肤色暗沉和黑色素沉着等问题，去除色斑，使肤色嫩白自然。对于脸上常见的痘痘也能很好地消灭掉，还能去除痘疤。代表花茶有玫瑰花、洋甘菊、紫罗兰、芙蓉花、桃花等。

减肥塑身 花茶能促进体内脂肪代谢，有苗条瘦身的作用。有的花茶还有丰胸的作用，对于想减肥又不想失去胸部完美曲线的人来说，喝花茶是一个简便易行的方式。不过一般至少要坚持喝3个月。代表花茶有马鞭草、柠檬草、迷迭香、玫瑰花、百里香等。

润肠排毒 能净化肠胃，增加肠胃蠕动，改善胃胀气，加强肝脏代谢，帮助清除体内杂质和废物，改善便秘的情况，治疗便秘。代表花茶有马鞭草、桂花、百里香、洋甘菊、柠檬草、迷迭香等。

名品

玫瑰花茶

【产地】山东省平阴等地。

【茶材特色】玫瑰花茶是世界上最受欢迎的花草茶之一。因玫瑰花中富含香茅醇、橙花醇、香叶醇、苯乙醇及苄醇等多种挥发性香气成分，故具有甜美的香气。

【茶品】玫瑰花茶适宜热饮，热饮时花的香味浓郁可口，闻之沁人心脾。

第一章 中国名茶与养生

茉莉花茶

【产地】福建、广西、四川、云南等地。

【茶材特色】有"在中国的花茶里,可闻春天的气味"之美誉,是花茶市场销量最大的一种茶。宋代诗人江奎赞曰:"他年我若修花史,列作人间第一香。"

【茶品】气味香浓,滋味浓醇爽口,馥郁宜人。既有花香又有茶香。

黄山贡菊

【产地】安徽省黄山市。

【茶材特色】因在清光绪年间治愈了京城流行的红眼病,故被皇宫誉为贡品而名贡菊。成品黄山贡菊朵大色白,花朵越大越白,而且品质也越好。

【茶品】特有的菊花香味,浓郁芬芳,甘醇微苦,绵软爽口,饮完顿觉神清气爽。常饮可提神醒脑、清肝火。

泡茶方法知多少

茶由最初的生食药用逐渐演变成今天的日常饮料,其演变的过程大体可分为:生吃药用、熟吃当菜、烹煮饮用及冲泡饮用。而茶的制作也从最初的简单加工成饼状茶团,逐步发展成蒸青龙团凤饼,以至最后的炒青散茶盛行。现在,中国的茶饮基本已经形成了"开水冲泡散茶"的方式。但是蒸青、紧压茶、煮饮、加作料等仍在国内外流行,中国有些地方也还保留着古老的传统饮茶习惯。

中国茶在其发展过程中，也逐渐形成了自己特有泡茶艺术。从选茗、取水、备具、烹茶、奉茶以及品尝方法都有颇多讲究。同时饮茶已超越了技艺的程序，更追求一种精神上的享受和修养，强调"和、敬、清、廉"。历史上所出现的唐代的"烹茶"，宋代的"斗茶"、"茗战"等传统的品茶方式也都是茶艺精神层面追求的具体体现。

茶叶的冲泡，说来简单，但要把茶固有的色、香、味、功效充分发挥出来，却并非易事。通常根据茶的不同特性，应用不同的冲泡方法。而为了保证茶叶中内含物质全面渗出被人体吸收，不同茶类的茶冲泡方法也不尽相同。

茶具的选购

"工欲善其事，必先利其器"，想要泡出好茶，离不开好的茶具。茶具是指泡饮茶叶的专门器具，包括壶、碗、杯、盘、托等，古人讲究饮茶之道的另一个重要表现，是非常注重茶具本身的艺术，一套精致的茶具配合色、香、味三绝的名茶，可谓相得益彰。早在《茶经》中，陆羽便精心设计了适于烹茶、品饮的二十八器。作为承载茶饮的器具，随着饮茶之风的兴盛以及各个时代饮茶风俗的演变，茶具的品种越来越多，质地越来越精美。历史上茶具的变化和更替，也是从一个侧面反应了社会文化的变迁。

现代人所说的"茶具"则简单得多，主要指茶壶、茶杯、茶勺等这类饮茶器具。茶具按材料分可以分为金属茶具、竹木茶具、陶土茶具、瓷器茶具、漆器茶具、搪瓷茶具、玻璃茶具等。

(1) 金属茶具 金属用具是我国最古老的日用器具之一，早在公元前18世纪至公元前221年秦始皇统一中国之前的1500年间，青铜器就得到了广泛的应用，先人用青铜制作盘、盛水，制作爵、尊盛酒，自然也有用来盛茶。自秦汉至六朝，茶叶作为饮料渐成风尚，茶具便逐渐从共用饮具中分离出来，成为独成一类的饮具。大约到南北朝时，我国出现了包括饮茶器皿在内的金银器具。到隋唐时，金银器具的制作达到高峰。元代以后，特别是从明代开始，随着茶类的创新，饮茶方法的改变，以及陶瓷茶具的兴起，才使包括银质器具在内的金属茶具逐渐消失，尤其是用锡、铁、铅等金属制作的茶具，用它们来煮水泡茶，被认为会使"茶味走样"，很少有人再使用。但用金属制成贮茶器具，如锡瓶、锡罐等，却屡见不鲜。这是因为金属贮茶器具的密闭性要比纸、竹、木、瓷、陶等好，具有较好的防潮、避光性能，这样更有利于散茶的收藏。尤其是锡作为贮茶器具材料有较大的优越性。锡罐多制成小口长颈，盖为筒状，比较密封，因此对防潮、防氧化、防光、防异味都有较好的效果。用锡制作的贮茶器具，至今仍流行于世。

至于金属作为泡茶用具，一般行家评价并不高。明朝张谦德所著《茶经》，就把瓷茶壶列为上等，金、银壶列为次等，铜、锡壶则属下等，为斗茶行家所不屑采用。到了现代，金属茶具已基本上销声匿迹。

(2) 陶土茶具　陶器中的佼佼者首推宜兴紫砂茶具，紫砂茶具造型简练大方，色调淳朴古雅，外形有似竹结、莲藕、松段和仿商周古铜器形状，实用性和观赏性兼具。

紫砂茶具是一种新质陶器。它始于宋代，盛于明清，流传至今。今天紫砂茶具是用江苏宜兴南部及其毗邻的浙江长兴北部埋藏的一种特殊陶土，即紫金泥烧制而成的。这种陶土含铁量大，有良好的可塑性，烧制温度以1150摄氏度左右为宜。紫砂茶具的色泽，可利用紫泥色泽和质地的差别，经过"澄"、"洗"，使之出现不同的色彩，如可使大青泥呈暗肝色，蜜泥呈淡赭石色，石黄泥呈朱砂色，梨皮泥呈冻梨色等。另外，还可通过不同质地紫泥的调配，使之呈现古铜、淡墨等色。优质的原料，天然的色泽，为烧制优良紫砂茶具奠定了物质基础。

紫砂茶具的特点在于其坯质致密坚硬，无吸水性，音粗韵长。它耐寒耐热，泡茶无熟汤味，能保真香，且传热缓慢，不易烫手，用它炖茶，也不会爆裂。后人称紫砂茶具有三大特点，就是"泡茶不走味，贮茶不变色，盛暑不易馊"。

(3) 瓷器茶具　瓷器茶具的品种很多，其中主要的有白瓷茶具、青瓷茶具、黑瓷茶具和彩瓷茶具。

白瓷茶具以景德镇的瓷器最为著名，其他如湖南醴陵、河北唐山、安徽祁门的茶具也各具特色。白瓷具有坯质致密透明，上釉、成陶火度高，无吸水性，音清而韵长等特点。因色泽洁白，能反映出茶汤色泽，传热、保温性能适中，适合冲泡各类茶叶，加之色彩缤纷，造型各异，堪称饮茶器皿中之珍品，使用最为普遍。

青瓷茶具晋代开始发展，宋朝时五大名窑之一的浙江龙泉哥窑达到了鼎盛时期，生产各类青瓷器，包括茶壶、茶碗、茶盏、茶杯、茶盘等。这种茶具除具有瓷器茶具的众多优点外，因色泽青翠，用来冲泡绿茶，更有益汤色之美。不过，用它来冲泡红茶、白茶、黄茶、黑茶，则易使茶汤失去本来面目，似有不足之处。

黑瓷茶具起源宋代，宋代福建斗茶之风盛行，斗茶者根据经验认为建安所产的黑瓷茶盏用来斗茶最为适宜，因而驰名。宋蔡襄《茶录》说："茶色白，宜黑盏，建安所造者绀黑，纹如兔毫，其坯微厚，久热难冷，最为要用。出他处者，或薄或色紫，皆不及也。其青白盏，斗试家自不用。"

彩瓷茶具的品种花色很多，其中尤以青花瓷茶具最引人注目。对"青花"色泽中"青"的理解，古今亦有所不同。古人将黑、蓝、青、绿等诸色统称为"青"。它的特点是花纹蓝白相映成趣，有赏心悦目之感。色彩淡雅幽菁可人，华而不艳。加之彩料之上涂釉，显得滋润明亮，更平添了青花茶具的魅力。

(4) **竹木茶具**　隋唐以前，我国饮茶虽渐次推广开来，但属粗饮茶。当时的饮茶器具，除陶瓷器外，民间多用竹木制作而成。陆羽在《茶经四之器》中开列的茶具，多数也都是用竹木制作的。这种茶具的优点是来源广，制作方便，对茶无污染，对人体又无害，价廉物美，经济实惠，因此一直受到茶人的欢迎。但缺点是不能长时间使用，无法长久保存，失却文物价值，因此在现代已很少使用。至于用木罐、竹罐装茶，则仍然随处可见，特别是作为艺术品的黄阳木罐和二簧竹片茶罐，既是一种馈赠亲友的珍品，也有一定的实用价值。

在清代，四川出现了一种竹编茶具，它既是一种工艺品，又富有实用价值，主要品种有茶杯、茶盅、茶托、茶壶、茶盘等，多为成套制作。

竹编茶具由内胎和外套组成，内胎多为陶瓷类饮茶器具，外套用精选慈竹，经劈、启、揉、匀等多道工序，制成粗细如发的柔软竹丝，经烤色、染色，再按茶具内胎形状、大小编织嵌合，使之成为整体如一的茶具。这种茶具，不但色调和谐，美观大方，而且能保护内胎，减少损坏；同时，泡茶时不易烫手，并富含艺术欣赏价值。多数人购置竹编茶具，重在摆设和收藏，反而不在其使用价值。

(5) **漆器茶具** 漆器茶具始于清代，较有名的有北京雕漆茶具、福州脱胎茶具、江西鄱阳等地生产的脱胎漆器等。

这种茶具具有轻巧美观，色泽光亮，能耐温、耐酸的特点，更具有艺术品的功用。其中以福建生产的漆器茶具最具观赏收藏性，有"宝砂闪光"、"金丝玛瑙"、"釉变金丝"、"仿古瓷"、"雕填"、"高雕"和"嵌白银"等品种，特别是创造了红如宝石的"赤金砂"和"暗花"等新工艺以后，更加鲜丽夺目，逗人喜爱。

脱胎漆茶具的制作精细复杂，先要按照茶具的设计要求，做成木胎或泥胎模型，其上用夏布或绸料以漆裱上，再连上几道漆灰料，然后脱去模型，再经填灰、上漆、打磨、装饰等多道工序，才最终成为古朴典雅的脱胎漆茶具。脱胎漆茶具通常是一把茶壶连同四只茶杯，存放在圆形或长方形的茶盘内，壶、杯、盘通常呈一色，多为黑色，也有黄棕、棕红、深绿等色，并融书画于一体，饱含文化意蕴；且轻巧美观，色泽光亮，明镜照人；又不怕水浸，能耐温、耐酸碱腐蚀。脱胎漆茶具除有实用价值外，还有很高的艺术欣赏价值，常为鉴赏家所收藏。

(6) **搪瓷茶具** 搪瓷工艺起源于古代埃及，以后传入欧洲。但现在使用的铸铁搪瓷始于19世纪初的德国与奥地利。搪瓷工艺大约是在元代传入我国，明代景泰年间（公元1450～1456年），我国创制了珐琅镶嵌工艺品景泰蓝茶具，清代乾隆年间（公元1736～1795年）景泰蓝从宫廷流向民间，这可以说是我国搪瓷工业的肇始。

搪瓷茶具以坚固耐用，图案清新，轻便耐腐蚀而著称。在众多的搪瓷茶具中，洁白、细腻、光亮，可与瓷器媲美的仿瓷茶杯；饰有网眼或彩色加网眼，且层次清晰，有较强艺术感的网眼花茶杯；式样轻巧，造型独特的鼓形茶杯和蝶形茶杯；能起保温作用，且携带方便的保温茶杯，以及可作放置茶壶、茶杯用的加彩搪瓷茶盘，都受到不少茶人的欢迎。但搪瓷茶具传热快，易烫手等缺点，加之"身价"较低，因此在使用时受到一定限制，一般不作居家待客之用。

(7) **玻璃茶具** 近代，随着玻璃工业的崛起，玻璃茶具很快兴起，玻璃质地透明，光泽夺目，可塑性大。用它制成的茶具，形态各异，用途广泛，加之价格低廉，购买方便，而受到茶人好评。在众多的玻璃茶具中，以玻璃茶杯最为常见，用它泡茶，茶汤的色泽，茶叶的姿色，以及茶叶在冲泡过程中的沉浮移动，都尽收眼底，因此，用来冲泡种种细嫩名优茶，最富品赏价值，家居待客，不失为一种好的饮茶器皿。

以玻璃杯泡茶，对于茶汤的鲜艳色泽，茶叶的细嫩柔软，茶叶在整个冲泡过程中的上下穿动，叶片的逐渐舒展等，均能一览无余，可说是一种动态的艺术欣赏。冲泡各类名茶的时候，茶具品莹剔透，杯中轻雾缥缈，澄清碧绿，芽叶朵朵，亭亭玉立，观之赏心悦目，别有风趣。且价廉物美，深受广大消费者的欢迎。

玻璃器具的缺点是容易破碎，比陶瓷烫手。不过也有一种经过特殊加工的钢化玻璃制品，不易破碎，通常在火车上和餐饮业中使用。

中国历史上还有用玉石、水晶、玛瑙等材料制作茶具的，只是在茶具史上仅居很次要的地位。这些器具制作困难，价格高昂，并无多大实用价值，主要作为摆设，用来显示主人富有而已。

(8) **功夫茶具** 所谓的"茶室四宝"，即孟臣罐、玉书碾、潮汕炉、若琛瓯，对于资深的茶人来说，这四者缺一不可。

闽、粤、台茶人对茶壶冲罐排名次有句茶谚："一无名、二仕亭、三萼圃、四孟臣、五逸公。"史传，孟臣是明代制壶名匠惠孟臣，他最早制壶于明代天启年间，最初壶底刻有"大明天启丁卯荆溪惠孟臣制"字样。《桃溪客语》载："孟臣笔法绝类褚遂良。"孟臣罐具有泡茶不走味，贮茶不变色，暑夏不变馊的优点。茶人选购它的标准是"三山齐"，即把壶去盖覆置平桌，滴嘴、壶口、把柄三点平成一线就是真品了。泡茶越频越久，壶壁长的茶锈越厚，可节省茶叶，即使空壶注入沸水也有茶香茶色，茶锈厚的孟臣壶常是茶主人炫耀"茶龄长"的物证。

功夫茶另"两宝"之一的玉书碾即烧开水的壶，为赭色薄瓷扁形壶，容水量约为250毫升。水沸时，盖子"卜卜"作声，如唤人泡茶。以潮州百年老号陶圣居做的尤佳，有极好的耐冷热骤变性能。隆冬，拿出炉外许久还保温。功夫茶讲究水不能过热，玉书碾便于观察火候且不易生水垢。

潮汕炉是烧开水用的火炉，选取粤东优质高岭土精工烧制，小巧玲珑，以木炭作燃料，炉心深又小，能使火热均匀省炭，炉有盖有门，通风性能好，可以调节风量，掌握火力大小，值得称道的是水溢炉中"火犹燃，炉不裂"。此炉在现代使用也比较少。现在茶艺馆里所用较多的有三种烧水用具。一种也是紫砂的小炉子，炉内可放置小小的固体酒精灯，配合大的紫砂壶烧水。一种是可保温电热器，不锈钢壶置电热板上。另一种则是磁感应烧水器，玻璃壶（底部是不锈钢）放在感应盘上。这三种用具中以紫砂炉配紫砂壶最有意境，合乎品茶之道，只是较重而易损坏，不方便携带至远处。

若琛瓯即品茶杯，是清代江西景德镇瓷的名匠若琛的佳作，杯底书有"若琛珍藏"如今也已罕见。为白瓷翻口小杯，杯小而浅，容水量约10~20毫升。现在常用的饮杯（区别于闻香杯），有两种：一种是白瓷杯；另一种是紫砂杯，内壁贴白瓷，也有纯紫砂的饮杯。从茶汤的观赏上，还是白瓷杯更能衬托出茶的色泽。

除了这四种必备茶具外，功夫茶的冲泡中，仍用到其他名目繁多的茶具，简单介绍如下：

①茶船和茶盘：茶船形状有盘形、碗形，茶壶置于其中，盛热水时供暖壶烫杯之用，又可用于养壶。茶盘则是托茶壶茶杯之用。现在常用的是两者合一的茶盘，即有孔隙的茶盘置于茶船之上。这种茶盘的产生，是因为乌龙茶冲泡过程较复杂，从开始的烫杯热壶，以及后来每次冲泡均需热水淋壶，使用双层茶船可使水流到下层，不致弄脏台面。茶盘的质地不一，常用的有紫砂和竹器。

②茶海：形状似无柄的敞口茶壶。因乌龙茶的冲泡非常讲究时间，就是几秒十几秒之差，也会使得茶汤质量大大改变。所以即使是将茶汤从壶中倒出的短短十几秒时间，开始出来以及最后出来的茶汤浓淡非常不同。为避免浓淡不均，先把茶汤全部倒至茶海中，然后再分至杯中。同时可沉淀茶渣、茶末。现在也常用不锈钢的过滤器，置于茶海之上，令茶汤由滤器流入茶海，以滤去茶渣。此法其实不可取，因不锈钢本身多少有些异味，容易混了茶本身的味道。至少用于闻香的二泡茶，更不可用滤器。

③茶荷：形状多为有引口的半球形，瓷质或竹质，用做盛干茶，供欣赏干茶并投入茶壶之用。

④闻香杯：闻香之用，细长，是乌龙茶特有的茶具，多用于冲泡台湾高香的乌龙时使用。一般都与质地相同的饮杯配套，再加一茶托就成为一

套闻香组杯。

⑤茶匙：多为竹质，如今亦有黄杨木质，一端弯曲，用来投茶入壶和自壶内掏出茶渣。此外还有茶盂、茶夹、茶则、茶漏等辅助茶具。

评价一套茶具，首先应考虑它的实用价值。一套茶具只有具备了容积和重量的比例恰当，壶把的提用方便，壶盖的周围合缝，壶嘴的出水流畅，色地和图案的脱俗和谐，整套茶具的美观和实用达到完美融洽的结合，才能算做一套完美的茶具。

其实对于日常工作繁忙的上班族而言，配齐一整套的功夫茶具就显得有点累赘而没有太多实用性了。按现代人的物质条件，一般只要具备以下六种茶具就可以在家里或者办公室内轻松泡上一壶好茶了。

①电随手泡，用以烧水。

②茶壶，用以泡茶。可根据个人爱好和条件，选择自己中意的茶壶或者瓷盖碗，或者不锈钢过滤壶，钢化玻璃过滤杯都可以。

③公道杯、带出水口的大杯，用以分茶。

④茶杯、小茶盅、瓷杯、玻璃杯等，用以品茶。

⑤托盘，用于置放茶壶、茶杯，防止冲泡时茶水弄湿桌面。

⑥茶巾，擦拭用的布块。

冲泡方法

(1) 绿茶冲泡（白茶、黄茶同） 绿茶是中国饮用最多的茶。泡茶的水通常选用洁净的优质矿泉水，或经过净化处理的自来水。水温要求在80摄氏度左右，茶与水的比例约为1∶50～1∶60（即1克茶叶用水50～60毫升）。

冲泡绿茶一般视茶叶嫩度和加工工艺选择上投法冲泡、中投法冲泡、下投法冲泡三种方法。上投法冲泡是先在容器中注入开水、然后放入茶叶，一般适用于嫩度较高、茶芽较多的高档绿茶，如高档安吉白茶和碧螺春等；中投法冲泡是先在容器中注入少量水，放入茶叶浸润，再注满水，一般适用于多数高档绿茶；下投法冲泡是先放入茶叶再充满水，适用于大宗绿茶。一般家庭泡茶多会采用下投法。

（2）**红茶冲泡**　红茶的饮用可分为清饮法和调饮法两种。中国绝大部分地方饮红茶采用"清饮法"，即将茶叶放入茶壶中，加沸水冲泡后再倒入茶杯中饮用，不在茶中添加其他调料；"调饮法"是泡好的红茶中加入牛奶或糖，使营养更丰富，味道更好。

冲泡红茶使用 95 摄氏度以上的沸水，茶与水的比例为 1∶50。

（3）**乌龙茶冲泡**　在中国的福建、广东两地，尤其是闽南人及潮汕人，十分偏爱乌龙茶，大多饮用武夷岩茶、安溪铁观音等上品乌龙。乌龙茶采制工艺有许多独到之处，而泡饮方法更为讲究。其品饮的特点是重品香，不重品形，先闻其香后尝其味。从茶叶的用量、泡茶的水温、泡茶的时间，到泡饮次数和斟茶方法都有一定的要求。

在冲泡乌龙茶前先要以沸水将茶具（茶壶、茶杯、茶盘）淋洗一遍，以保持茶具洁净，又利于提高茶具本身的温度。再将茶叶装入紫砂壶中，约占满壶容积的 1/2 为宜，用 100 摄氏度的沸水立即冲泡，沿壶内壁缓缓冲入，第一次冲泡的茶通常不喝，称为"洗茶"；第二次冲入沸水，并用沸水淋洗壶身，以保持壶内水温，以保证茶汁浸出率高，茶味浓、香气高。乌龙茶较耐泡，一般可泡饮 5~6 次。

冲泡乌龙茶一般是用沸水，用茶量稍高于其他茶类，茶与水的比例为 1∶30 左右。

（4）**黑茶冲泡**　黑茶的冲泡与乌龙茶类似，茶叶用量一般介于绿茶和乌龙茶之间，使用沸水冲泡。洗茶的程序在黑茶冲泡中是必不可少的。

除了清饮以外，在中国西藏、云南、内蒙古等地使用压制成砖茶的黑茶，冲泡并与牛奶或酥油调饮。

（5）**花茶冲泡**　花茶在中国东北、华北、西北地区颇受欢迎，其冲泡方法视茶坯而定，如茉莉花茶使用绿茶作茶坯，冲泡方法同绿茶；桂花乌龙茶以乌龙茶（青茶）为坯，故用冲泡乌龙茶方法冲泡。

（6）**其他**　用开水冲泡茶叶而饮，是中国大部分地区比较普遍的饮茶方法。但在一些少数民族地区以茶叶煮饮、煎后或作为菜肴的方式也有不少。云南、广西、湖南一带少数民族聚居地区，至今还存在着古时候遗留下来的几种茶叶特殊饮用法。如云南东北、西北部及西双版纳地区的烤茶（爆冲茶）、云南南部地区的煨茶（烧茶）、竹筒茶、云贵湘一带的打油茶等。

茶叶外用也养生

茶水洗脸

茶叶中的茶多酚含量比较丰富,而茶多酚有抗氧化作用,可防止肌肤衰老。另外,茶叶中含有大量鞣酸,可以缓解皮肤干燥。因此,不妨经常用茶水洗洗脸,能使皮肤清爽而不易出油;保持面部清洁干爽,并可推迟面部皱纹的出现和减少皱纹;还可防止多种皮肤病的出现,尤其是脸上常因上火而起疹或皮肤瘙痒的人,更适宜用茶水洗脸,能够光洁皮肤,消除色斑,美白。

方法:晚上洗脸后,泡一杯茶,将茶水涂到脸上,并用手轻轻拍脸,或将蘸了茶水的脱脂棉附在脸上2~3分钟,然后清水洗净。

茶叶面膜

茶叶面膜能消除粉刺,去除油脂,使皮肤变得光滑、白皙。

方法:面粉1匙加蛋黄1个,拌匀后加绿茶粉1匙。洗净脸后,均匀地抹在脸上,20分钟后洗去。也可用红茶与红糖泡沫茶,将糖茶水1匙与面粉1匙调匀,做面膜15~20分钟后洗去。

茶水泡浴、泡足

用茶水泡浴或洗手、洗脚,可以预防多种皮肤病,因为茶叶中所含的单宁酸具有消毒杀菌的功效。被强烈的日光晒伤皮肤后，用茶水沐浴可起到镇静止痛和舒缓的作用。干燥季节皮肤容易皲裂的人，经常用茶水洗手、洗脚，双手皲裂的症状会逐渐消失，皮肤可变得光滑细嫩，健康水润。

方法：泡浴时，将20~30克茶叶装入小布袋中，放入浴缸，进行泡浴。泡足时，将泡好的茶水倒入洗脚盆中即可。

茶水敷眼

用泡好的茶敷眼可起到明目、缓解疲劳、预防眼疾的功效。

方法：将茶叶冲泡好后，捞出茶叶，略微挤干，放入纱布袋中。闭上双眼，将茶袋敷在眼睛上，保持10~15分钟。也可用脱脂棉蘸茶水后敷在双眼上，能消除眼睛疲劳，改善黑眼圈。

茶水洗发

茶籽饼中含有10%的茶皂素，茶皂素的洗涤效果很好。以茶皂素为原料的洗发香波具有去头屑、止痒的功能，对皮肤无刺激性，头发清新飘逸。

方法：洗完头后把微细茶粉涂在头皮上，轻轻按摩，每天1次。或者把茶汤涂在头上，按摩1分钟后洗净。能够防治脱发，去除头屑。

茶水漱口

茶叶中的氟元素能产生防龋作用，儿茶素具有一定的抗菌活性，茶多酚具有很强的清除自由基作用和一定的抗菌活性，对致龋的变形链球菌有良好的抑制作用。用喝剩的茶水漱口、刷牙，具有清洁口腔、健齿、固齿的效果。患牙痛、牙过敏等，坚持使用半年后，便有明显的效果。

方法：每餐饭后，坚持用茶水漱口；早晨起床后，用头天喝剩的茶水加热水兑温后刷牙，晚上睡前仍用当天喝剩的茶水刷牙，剩下的茶再加入沸水冲泡并留下茶水次日早晨刷牙用。刷牙后再另换新茶饮用。

其他外用妙方

（1）吃了生葱、大蒜以后，口中易留下令人尴尬的口气。这时将一些残茶叶放在口里嚼一些时间，就能消除葱、蒜的异味。

（2）处理肉类时，可将肉放入浓度5%茶水中浸泡片刻后再冷藏，其保鲜效果不仅更好，而且不易腐烂变质。

（3）暖水壶壁上有经年的水垢，很难清除，可取少量茶叶放在暖水瓶中，再灌进滚开的水，盖好盖，20分钟后。壶里的水垢在茶碱的作用下逐渐脱落，连泡几次，即可除净。

（4）鞋子穿久了有异味，这时候可将晒干的废茶叶装在尼龙袜子内，然后塞进有臭味的鞋子内。茶叶能吸收鞋内水气，去除臭味。成人的鞋子所需的茶叶分量，为一杯左右。

（5）冰箱中储存多种食物，久了容易走味串味。用50克花茶装入纱布袋中放入冰箱，可除去异味。一个月后，将茶叶取出放在阳光下暴晒，再装入纱布袋放入冰箱，可以反复用。

（6）炊具沾了油垢，难以去除，可用新鲜的湿茶渣在炊具上擦几遍，即可将油垢洗去。如无新鲜的湿茶渣，用干茶渣加开水浸泡湿后也是一样有效。

（7）冲泡过的茶叶晒干后，在夏季的黄昏，用火点燃可以驱蚊虫，不仅对人体无害，甚至还有清香扑鼻。

（8）将喝剩的茶水晾凉，在睡前或隔天清晨，利用棉花棒沾湿眼睫毛，可达到增长睫毛的功效。将使用后的茶包，热热地敷在眼部，能去掉黑眼圈。

以茶入餐饮食趣

现如今,您是否已发觉,茶叶在我们的身边早已悄然"变身",不仅仅是一种单纯饮品。不知不觉中,茶已渗透到我们的三餐中,几乎餐餐都有它的身影。其实,我们除了"喝茶"以外,已经完全可以享受到美味"茶餐"了。

茶餐特点

茶餐是用优质茶叶烹制出来的美食,具有鲜明的特点。

(1) 口感清淡:与一般菜肴相比,茶餐具有酥脆、滑爽、清淡的特点,以清淡为要,一般不带卤汁。

(2) 营养丰富:茶餐所用的茶多为春茶,茶菜的原料也有不少来自山野,春茶和山野茶都未施过农药和化肥,是纯天然的食材,并且含有许多对人体健康有益的成分。

制作茶餐要点

茶叶的选择 绿茶、黑茶比红茶做茶餐的效果好。香味淡、茶梗多、有虫眼的茶叶不适合做菜。做茶餐时,必须先用水将茶泡开,一般用80摄氏度的水浸泡茶叶2分钟左右即可,水温过高或浸泡时间过长会使茶叶的香味慢慢消失。

茶与餐的搭配 制作茶餐时,不可随意搭配,应根据茶性来做菜。龙井等绿茶香味清淡,适用于制作口味较清淡的菜品;普洱茶的茶汤色泽红亮，非常适于焖制、烧制的菜品；铁观音叶绿且大，香味较浓，适合泡发之后炸制配菜；从食性角度来讲，海鲜性寒凉，绿茶与之皆属凉性，二者搭配效果最佳；鸡、鸭肉与乌龙茶都是温性，二者搭配效果很好。

烹制茶餐的时间 烹饪茶餐切忌长时间烧煮，否则会破坏茶叶中的营养品成分，不仅茶叶变黑变质，菜肴外观也会受到影响。一般而言，茶餐的烧煮时间不应超过5分钟。

美味茶餐推荐

普洱冬茶粥

原料 普洱茶3克，菊花10克，白米1~2杯，白糖1茶匙。

制法 普洱茶加菊花泡茶，滤去茶叶，取茶汤备用。白米洗净，加入茶汤及适量水煮粥，至汤汁黏稠加糖拌匀即可起锅。

清蒸鲫鱼

原料 活鲫鱼500克（1条），绿茶10克。

制法 活鲫鱼去鳞、肠、鳃后洗净，将绿茶塞进鲫鱼腹内，置盘中上锅清蒸40分钟即可。（不加食盐，每日1次，一个疗程为5天。）

绿茶虾仁饺

原料 澄面250克，清水200克，虾仁500克，肥肉100克，炸榄仁50克，精盐5克，白糖10克，味精5克，生粉10克，麻油15克，炸龙井茶叶适量。

制法 首先将肥肉切粒，榄仁炸香。将虾仁、炸榄仁、精盐、白糖、味精、生粉、麻油、炸龙井茶叶拌匀成虾馅。将清水煮开倒入澄面中拌匀即成皮。将皮分成12克一粒，开薄包入馅料，制成饺子，沾上菜汁蟹子；用猛火蒸10分钟即可。

茶香小笼包

原料 澄面500克，生粉50克，水200克，瘦肉500克，虾仁100克，湿冬菇马蹄100克，香菜50克，精盐6克，白糖10克，味精6克，胡椒粉5克，麻油10克，生粉25克，地鱼粉末5克，碧螺春茶叶适量。

制法 首先将瘦肉、虾仁洗净切粒。然后将湿冬菇马蹄、香菜、精盐、白糖、味精、胡椒粉、麻油、生粉、地鱼粉末、碧螺春茶叶与肉料泡开的茶叶拌匀即成馅料。将水煮开倒入澄面中拌匀后入生粉，搓至纯滑即成包皮；将包皮分别包上馅料，表面上加香菜蟹子上蒸笼蒸熟。

绿茶炸藕夹

原料 瘦肉500克，虾仁100克，湿冬菇50克，生粉25克，精盐6克，味精6克，鸡精6克，白糖15克，胡椒粉3克，麻油10克，地鱼粉末5克，莲藕300克，面粉350克，生粉150克，生油150克，泡打粉20克，食粉2.5克，绿茶汤350克。

制法 首先将面粉、生粉、生油、泡打粉、食粉、绿茶汤拌匀成脆浆备用。将莲藕切片飞水；将瘦肉、虾仁、湿冬菇切粒，与生粉、精盐、味精、鸡精、白糖、胡椒粉、麻油、地鱼粉末全部拌匀即成肉馅。将已备好的藕片拍上少许生粉，用两片藕片夹上肉馅；将夹好的藕夹沾上脆浆，用中火炸至金黄色即可。

花蟹茶味啤酒煲

原料 活花蟹2只，啤酒300克，白玉豆腐，青豆适量，调料自选，绿茶汁500克，精盐3克，鸡精1克。

制法 将花蟹宰杀洗净，切块放入茶汁中浸泡2小时，将豆腐切块。锅内放入啤酒，花蟹，豆腐，青豆及调料，像火锅一样边点火加热边饮用。

龙井肉片汤

原料 猪腿肉150克，龙井茶1.5克，榨菜10克，鲜汤1000毫升，鸡蛋1个，绍酒、细盐、味精、胡椒粉和干淀粉各适量。

制法 猪腿肉切成薄片，加绍酒、细盐、味精、胡椒粉、蛋清和干淀粉拌匀，置半小时待用；龙井茶以沸水冲泡，沥去水分，再以开水100毫升冲泡待用；榨菜切丝待用。猪腿肉下锅开水汆熟后捞出，鲜汤中加调料，再加茶叶及茶汁，煮沸后加入榨菜丝，最后倒入肉片即可。

茶叶蛋

原料 鸡蛋10个，盐30克，乌龙茶1杯（约240毫升），五香粉1大匙，八角12克，花椒7.5克，干姜12克，丁香4克，酱油120毫升，冰糖1大匙。

制法 蛋洗净放入锅中，加水盖过鸡蛋，再加入盐拌一下，大火烧至沸腾后，中火煮10分钟，捞起鸡蛋放入冷水中浸泡一下，再将蛋壳用汤匙均匀敲裂（若煮的过程中鸡蛋破裂，放入的盐可使蛋白较快地凝固）。沙锅加入适量水，倒入五香粉、八角、花椒、干姜、丁香、盐以中火煮至开后加入酱油和冰糖，然后放入鸡蛋及乌龙茶叶，小火煮40分钟后熄火，浸泡约1小时入味，美味的茶叶蛋就做好了。

草莓茶

原料 新鲜草莓15颗，草莓果酱15克，蜂蜜10克，红茶包1包，水400毫升。

制法 草莓洗净，去蒂，磨成泥状待用。锅中加水和草莓泥，搅拌均匀并煮滚后，加入草莓果酱和蜂蜜。最后放入红茶包，待茶出味后离火，倒入杯中即可饮用。

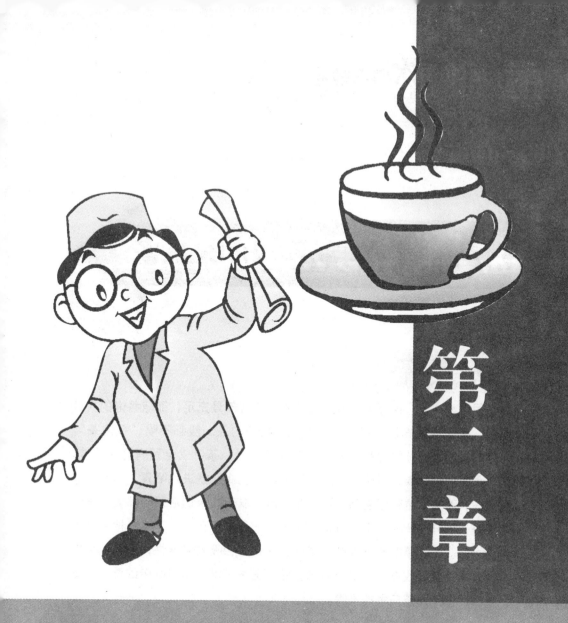

第二章

科学饮茶才健康

对人体有害无益的8种茶

头遍茶

很多人认为，茶叶第一遍泡出来的茶水营养最充足，而随着泡的次数越多，茶叶的营养价值就越低。其实，懂茶的人一般都不喝"头遍茶"。因为在采茶、制茶的过程中需要人们手工操做，茶叶上会留有许多汗迹，还有大气中的尘埃，鲜茶叶采回来没有经过洗涤，就进入晒青、发酵和炒制阶段，难免会携带细菌杂质。因此，自古以来，人们泡茶时都会把第一次冲进去的开水倒掉，主要有两个原因：一是去污存精，二是去掉茶叶的阴湿之气。因为茶叶有很强的吸湿性、陈化性和吸收异味性，贮藏过程中稍不注意就会吸收潮气，出现异味。通过洗茶可以去掉茶叶中的湿气、冷气。因此，头遍茶应倒掉不喝。

浓茶

茶具有提神醒脑的功效，一些工作压力大，经常熬夜加班的人往往喜欢泡一杯浓茶来解乏，长此下去，会对身体产生伤害。因为经常饮浓茶不仅会使人对浓茶产生依赖性，更重要的是，咖啡因和茶碱的刺激作用还会使人产生头痛、失眠等一系列不适的症状。

过浓的茶会使人体"兴奋性"过度增高，对心血管系统，神经系统等造成不利影响。有心血管疾患的人在饮用浓茶后可能会出现心跳过快，甚至心率不齐,造成病情反复。因此,泡茶时要注意茶量的控制,避免饮用浓度过高的茶。

烫茶

现如今,许多人爱喝烫茶,其实这种习惯并不好。用刚烧开的水泡茶,茶叶容易泡开,但不要马上就喝,刚开的水温度高达100摄氏度,冲到茶杯里,水温至少也有80～90摄氏度,用嘴吹吹,散散热也还会有70～80摄氏度。这样高温的水喝下去,无疑会对嘴唇、口腔黏膜、咽喉、食道与胃黏膜都有一种烧灼的刺激,久而久之往往造成这些部位的黏膜充血、糜烂,甚至形成浅表溃疡。长期发展下去,就容易患唇癌、食道癌及胃癌。因此,不要饮用热烫茶,最好饮用水温在18～45摄氏度之间的温茶,即使在冬天,饮用水温也不宜超过50摄氏度。

隔夜茶

隔夜茶放置的时间太久,其营养元素基本上都已经消失殆尽。另外,隔夜茶,尤其是变味了的茶,即使还尝不出来变味,内中也多半滋生、繁殖了大量的细菌等。茶叶内含有大量的蛋白质,大部分均不溶解于热水,残留在茶叶中。当水温高时,茶叶上的蛋白质便会腐烂,放置一晚后,便会有一种酶菌生成,同时在茶中残留大量的丹宁酸。经氧化后,这些丹宁酸会变成具有刺激的强烈氧化物,对肠胃会造成刺激,引发炎症。所以,隔夜茶不宜饮用。

冷茶

在炎热的夏天,出门回家喝几杯晾在桌上的冷茶,能让人顿觉痛快、凉爽,这虽然能解渴、解热,但却是不健康的。这是因为浸泡时间过久的冷茶至少有三大缺点:一是茶中的茶多酚、氨基酸、维生素、芳香物质、果胶质、糖类等多种成分因自动氧化而降低茶水中的营养；二是茶水长时间搁置会受到周围环境中微生物的污染；更重要的是，冷茶对身体有寒滞、聚痰的副作用。因此，喝冷茶不仅不能清火化痰，反而会出现伤脾、伤胃、咳嗽、聚痰等情况。所以不要喝冷茶，尤其是风寒咳嗽者。

现炒茶

茶叶采收的季节到来的时候，街头就会出现边炒茶边吆喝的独特风景。很多老茶客甚至就等在锅子边买全新出炉的新茶。专家提醒，这种炒茶方式并不科学。因为现场炒制只是一个粗加工的过程，炒出来的茶叶只是"毛茶"。一般经过手工炒制后，茶叶的含水量在9%~10%，这种茶不易储存，时间一长容易陈化变质，影响饮用，严重的还会霉变。另外，现炒茶叶中还含有比较强的鞣酸、咖啡碱等成分，大量饮用后会出现心悸、全身发抖、头晕、四肢无力、胃不舒服及饥饿等现象，即"茶醉"。因此，不宜买现炒茶。

新茶

所谓新茶是指采摘下来不足一个月的茶叶，这些茶叶因为没有经过一段时间的放置，有些对身体有不利影响的物质，如多酚类物质、醇类物质、醛类物质，还没有被完全氧化，如果长时间喝新茶，有可能出现腹泻、腹胀等不舒服的反应。太新鲜的茶叶对病人来说更不好，像一些患有胃酸缺乏的人，或者有老年性慢性胃溃疡的老年患者更不适合喝新茶，新茶会刺激他们的胃黏膜，产生肠胃不适，甚至会加重病情。因此，新茶虽新鲜，却不宜饮用。

多泡茶

很多人在泡茶时经常会把茶多泡几次,直至无色无味后才肯倒掉,免得浪费。其实这种做法是不正确的。首先,多次冲泡后的茶叶味道差,失去了原本的茶香,喝起来淡然无味,还不如喝白开水爽口。其次,反复冲泡的茶没有任何营养,若你想用茶来达到预防疾病的目的,反而会适得其反,因为茶叶经过多次冲泡后,会析出一些有害物质,比如残留的农药等,喝这样的茶水无疑对身体是有害的。那么一杯茶冲泡几次好呢?一般来说,红茶、绿茶和花茶,冲泡以3次为宜。乌龙茶茶叶粗老,在冲泡时投叶量大,可以多冲泡几次。以红碎茶为原料加工成的袋泡茶,通常适宜于一次性冲泡。

改善不良饮茶习惯

进餐时饮茶

进餐前或进餐中少量饮茶并无大碍,但若大量饮茶或饮用过浓的茶,会影响很多常量元素(如钙等)和微量元素(如铁、锌等)的吸收。应特别注意的是,在喝牛奶或其他奶类制品时不要同时饮茶。茶叶中的茶碱和丹宁酸会和奶类制品中的钙元素结合成不溶解于水的钙盐,并排出体外,使奶类制品的营养价值大为降低。

酒后饮茶

茶中咖啡碱、茶多酚可以促进血液循环,并有利尿作用,许多人认为喝太多酒后可通过饮茶把大量酒精排出体外,这种做法是错误的。饮酒后,酒中的乙醇通过胃肠道进入血液,在肝脏中转化为乙醛,乙醛再转化为乙酸,乙酸再合成二氧化碳和水排出。酒后饮茶,茶中的茶碱可迅速对肾起利尿作用,从而增进尚未分结的乙醛过早地进入肾脏。乙醛对肾有较大刺激作用,所以会影响肾功效,常常酒后喝浓茶的人易产生肾病。不仅如此,酒中的乙醇对心血管的刺激性很大,而茶同样具有兴奋心脏的作用,二者折而为一,更加强了对心脏的刺激,所以心脏病患者酒后喝茶危害更大。

睡前饮茶

茶叶中含有咖啡碱和茶多酚,是能够导致神经中枢产生兴奋作用的物质,可以提高神经中枢的兴奋性,让人精神亢奋,导致失眠。而且茶水还有利尿作用,睡前饮茶,会增加夜间排尿的次数,干扰睡眠。所以睡前4～5小时不宜喝茶。

如果一定要喝茶的话,建议最好喝红茶,红茶是全发酵茶,茶多酚含量不但少,而且刺激性较弱,晚上饮用一些不会对睡眠产生影响,对脾胃虚弱的人来说,喝红茶加点牛奶还可以起到温胃的作用。最好不要饮用绿茶,因为绿茶属于不发酵茶,茶多酚含量较高,并保持了其原始的性质,刺激性较强,容易造成失眠。如果你喝的是安神类的药茶,就不用遵照这个原则了。

空腹喝茶

广东民间有个讲法,"清早一壶茶,不用找医家"。在平时的生活中我们也会发现,很多资深的茶王、茶友,都有清晨起来后,空腹喝一壶酽酽浓茶的习惯。那么这个习惯到底好不好呢?答案是否定的。茶叶中含有咖啡因、可可碱等生物碱,人们在空腹时饮用会促使肠道吸收的咖啡碱过多,从而出现心悸、头痛、胃部不适、眼花、心烦等"茶醉"症状,长此以往，就会出现营养不良和食欲减退，严重时还会出现慢性胃病。患胃溃疡、十二指肠溃疡患者更不宜空腹喝茶，特别是浓茶。因为过多的鞣酸会刺激肠胃黏膜，从而导致溃疡病情加重，有的溃疡患者还会同时出现消化不良或者便秘等现象。

大部分茶叶中都含有氟，空腹饮用会使人体的氟含量增加，进而使牙齿损坏，肠道出现问题，肾功能损伤，甚至对骨质产生毒害。研究显示，习惯于饭后1小时再饮茶的人，每天饮用5~10克茶叶，不会使身体内的氟过量；习惯于空腹饮茶，特别是饮用浓茶的人，身体内的含氟量较高，长此以往，会引起氟中毒，给人体造成伤害。因此，建议习惯于空腹喝茶的人，从现在开始要培养自己良好的饮茶习惯，以免使身体受伤害。

茶水服药

当用茶水送服药物时，茶水中的某些物质可和药物中的成分发生反应而使药物疗效降低。例如补铁剂、安眠类药物，抗生素和各种酸类制剂等会被茶水中的单宁酸、生物碱所吸附，使得人体对此类药物的吸收减少。利用茶水服药还可能使人产生严重的不良反应，如心脏病人服用洋地黄抗心衰，若与茶水同服，有时可能产生药物中毒反应。

一日饮茶有讲究

晨起一杯名渣红

一日之计在于晨，梦醒时分的美妙时刻，一杯汤色如火、香高味浓的滇红名茶，让人精神一振，喝下后，仿佛一股暖流在血管中穿梭；搭配上可口美味的点心，甜蜜酥软的口感，会让你产生飘浮在云端的美妙之感，胃里暖洋洋、心里甜滋滋，清晨的困意和疲乏感慢慢消失，美妙的一天就此开始。你还不必担心喝茶会对胃造成伤害，因为滇红有温胃、暖胃的独特保健功效。

上午一盏绿龙井

茶能提神，这是尽人皆知的常识，其中绿茶是最适合上午提神所饮的，而龙井属于绿茶中的佼佼者，其提神醒脑的功效不言而喻。习惯晚睡或者上午工作常有困意的朋友，不妨到办公室之后冲杯龙井茶喝，通常3～4道水后，困意和疲乏感会慢慢消失。但龙井茶不可空腹饮用，应在早餐结束后的30～60分钟再饮用。

饭后悠闲品乌龙

乌龙茶综合了绿茶和红茶的制作工艺，集二者的优点于一体，既有红茶的味道鲜浓，又有绿茶的清香芬芳。饭后若是小啜乌龙，惬意之余，更能让你口气清新、神清气爽。另外饭后若是不注重牙齿的养护最容易滋生细菌而产生蛀牙，而乌龙茶可以有效地杀菌、固齿，所以最适合在中午饭后1小时后品饮。其实，乌龙茶最强大的药理作用是溶解脂肪，饭后想减肥的朋友不妨冲一杯乌龙茶享用吧。

睡前一壶香玫瑰

玫瑰花茶一壶，香气四溢，渗透于全身每一个细胞中，大脑瞬间安逸下来；入口即可沁人心脾，仿佛柔软的亲吻，安抚着一整天的疲劳和烦躁。带着这样的舒缓和愉悦，感受花香、茶香与味蕾的亲密接触，唇齿留香心平静，让你放松安谧地入梦。

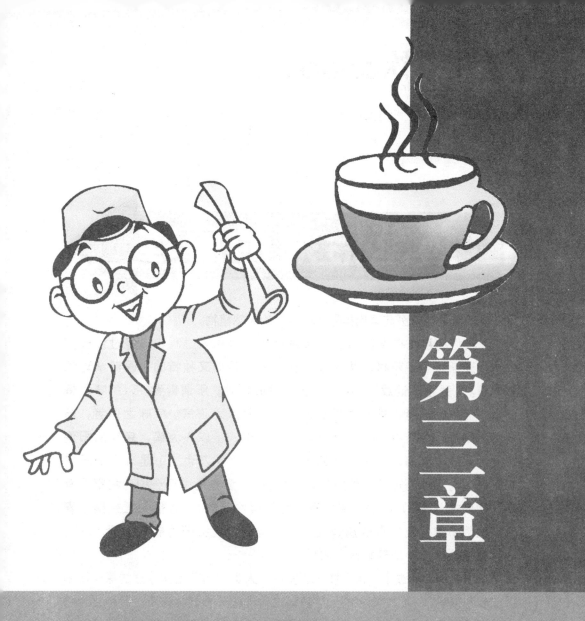

第二章

调理养生与药草茶材

药草治病的原理

药草是在中医药理论指导下所运用的天然植物。

我们的祖先在长期的生存和对自然界的探索过程中,经过漫长的岁月逐渐认识了药材,并形成一套极为完善而又独特的中医药学理论体系。《类经》记载:"药以治病,因毒为能。所谓毒者,以气味之偏也。盖气之正者,谷食之属是也,所以养人之正气。气味之偏者,药饵之属是也,所以去人之邪气。其为故也,正以人为病,病在阴阳偏胜耳,欲救其偏,则气味之偏者能之,正者不及也……是凡可辟邪安正者,均可称为毒药,故曰毒药改邪也。"意思是说每一种药物都具有一种偏性(毒),而治病要依靠药物的偏性(毒),才能纠正疾病所表现的阴阳偏盛或偏衰的病理现象,恢复或重建脏腑功能的协调,从而达到祛除病邪,清除病因之目的。

随着社会的进步,科学技术的发展,人类对药草治病原理的探讨已由宏观到微观。人们对众多的天然药草进行理化分析,并将所含各种化学物质概括为有效成分(如生物碱类、挥发油类、苷类等),辅助成分(如酶类)和无效成分(如淀粉、杂质等)三大类。其中有效成分能杀灭或抑制细菌的生长繁殖,促进人体新陈代谢功能,调节人体机能。辅助成分虽然没有明显的疗效,但可促进人体对药物的吸收和药物之间成分的转化。诸药合用,相辅相成,共同发挥防病治病的作用。如麻黄含麻黄碱、伪麻黄碱和挥发油等成分,麻黄碱和伪麻黄碱具有松弛支气管平滑肌或缓解支气管平滑肌痉挛之功,故能止咳平喘;挥发油对流感病毒有抑制作用,并能刺激汗腺分泌,故可解表发汗。

综上所述,药草所以能治病,主要是利用其中所含的各种化学成分,

第三章 调理养生与药草茶材

这同古人所认识的药物偏性（毒）是一致的。随着时间的推移，科学技术的提高，人类对药草治病原理的探讨将更准确，更深入，也更全面。

茶饮药草材料

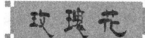

【性味归经】性温，味甘、苦；入肝、脾经。

【来源】蔷薇科植物玫瑰的干燥花蕾。

【别名】徘徊花、刺客、穿心玫瑰。

【成分】玫瑰花含挥发油、槲皮苷、苦味质、鞣质、脂肪油、没食子酸、红色素、黄色素、蜡质、β-胡萝卜素等。

【用量】取约8~10克的玫瑰花，倒入350~500毫升的热开水，浸泡3~5分钟即可饮用。

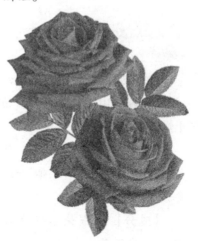

【常用配伍】经常与月季花搭配饮用，具有理气解郁、活血调经的作用；也宜与满天星、薄荷、紫罗兰花茶、菩提子、金盏花、迷迭香、桂花、马鞭草等同饮。

【功效主治】行气解郁，和血散瘀。用于肝胃不和胸胁或胃脘胀痛，月经不调，经前乳房胀痛，损伤瘀痛。

【饮法】将适量玫瑰花放入茶盅内，冲入沸水，泡片刻即可饮用。

【茶宜茶忌】适宜妇女月经不调、经前乳房胀痛、赤白带下及咳嗽痰血、咯血者饮用；口渴、舌红少苔、脉细弦劲之阴虚火旺证者不宜长期、大量饮服，孕妇不宜多次饮用。

茶养推荐

玫瑰香橙茶

原料 玫瑰花干品3朵，橙子1个。

制法 将橙子果肉与玫瑰花一起放入杯中，倒入沸水，盖好盖子闷5分钟后即可饮用。

功效 通经活络，延缓血管老化。玫瑰花除了有美容养颜功效外，还能通经活络、软化血管、延缓血管老化；橙子含有较多的钾，能有效提高人体抗老化的能力，另外，橙子中含有丰富的维生素C、维生素P，能增强机体抵抗力。这款茶饮既美容养颜又抗衰老。

金银花

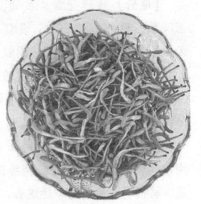

【性味归经】性寒，味甘；入肺、心、胃经。

【来源】山银花为忍冬科植物忍冬的干燥花蕾。

【别名】忍冬、金银藤、银藤、二色花藤、二宝藤、右转藤、子风藤、鸳鸯藤。

【成分】金银花含绿原酸、异绿原酸、木犀草素、忍冬苷、肌醇、皂苷、挥发油等。

【用量】生药10~30克；炒药10~20克；炭药10~15克。

【常用配伍】与连翘搭配，可清热解毒消痈、疏散风热发表；与鱼腥草搭配，可清肺解毒、利尿排脓；与薄荷搭配，可清热解暑、解毒利咽。

【功效主治】清热解毒、疏散风热。可治疗暑热症、泻痢、流感、疮疖肿毒、急慢性扁桃体炎、牙周炎等病。

【饮法】直接冲入沸水泡后饮用，或加适量水煮沸约10分钟，温后代茶饮。

【茶宜茶忌】适宜痢疾、热淋患者，患有扁桃体炎等各种炎症之人及热毒血痢便脓者饮用；脾胃虚寒及气虚疮疡脓清者不宜用。

茶养推荐

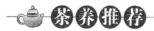

金银花茶

原料 金银花10克，茉莉花5克，冰糖适量。

制法 将金银花、茉莉花一起放入杯中，倒入沸水，盖盖子闷泡5分钟。加入冰糖调味后即可饮用。

功效 消炎抗菌，解毒化湿。金银花对多种病菌、病毒有明显的抑制作用，可治疗病毒性感冒、急慢性扁桃体炎、牙周炎等疾病；茉莉花具有健脾化湿、减轻肠胃不适及和胃止痛的功效。二者合用即组成了一款解毒化湿、利咽护胃的芳香茶饮。

百合花

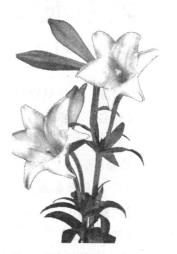

【性味归经】性凉，味甘、微苦；入肺、肝经。

【来源】百合科植物卷丹、百合等的干燥肉质磷茎。

【别名】强瞿、番韭、山丹、倒仙。

【成分】百合中含淀粉、酚酸油酯、苷类、秋水仙碱、多糖磷脂、多种维生素、蛋白质、β-谷甾醇、豆甾醇、纤维素、脂肪及钙、磷、铁等无机元素。

【用量】2~3克泡饮。

【常用配伍】经常与百部、款冬花、知母、地黄等搭配饮用。

【功效主治】养阴润肺，清心安神。可用于阴虚久咳，痰中带血，虚烦惊悸、失眠多梦、精神恍惚、燥热咳嗽，热病余热未清，虚烦惊悸等的治疗。

【饮法】百合花可与冰糖同饮，将二者同放入杯中，冲入沸水泡10~15分钟即可。

【茶宜茶忌】适宜适用于肺结核低热患者，盗汗、夜不能寐、多梦者及消瘦之人饮用；风寒咳嗽及中寒便溏者忌饮。

茶养推荐

银花百合茶

原料 百合花3克，菊花干品3朵，金银花、薄荷各2克，绿茶2克。

制法 将上述材料一起放入杯中，倒入沸水，盖盖子闷泡约3分钟后即可饮用。

功效 散风热，清利头目，安神醒脑。百合花、菊花、金银花均具有散风清热的功效；薄荷具有清利头目、利咽、透疹、舒肝解郁的功效；绿茶可以抗疲劳、提神醒脑、消炎。这款茶饮可清肝明目、利咽消肿。

款冬花

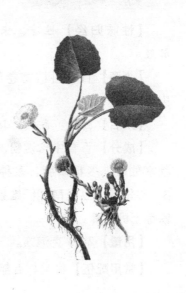

【性味归经】性温，味辛、微苦；入肺经。

【来源】菊科植物款冬的干燥花蕾。

【别名】款冬、冬花、蜂斗菜。

【成分】款冬花含款冬二醇、山金车二醇、植物甾醇、芸香甙、金丝桃甙、蒲公英黄色素、鞣质及黏液质等。

【用量】10~15克。

【常用配伍】与百部搭配饮用可润肺化痰止咳，也可与黄芪、沙参、麦冬等同饮。

【功效主治】化痰止咳。有镇咳下气，润肺祛痰的功能。主治咳嗽，气喘，肺痿，咳吐痰血等症。

【饮法】款冬花放入杯中，冲入沸水3分钟即可饮用；也可以加冰糖同饮，但要注意量不要太多。

【茶宜茶忌】适宜外感内伤、寒热虚实的咳嗽，肺虚久咳不止之人尤其适宜；咳血或肺痈咳吐脓血者慎用。

茶养推荐

款冬菊花茶

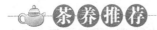款冬花15克，甘草8克，薄荷8克，菊花11克，射干8克，蜂蜜或枸杞子少许。

制法 将所有花材用水过滤。将所有药材用450毫升的热开水冲泡10～20分钟后，将汤药倒出来过滤即可。若要增加甜度，可酌量添加蜂蜜或枸杞子。

功效 甘草可以保护咽喉和气管的黏膜，减少外界的刺激，此茶可以促进微血管扩张，帮助排汗散热，改善咽喉肿痛和发烧症状；射干适用于风热咳嗽、痰涎壅塞，包括慢性支气管炎、哮喘、咽喉肿痛等症状。

菊花

【性味归经】性微寒，味甘、苦；入肺、肝经。

【来源】菊科植物菊的干燥头状花序。

【别名】寿客、金英、黄华、秋菊、陶菊。

【成分】菊花中主要含菊苷、黄酮类、挥发油、胆碱、香豆精类化合物及生物碱等。

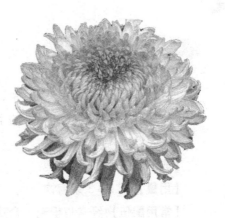

【用量】5~6朵。

【常用配伍】与金银花搭配，可疏散风热，解毒；与枸杞子搭配，补肝益肾明目；也可与决明子同饮。

【功效主治】具有疏风、清热、明目、解毒之功效。主要治疗头痛、眩晕、目赤、心胸烦热、疔疮、肿毒等症。

【饮法】茶杯中放入5朵菊花及3~4小块冰糖，沸水冲泡5分钟即可。

【茶宜茶忌】适宜风热感冒，头痛眩晕，目赤肿痛，眼目昏花之患者饮用；脾胃虚寒者慎饮。

茶养推荐

勿忘我菊花茶

原料 勿忘我干品、菊花干品各5朵。

制法 将勿忘我、菊花一起放入杯中，倒入沸水，盖盖子闷泡约5分钟后饮用。

功效 促进脂肪燃烧，降压明目。勿忘我具有清热解毒、清心明目、养阴补肾的功效，也是常用的美白肌肤的花草，现代药理研究表明，勿忘我含有丰富的维生素，可以促进脂肪燃烧，延缓细胞衰老，提高机体免疫能力，菊花不仅明目、清火，其含有的菊苷还有降压作用。这款茶饮具有明目、减脂的功效。

厚朴花

【性味归经】性温，味苦、辛；入脾、胃经。

【来源】为木兰科植物厚朴的干燥花蕾。

【别名】粗厚朴。

【成分】挥发油等成分。

【用量】取2~3朵泡饮。

【常用配伍】经常与枳壳、合欢花搭配饮用。

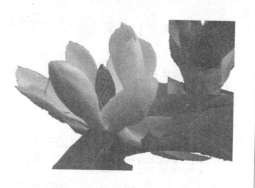

【功效主治】理气，化湿。用于胸脘痞闷胀满，纳谷不香。

【饮法】厚朴花放入杯中，冲入沸水泡5分钟，代茶饮。

【茶宜茶忌】适宜食欲不振、胃肠型感冒、胃饱不食者饮用；阴虚津亏者慎饮。

茶养推荐

厚朴洋参茶

原料 厚朴19克，西洋参19克，陈皮11克，柴胡11克，木香11克。

制法 将所有药材用水过滤。将所有药材放入锅中，加入3碗水，以开关跳起后，将汤药倒出来过滤饮用，西洋参可单独挑出服用。

功效 厚朴能行气消积、降逆平喘，对于消胀满、健胃、细菌性肠胃炎等有一定的效果。西洋参具有补气、调脾胃的作用，适用于止咳健胃、强化免疫力等方面。

槐花

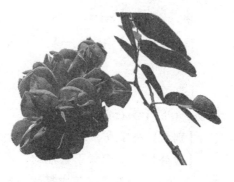

【性味归经】性微寒，味苦；入肝、大肠经。

【来源】豆科植物槐的干燥花及花蕾。后者称槐米。

【别名】槐米、槐蕊、槐花米。

【成分】槐花中含芦丁、槲皮素、葡萄糖、鼠李糖、槐花米甲、鞣质等。

【用量】干槐花10克泡饮。

【常用配伍】与菊花搭配，可清肝明目，凉血解毒；与红花搭配，可清肝火，化瘀血。

【功效主治】凉血止血，清肝泻火。主要用于便血、尿血、痔血，肝火上炎之头痛、目赤等症。

【饮法】槐花放入茶杯中，冲入适量沸水，盖杯盖约10分钟即可。也可加入适量冰糖或蜂蜜，以调味。

【茶宜茶忌】适宜各种出血症患者饮用；糖尿病人及消化系统不好的人不宜食用，过敏性体质、脾胃虚寒及阴虚发热而无实火者慎服。

茶养推荐

三七槐菊茶

原料 三七花、槐花、菊花各3克。

制法 将上述材料一起放入杯中，倒入沸水，盖盖子闷泡5分钟即可饮用。

功效 去瘀消肿，稳定血压。三七是名贵的补血中药材，具有清热平肝、活血止血、去瘀消肿的功效，其镇静安神功效也较显著；槐花味道清香甘甜，同菊花一样可以清肝泻火，清凉降压。这款茶饮具有清肝火、活血、降血压的功效。

丁香花

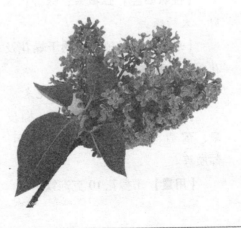

【性味归经】性温，味辛；入胃、脾、肾经。

【来源】双子叶植物药桃金娘科植物丁香的干燥花蕾。

【别名】公丁香、公丁。

【成分】丁香中含丁香油酚、乙酰丁香油酚，以及甲基正戊基酮、水杨酸甲酯、葎草烯、苯甲醛、苄醇、间甲氧基苯甲醛、乙酸苄酯、胡椒酚、α-衣兰烯等。

【用量】3~5朵泡饮。

【常用配伍】经常与绣线菊、洋甘菊、人参、香蜂草等搭配饮用。

【功效主治】温中、暖肾、降逆。主治呃逆、呕吐、反胃、痢疾、心腹冷痛、疝癖、疝气、癣症等症。

【饮法】将丁香花放入茶杯中,冲入沸水泡5分钟,之后放入适量冰糖即可。

【茶宜茶忌】适宜脾胃虚寒所致的呕吐、反胃及口臭、牙痛者饮用;热症及阴虚内热者忌用。

茶养推荐

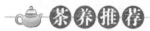

丁香花陈皮茶

原料 丁香花3克,陈皮3克,蜂蜜适量。

制法 将丁香花、陈皮去杂质后煎好,去渣留汁,加入蜂蜜搅匀即可。

功效 温胃止吐。

红花

【性味归经】性温,味辛;入心、肝经。

【来源】菊科植物红花的干燥花。

【别名】草红、刺红花、杜红花、金红花。

【成分】红花中含红花甙、新红花甙、红花醌甙、红花多糖、棕榈酸、肉桂酸、月桂酸等。

【用量】6~9克。

【常用配伍】与玫瑰花同饮,可活血疏肝、调经止痛。

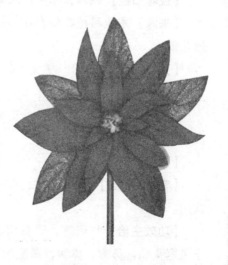

【功效主治】活血通经，散瘀止痛。用于闭经，痛经，恶露不行，症瘕痞块，跌扑损伤，疮疡肿痛。

【饮法】将红花、玫瑰花同放入茶杯中，冲入沸水，盖盖约3分钟即可饮用，也可以加入冰糖、蜂蜜以调味。

【茶宜茶忌】红花辛温行散而活血力强，所以各种出血症之人、孕妇及月经过多者慎用。

茶养推荐

红花山楂茶

原料 红花、山楂各5克。

制法 将以上二味一起放入杯中，用沸水冲泡，加盖闷10分钟即可，代茶饮用。

功效 活血祛瘀，疏通心血管。山楂具有活血散瘀、消食化滞的功效，红花则可以活血通经。两者合用，可以活血化瘀，稳定血压，降血脂。

辛夷花

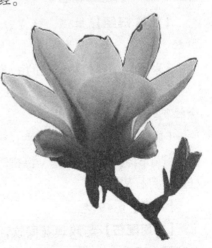

【性味归经】性温，味辛；入肺、胃经。

【来源】木兰科植物望春花等的干燥花蕾。

【别名】木笔花、望春花、玉兰花。

【成分】辛夷花含挥发油及黄酮类、生物碱、木脂素类等。

【用量】2~3朵。

【常用配伍】经常与白芷搭配饮用。

【功效主治】祛风寒，通鼻窍。用于风寒头痛，鼻塞，鼻渊，鼻流浊涕等。

第三章 调理养生与药草茶材

【饮法】一般来说，辛夷花外面密生的茸毛刺会对咽喉及食道产生刺激，故在泡茶前应先将其捣碎，用纱布包裹后，再放入杯中，然后倒入沸水冲泡5分钟即可。

【茶宜茶忌】适宜过敏性鼻炎、鼻窦炎及风寒所致的头痛、鼻塞等患者饮用；阴虚旺火者忌用，孕妇慎饮。

茶养推荐

苍耳辛夷花茶

原料 苍耳子15克，辛夷花、鱼腥草各8克，西洋参11克，北黄芪15克，蜂蜜少许。

制法 先将辛夷花敲碎、苍耳子炒过之后，用棉布袋将辛夷、苍耳子包起来；其他药材用水过滤。将所有药材用150毫升的热开水冲泡10~20分钟后，将汤药倒出来过滤即可。也可加适量蜂蜜。

功效 苍耳子可以治疗风寒头痛、流鼻涕等症状。辛夷除了可以保护鼻表面外，对过敏性鼻炎等疾病和感冒引起的鼻塞、流鼻涕等症状都有效用。北黄芪能增强抵抗力。

益母草

【性味归经】性微寒，味苦、辛；入肝、心包经。

【来源】唇形科植物益母草的嫩茎叶。

【别名】益母蒿、益母艾、红花艾、坤草、茺蔚、三角胡麻、四楞子棵野麻、九塔花、山麻、九节草。

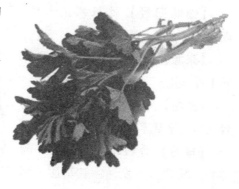

【成分】益母草含益母草碱、水苏碱、芸香甙、延胡索酸益母草二萜等。

【用量】 约10克。

【常用配伍】 与香附同饮，可活血行气，调经止痛；也可与金银花、丹参等搭配饮用。

【功效主治】 活血、祛瘀、调经、消水。主治月经不调、浮肿下水、尿血、泻血、痢疾、痔疾等症。

【饮法】 杯中放入益母草，冲入沸水，盖盖15分钟即可饮用。

【茶宜茶忌】 适宜痛经、肿毒、产后恶露不尽、皮肤瘾疹等患者饮用；孕妇及阴虚血亏者慎饮。

茶养推荐

玫瑰益母草茶

原料 玫瑰花干品3朵，益母草3克，蜂蜜适量。

制法 将玫瑰花、益母草一起放入杯中，倒入沸水，盖好盖子闷约3分钟。待茶水温热后调入蜂蜜即可饮用。

功效 通经络，化瘀止痛经。玫瑰花可以补气血、通经活络；益母是妇科常用中药材，具有活血调经、行血散瘀、利尿消肿的功效。这款茶饮不仅可以调理月经，还能活血养颜。

金钱草

【性味归经】 性微寒，味甘、咸；入肝、胆、肾、膀胱经。

【来源】 报春花科植物过路黄的干燥全草。

【别名】 神仙对座草、过路黄、镜面草、翠屏草。

【成分】 金钱草含黄酮类、酚性物、鞣质、挥发油、氨基酸、胆碱、内脂类、氯化钾等。

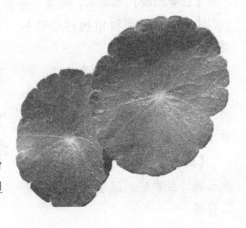

【用量】干品10~15克，鲜者50~100克。

【常用配伍】与垂盆草搭配饮用，可清热利胆退黄；也可与海金沙、木香等配伍。

【功效主治】利水通淋，清热解毒，散瘀消肿。主治肝胆及泌尿系结石、热淋、肾炎水肿、湿热黄疸、疮毒痈肿、毒蛇咬伤、跌打损伤等。

【饮法】金钱草洗净，放入沙锅中，加水煎煮1小时，然后取汁冲茶饮。

【茶宜茶忌】适宜肺热咳嗽、小儿高热患者及伴膀胱结石、吐血、湿疹患者饮用；金钱草不宜过量服用，否则很可能会出现头晕等不适，偶会引发过敏反应。

茶养推荐

车前金钱草茶

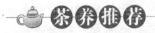

原料 金钱草15克，蒲公英8克，鸡内金11克，车前子11克，甜菊叶8克。

制法 将金钱草、蒲公英、鸡内金、车前子、甜菊叶等药材用棉布袋包起来，用水过滤。将所有药材用450毫升的热开水冲泡10~20分钟后，将汤汁倒出来过滤即可饮用。

功效 金钱草常用来作为改善泌尿系统及肝胆道结石的药材。蒲公英可以使胆囊有益于胆汁排入肠中。鸡内金可以改善食积胀满、消化不良、反胃呕吐、结石等。车前子十分利尿，有助于改善胆结石。

蒲公英

【性味归经】性寒，味苦、甘；入肝、胃经。

【来源】菊科植物蒲公英的干燥全草。

【别名】蒲公草、食用蒲公英、尿床草、西洋蒲公英。

【成分】蒲公英含蒲公英甾醇、胆碱、菊糖、果胶；蒲公英醇、豆甾醇、β-香树脂醇、β-谷甾醇、蒲公英赛醇、蒲公英素、蒲公英苦素和维生素A、B、C等。

【用量】10~15克。

【常用配伍】与夏枯草搭配，可清肝火、散郁结、消肿毒；也可与金银花、金钱草搭配饮用。

【功效主治】清热解毒，消痈散结，利湿通淋。有利尿、缓泻、退黄疸、利胆、消肿散结及催乳作用，对治疗乳腺炎十分有效。

【饮法】将蒲公英放入茶杯中，冲入沸水泡3~5分钟即可饮用。

【茶宜茶忌】适宜上呼吸道感染、眼结膜炎、流行性腮腺炎、高血糖患者，及痈疖疔疮、咽炎、支气管炎患者饮用；阳虚外寒、脾胃虚弱者忌用。

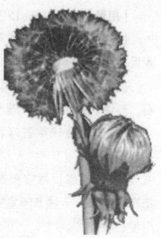

茶养推荐

蒲公英蜂蜜茶

原料 蒲公英干品1朵，蜂蜜适量。

制法 将蒲公英放入杯子，倒入沸水，盖盖子闷泡约10分钟，待茶水温热后调入蜂蜜即可。

功效 蒲公英具有显著的清火利尿功效，非常适合有水肿或肾结石的人服用；蒲公英有强化肝脏的作用，能降低胆固醇，还可以缓解消化不痕、便秘等症状。

绞股蓝

【性味归经】性寒，味甘、苦；入肺、肝经。

【来源】葫芦科植物绞股蓝的干燥根茎或全草。

【别名】七叶胆、五叶参、小苦药、公罗锅底、神仙草、甘茶蔓、南方人参。

第三章 调理养生与药草茶材

【成分】绞股蓝含多种绞股蓝皂甙，并含黄酮甙，糖类，硒、铜、锰、锌、铁等9种微量元素和18种氨基酸。

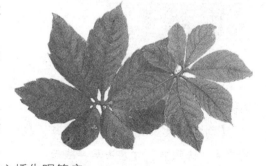

【用量】15克泡茶饮。

【常用配伍】经常与杜仲搭配饮用，可降血压。与夜交藤、麦冬，可用于气虚、心阴不足、心悸失眠等症。

【功效主治】补气健脾，祛痰止咳，清热解毒，用于气虚乏力、气津两虚、痰热咳顺、燥热咳痰、劳嗽、热毒疮疡、癌肿、腑臭。

【饮法】将适量绞股蓝茶放入茶杯中，冲入沸水，盖盖5分钟即可饮用。绞股蓝茶不同于传统绿茶，其所含皂甙总数有人参的4倍之多，这些营养物质在第一泡中就会发散出来，因此头遍茶营养价值丰富，不宜倒掉。

【茶宜茶忌】适宜高血压患者，高血糖患者，高血脂患者，睡眠不好者，肥胖者，心脑血管患者，内分泌失调者，长期处于疲劳状态者，亚健康者等饮用；脾胃虚寒、便溏者不宜饮用。

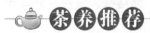

灵芝绞股蓝茶

原料 灵芝25克，绞股蓝50克，西洋参10克，何首乌30克，黄芪20克，冰糖适量。

制法 将绞股蓝等上述诸药洗净，切片，放入沙锅中，加1500毫升的水小火久煎，至400毫升。加入冰糖搅拌至冰糖溶化。将药茶灌入干净瓶中保存。口渴时取约50毫升药茶，兑开水适量饮服即可。

功效 此款茶可提高人体免疫功能，增强体质，适合于久病体弱以及放、化疗和手术治疗后正虚邪实的病人常饮。

夏枯草

【性味归经】 性寒，味辛、苦；入肝、胆经。

【来源】 唇型科植物夏枯草的干燥果穗。

【别名】 大头花、麦穗夏枯草、铁线夏枯草、铁色草、灯笼头草、燕面。

【成分】 夏枯草全草含有三萜皂苷、芸香苷、金丝桃苷、熊果酸、咖啡酸、齐敦果酸、维生素B_1、维生素C、维生素K、胡萝卜素、树脂、苦味质、鞣质、挥发油、生物碱及氯化钾等。

【用量】 约10克。

【常用配伍】 夏枯草配以菊花、决明子，可清肝明目。

【功效主治】 清肝、散结、利尿。主治瘟病、乳痈、目痛、黄疸、淋病、高血压、淋巴结核、甲状腺肿大、瘰疬、瘿瘤、乳痈、乳癌、目珠夜痛、羞明流泪、头目眩晕、口眼歪斜、筋骨疼痛、肺结核、急性黄疸型传染性肝炎、血崩、带下等症。

【饮法】 取夏枯草适量于茶杯中，冲入沸水冲泡，盖盖10分钟左右即可，可加红糖或蜂蜜调味。

【茶宜茶忌】 适宜乳腺增生、高血压及淋巴结结核患者饮用；脾胃气虚者慎服。

茶养推荐

夏枯草枸杞茶

原料 夏枯草、决明子、枸杞子各26克，金线莲11克，川七19克，绿茶7克。

制法 将以上所有药材用水过滤。将所有材料加热水500毫升闷泡10分钟后滤汁即可饮用。

第三章 调理养生与药草茶材

【功效】养肝补肝，美容抗衰老。夏枯草可以缓和眼睛肿痛，并具有清肝明目的保健功效。决明子可祛风热、明目。枸杞子具有补肾益精、养肝明目的保健功能，是滋补、美容、长寿的食材。

枸杞子

【性味归经】性平，味甘；入肝、肾经。

【来源】枸杞子为茄科植物宁夏枸杞的干燥成熟果实。

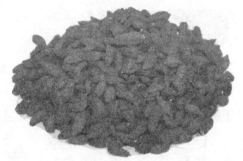

【别名】枸杞果、枸杞红实、甜菜子、西枸杞、狗奶子、红青椒、枸蹄子等。

【成分】枸杞子含枸杞多糖、甜菜碱、阿托品、天仙子胺、玉蜀黍黄素、酸浆红素、隐黄质、东莨菪素、胡萝卜素、核黄素、烟酸、维生素B_1、维生素B_2及维生素C等。

【用量】20~30克。

【常用配伍】枸杞子与熟地黄搭配饮用，可滋肾补肝、填精益髓；与菊花搭配，有明目之功；也宜于金银花、西洋参、冰糖等配伍。

【功效主治】养肝，滋肾，润肺。主治肝肾亏虚，头晕目眩，目视不清，腰膝酸软，阳痿遗精，虚劳咳嗽，消渴引饮等症。

【饮法】茶杯中放入8克枸杞子，3粒冰糖，以沸水冲泡，作茶饮。可反复冲泡。

【茶宜茶忌】适宜肝肾阴虚、癌症、高血压、高血脂、动脉硬化、慢性肝炎、脂肪肝患者食用，用眼过度者、老人更加适合；外邪实热，脾虚有湿及泄泻者忌服。

茶养推荐

枸杞桂圆茶

【原料】桂圆肉干品10克，红枣10枚，枸杞子3粒，莲子20克，红糖适量。

【制法】将桂圆肉、红枣、枸杞子、莲子一起放入锅中,倒入适量清水,大火烧沸,小火煎煮至莲子软烂,调入红糖后服用。

【功效】去寒活血,养血,补肾养肝。桂圆、红枣可以补血补气;莲子具有补脾止泻、益肾涩精、养心安神的功效;枸杞子则可以补肾养肝;红糖可健脾暖胃、驱寒活血。这款茶饮是冬日大补元气、益精壮阳的佳品。

栀子

【性味归经】性寒,味苦;入心、肺、三焦经。

【来源】茜草科植物栀子的干燥成熟果实。

【别名】黄栀子、山栀、木丹、鲜支。

【成分】栀子含黄酮类栀子素、三萜类化合物、藏红花素、藏红花酸、α-藏红花甙元、环烯醚萜甙类栀子甙、异栀子甙、去羟栀子甙、京尼平龙胆二糖甙、山栀子甙、栀子酮甙、鸡屎藤次甙甲酯、脱乙酰车叶草甙酸甲酯、京尼平甙酸等。

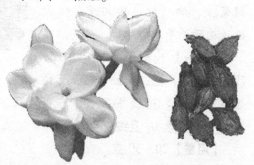

【用量】6~10克。

【常用配伍】与白茅根搭配,可清热利尿,凉血止血;与茵陈配伍,可清热利胆退黄;与白芷配伍可消肿。

【功效主治】泻火除烦,清热利湿,凉血解毒。主治热病心烦,肝火目赤,头痛,湿热黄疸,淋证,血痢尿血,口舌生疮,疮疡肿毒,扭伤肿痛等症。

【饮法】以水煎服。

【茶宜茶忌】适宜蚕豆病、传染性肝炎及尿血等患者饮用;脾虚便溏者忌用。

第三章 调理养生与药草茶材

茶养推荐

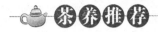

栀子甘草茶

原料 生栀子9克,生甘草6克。

制法 将以上二味制为粗末,放入保温杯中,冲入适量沸水,盖好盖子温浸30分钟即可,代茶饮用。

功效 清热泄火,凉血止血。

桑葚

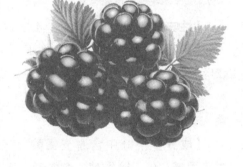

【性味归经】性寒,味甘、酸;入心、肝、肾经。

【来源】为桑科落叶乔木桑树的新鲜或干燥果穗。

【别名】桑果、桑枣、桑实。

【成分】桑葚中含糖类、鞣酸、苹果酸、胡萝卜素、磷脂、蛋白质、芦丁、芸香苷、醇类、多种维生素、脂肪酸及微量元素等。

【用量】10~15克。

【常用配伍】与黑芝麻搭配,可滋阴养血、生津润肠;与冰糖搭配,补肝益肾、养阴润燥;亦可以枸杞子、蜂蜜等同饮。

【功效主治】补血滋阴,生津止渴,润肠燥。主治阴血不足而致的头晕目眩,耳鸣心悸,烦躁失眠,腰膝酸软,须发早白,消渴口干,大便干结等症。

【饮法】取桑葚10克,以水煎服。

【茶宜茶忌】尤其适宜女性、中老年人及过度用眼者;脾胃虚寒便溏者禁服。

茶养推荐

玉竹桑葚茶

原料 玉竹、桑葚各12克,红枣2枚。

制法 将上二味一起放入杯中,倒入沸水,盖好盖子闷泡约15分钟后即可饮用。

功效 滋阴养血,益气安神。桑葚、红枣可以滋阴养血、补中益气;玉竹是滋阴养气补血的常用药材,有平和、温润的滋补作用,兼有除风热的功效。这款茶饮具有滋阴养血、益气安神的功效。

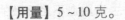

桑叶

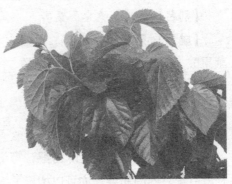

【性味归经】性寒,味苦、甘;入肺、肝经。

【来源】桑科植物桑的干燥叶。

【别名】冬桑叶、家桑、荆桑、黄桑。

【成分】桑叶中含脱皮固醇、牛膝固醇、β-谷甾醇、芸香苷、胆碱、叶酸、绿原酸、挥发油、多种氨基酸和维生素等。

【用量】5~10克。

【常用配伍】配与菊花可缓解风热感冒及目赤肿痛;配以黑芝麻可改善肝阴不足、肝阳上亢引起的头晕、视物昏花等。

【功效主治】疏散风热,清肺润燥,平抑肝阳,清肝明目,凉血止血。主治风热感冒、温病初起,肺热燥咳、目赤肿痛、视目昏花等症。

【饮法】将桑叶适量放于茶杯中,冲入沸水,盖盖5分钟即可。

【茶宜茶忌】尤其适宜肝燥者、感冒之人饮用;经期妇女及孕妇不宜服用。

第三章 调理养生与药草茶材

茶养推荐

桑叶桑葚茶

原料 桑叶11克,桑葚6粒,乌龙茶8克,蜂蜜少许。

制法 将桑叶、乌龙茶用水洗净后,用500毫升的热开水冲泡5~10分钟,然后过滤茶汁。桑葚压碎,包入棉布袋中,用手挤出汁液。将挤出的桑葚汁液倒入茶汁中,再加少许蜂蜜调匀,即可饮用。

功效 调理气血,乌发美颜。桑叶具有清热解毒的作用,可以改善因身体内热引起的头痛、眼睛红肿、口渴等症状,并可以养颜美容,使头发更富有光泽。桑葚有补血功效,俗称血液清道夫,贫血患者或消瘦者可用它来调养。

白芷

【性味归经】性温,味辛;入肺、胃经。

【来源】伞形科植物兴安白芷、川白芷、杭白芷或云南牛防风等的干燥根。

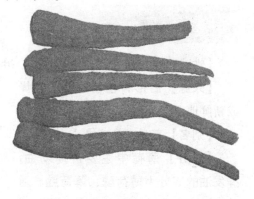

【别名】香白芷、芷、芳香。

【成分】兴安白芷含白当归素、白当归脑、氧化前胡素、欧芹属素乙、异欧芹属素乙、珊瑚菜素、花椒毒素、白芷毒素等;川白芷还含白芷灵、川白芷素、佛手柑内酯和伞形花内酯;杭白芷根含6种呋喃香豆精等。

【用量】5~8克。

【常用配伍】与防风、羌活搭配,可预防感冒,缓解头痛;与蒲公英配伍可治疗疮疡肿痛;与黄芩配伍,散风清热,止痛。

【功效主治】祛风解表,散寒止痛,除湿通窍,消肿排脓。主治风寒感冒、头痛、眉棱骨痛、齿痛、目痒泪出、鼻塞、鼻渊、湿盛久泻、肠风痔漏、赤白带下、痈疽疮疡、瘙痒疥癣、毒蛇咬伤等。

【饮法】将适量白芷研为细末，冲入沸水，浸泡10分钟即可。

【茶宜茶忌】气虚血热、阴虚阳亢者禁服。

茶养推荐

郁金白芷茶

原料 郁金15克，川七15克，白芷11克，蒲公英11克，甜菊叶8克。

制法 将所有药材用棉布袋包起来，用水过滤。将装药材的棉布袋用450毫升的热开水冲泡10～20分钟后，将汤药倒出来过滤即可饮用。

功效 蒲公英可改善热毒所导致的肿痛、疔疮，故对乳炎的肿胀、发热有缓解效果；郁金是常用的行气解郁、活血化瘀的药材，可改善气滞血瘀引起的胀痛状况。

薄荷

【性味归经】性凉，味辛；入肺、肝经。

【来源】唇形科植物薄荷的干燥或新鲜地上部分。

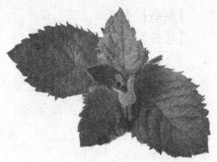

【别名】野薄荷、夜息香。

【成分】薄荷中主要含挥发油，挥发油的成分为薄荷醇、薄荷脑、薄荷酮，还含有乙酸薄荷酯、莰烯、柠檬烯、蒎烯等。

【用量】5～10克。

【常用配伍】与蝉蜕搭配，可疏风散热、清利咽喉；与牛蒡子搭配，可解毒利咽。

【功效主治】疏散风热，清利头目，利咽透疹，疏肝行气。主治疏风、散热、辟秽、解毒、外感风热、头痛、咽喉肿痛、食滞气胀、口疮、牙痛、疮疖、瘾疹、温病初起、风疹瘙痒、肝郁气滞、胸闷胁痛等症。

【饮法】薄荷于茶杯中，冲入沸水泡3分钟，然后放入少量白糖，等冷却后即可。

【茶宜茶忌】适宜感冒、口臭患者及呼吸系统不好的人饮用；表虚自汗者不宜用。

茶养推荐

薄荷竹叶茶

原料 薄荷、竹叶各3克，车前草少许。

制法 将上三味一起放入杯中，倒入沸水，盖好盖子闷泡5分钟后饮用。

功效 利水排毒，清热去湿。薄荷具有疏风散热、消毒解暑的功效；竹叶具有清热除烦、利尿的功效；车前草性寒，具有清热明目、去痰、利水排毒的功效。这款茶饮清热去湿作用显著。

荷叶

【性味归经】性平，味苦、涩；入心、肝、脾经。

【来源】睡莲科植物莲的干燥叶。

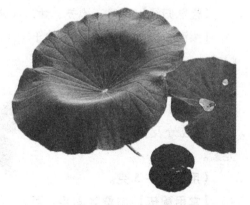

【别名】莲叶、鲜荷叶、干荷叶、荷叶炭等。

【成分】荷叶含有莲碱、原荷叶碱和荷叶碱等多种生物碱、槲皮素、草酸、琥珀酸及维生素C、多糖。

【用量】干品3~10克，鲜品15~30克。

【常用配伍】经常与西瓜皮、山楂等搭配饮用。

【功效主治】清热解毒、升阳止血。用于感受暑热、头胀胸闷、口渴、小便短赤等症。

【饮法】直接冲入沸水泡5分钟即可。

【茶宜茶忌】适宜中暑者、脾虚气陷者及欲减肥者饮用；体瘦气虚者慎用。

茶养推荐

芙蓉荷叶茶

原料 芙蓉花14克，荷叶8克，绿茶10克，蜂蜜或甜菊叶、枸杞子少许。

制法 将所有药材用水过滤。将上述材料用450毫升的热开水冲泡10～20分钟后滤汁即可饮用。若要增加甜度，可酌量添加少许蜂蜜或甜菊叶、枸杞子。

功效 保护血管，清热去火。芙蓉花可降低胆固醇，预防心血管疾病；荷叶具有清热泻火、降低胆固醇的功效。

人参叶

【性味归经】性寒，味苦、甘；入肺、胃经。

【来源】五加科植物人参的干燥叶。

【别名】参叶。

【成分】人参茎叶含三萜类及其皂甙成分及多种维生素及微量元素。

【用量】3～5克。

【常用配伍】与桑叶同用，可清肺生津；与麦冬同用，可降虚

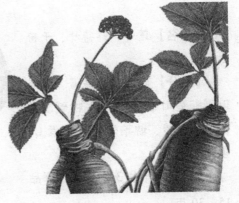

火；亦可与西瓜皮、芦根等搭配饮用。

【功效主治】补气，益肺，祛暑，生津。用于气虚咳嗽，暑热烦躁，津伤口渴，头目不清，四肢倦乏，虚火牙痛等症。

【饮法】人参叶置于茶杯中，冲入沸水泡3分钟左右即可。

【茶宜茶忌】适宜气虚、倦乏之人饮用；失眠、烦躁不安者不宜饮用。

茶养推荐

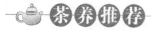

人参叶白术茶

原料 人参叶、干姜各3克，白术、炙甘草各4克。

制法 将以上四味制为粗末，放入保温杯中，盖好盖子，温浸30分钟，代茶饮用即可。

功效 补脾益气。

番泻叶

【性味归经】性寒，味甘、苦；入大肠经。

【来源】豆科植物狭叶番泻或尖叶番泻的小叶。

【别名】泻叶、泡竹叶。

【成分】番泻叶含有番泻甙A、番泻甙B、芦荟大黄素、大黄酚、大黄酸等蒽醌衍生物及糖苷。

【用量】3~5克。

【常用配伍】与芦荟搭配，善泻下通便，治热结便秘。

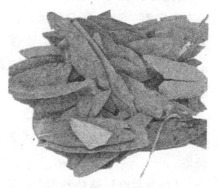

【功效主治】泻热行滞，通便，利水。用于热结积滞，便秘腹痛，水肿胀满等症。

【饮法】取5克番泻叶，冲入100毫升的沸水，浸泡10分钟即可。

【茶宜茶忌】适宜便秘、口干口臭、舌红苔黄者饮用；妇女哺乳期、月经期及孕妇忌用。剂量过大,有恶心、呕吐、腹痛等副作用。

茶养推荐

番泻叶茶

原料 番泻叶5克,冰糖15克。

制法 将以上二味药放入杯中,用沸水冲沏,代茶饮用。

功效 泄热导滞。便秘腹痛者可常饮。

茵陈

【性味归经】性微寒,味苦;入脾、胃、肝、胆经。

【来源】菊科植物滨蒿或茵陈蒿等的干燥地上部分。

【别名】茵陈蒿、茵尘、绵茵陈、绒蒿、细叶青蒿、安吕草。

【成分】茵陈含挥发油,油中成分有香芹酮、对-聚伞花素、苎烯、紫苏烯、α-水芹烯、百里香酚、α,β-蒎烯、松油醇-4、马鞭草酮、萘、芳甲基苯乙酮、滨蒿素、对羟基苯乙酮及绿原酸等。

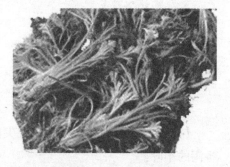

【用量】6~15克。

【常用配伍】搭配栀子、大黄可清热利胆退黄;搭配荷叶可湿利湿浊降脂。

【功效主治】清热利湿,退黄。主治黄疸、小便不利、湿疮瘙痒、传染性黄疸型肝炎等症。

【饮法】将茵陈放于锅中,大火煮沸后代茶饮。

【茶宜茶忌】适宜甲、乙型肝炎,黄疸型肝炎患者及发热口渴、恶心呕吐者饮用;脾虚或气血不足,以及食、虫积所致的虚黄、萎黄者不宜用。

茶养推荐

茵陈瘦体茶

原料 山楂30克，茵陈12克，荷叶6克。

制法 将以上配方经适当干燥后，粉碎成粗末，过14~20目筛，然后将之混为粗末，置于容器中搅拌和匀，用滤纸袋分装成5克一袋，泡茶喝。

功效 疏肝理气，清热利湿，降脂减肥。

冬虫夏草

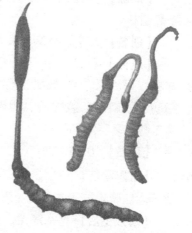

【性味归经】性平，味甘；入肺、肾经。

【来源】麦角菌科真菌冬虫夏草寄生在蝙蝠蛾科昆虫幼虫上的子座及幼虫尸体的复合体。

【别名】中华虫草、冬虫草、虫草。

【成分】冬虫夏草含有虫草酸、糖类、脂肪、蛋白质、不饱和脂肪酸、维生素B_{12}、麦角脂醇、六碳糖醇、多种生物碱等。

【用量】3~10克。

【常用配伍】与百部搭配，可补肺益肾、止血止嗽。

【功效主治】益肾补肺，止血化痰。具有抗癌、滋补、免疫调节、抗菌、镇静催眠等功效。

【饮法】煎汤代茶饮，也可与鸡、鸭、猪肉等炖服。

【茶宜茶忌】适宜呼吸困难、肺纤维化、血管硬化、各类肝病、各类肾病、心衰、阳痿、阴冷、肤干、脏躁、失眠、肿瘤、代谢综合征、红斑狼疮、脉管炎、前列腺炎、易感冒等免疫力低下、年老体弱多病，产后体虚者和亚健康状态者；风湿性关节炎患者应减量服用，儿童、孕妇及哺乳期妇女、感冒发烧、脑出血人群不宜吃，有实火或邪胜者不宜用。

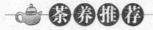

核桃仁虫草茶

原料 核桃仁30克,冬虫夏草6克。

制法 将核桃仁捣碎,冬虫夏草研为细末,共置沙锅中,加水煎沸15分钟,代茶饮用,最后连渣一同服下。

功效 滋肺补肾,纳气平喘。适用于下元亏虚、肾不纳气型虚喘。

茯苓

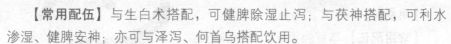

【性味归经】性平,味甘、淡;入心、肺、脾、肾经。

【来源】多孔菌科真菌茯苓的干燥菌核。

【别名】云苓、松苓、茯灵。

【成分】茯苓含茯苓多糖、葡萄糖、蛋白质、氨基酸、有机酸、脂肪、卵磷脂、腺嘌呤、胆碱、麦角甾醇、多种酶和钾盐。

【用量】10~15克。

【常用配伍】与生白术搭配,可健脾除湿止泻;与茯神搭配,可利水渗湿、健脾安神;亦可与泽泻、何首乌搭配饮用。

【功效主治】利水渗湿、益脾和胃、宁心安神。主治小便不利,水肿胀满,痰饮咳逆,呕逆,恶阻,泄泻,遗精,淋浊,惊悸,健忘等症。

【饮法】以茯苓加水煎汤取汁服用。

【茶宜茶忌】适宜小便不利,水肿,脾虚泄泻,带下,痰饮咳嗽,心悸,失眠,癌症患者饮用;气虚下陷及虚寒精滑者忌服。

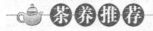

茯苓蜂蜜茶

原料 茯苓3克,蜂蜜适量。

制法 将茯苓放入杯中,倒入沸水,盖好盖子闷泡约5分钟。待茶水温热后调入蜂蜜饮用。

功效 健脾和胃,保证机体能量来源。茯苓具有渗湿利水、安神宁心、健脾和胃的功效,与其他直接利水的中药不同,茯苓通过健运脾肺功能而达到利水的目的,因此利水而不伤正气。

麦冬

【性味归经】性微寒,味甘、苦;入肺、心、胃经。

【来源】百合科沿阶草属植物麦冬的干燥块茎。

【别名】沿阶草、书带草、麦门冬。

【成分】麦冬含多种糖苷、甲基麦冬黄烷酮、β-谷甾醇、豆甾醇、挥发油及钾、钠、钙等多种无机元素。

【用量】5~12克。

【常用配伍】与半夏搭配,可止咳降逆,生津益胃;与沙参搭配,可清肺凉胃,养阴生津;亦可与胖大海、地黄冲泡饮用。

【功效主治】养阴生津,润肺清心。主治肺燥干咳,虚痨咳嗽,津伤口渴,心烦失眠,内热消渴,肠燥便秘,白喉等症。

【饮法】以沸水冲泡5分钟即可。

【茶宜茶忌】适宜咽喉肿痛之干咳无痰者及失眠多梦、精神恍惚者饮用;凡脾胃虚寒泄泻,胃有痰饮湿浊及暴感风寒咳嗽者均忌服。

茶养推荐

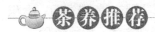

补益麦冬茶

原料 麦冬3克,生地黄2克。

制法 将麦冬、生地黄一起放入杯中,倒入沸水,盖好盖子闷泡约8分钟即可饮用。

功效 现代研究发现,麦冬可以显著提高心肌收缩力,同时还可以保护心肌缺血时的泵血功能；生地黄可以强心、利尿，还可以保护肝脏，降低血糖，全面增强机体免疫功能。这款茶饮不仅补气养血，对缓解心绞痛、胸闷也有一定作用。

黄芪

【性味归经】性微温，味甘；入脾、肺经。

【来源】豆科草本植物蒙古黄芪、膜荚黄芪的根。

【别名】棉芪，黄耆，独椹，蜀脂，百本，百药棉等。

【成分】皂甙、蔗糖、多糖、多种氨基酸、叶酸及硒、锌、铜等多种微量元素。

【用量】10～30克。

【常用配伍】与人参搭配，补脾气，益胃气；与茯苓搭配，补气利水消肿；与防风搭配，益气散风、固表止汗。

【功效主治】益气固表、敛汗固脱、托疮生肌、利水消肿。主治气虚乏力，中气下陷，久泻脱肛，便血崩漏，表虚自汗，痈疽难溃，久溃不敛，血虚萎黄，内热消渴，慢性肾炎，蛋白尿，糖尿病等症。

【饮法】一般将黄芪研为末后，冲入沸水，泡15分钟左右即可；亦可用水煮代茶饮用。

【茶宜茶忌】适宜脾胃虚弱、食欲不振、食少便溏、肢倦无力、气虚下陷、内脏下垂、表虚自汗等症型患者饮用；表实邪盛，气滞湿阻，食积停滞，痈疽初起或溃后热毒尚盛等实证，以及阴虚阳亢者，均须禁服。

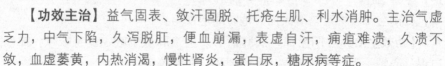

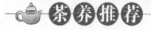

黄芪人参茶

【原料】黄芪、人参各2克，蜂蜜适量。

【制法】将黄芪、人参放入杯中，倒入沸水，盖好盖子后闷泡约10分钟。待茶汤温热后调入蜂蜜即可饮用。

【功效】增强元气，恢复精力。黄芪和人参均属补气良药。黄芪以补虚为主，在补气的同时还可以补血，补而不腻；人参偏重于大补元气，回阳救逆，益阳安神，两者配伍效果更好。这款茶饮可以补气益血、益阳安神，也可以增强身体元气，改善贫血症状。

黄芩

【性味归经】性寒，味苦；入肺、胆、脾、大肠、小肠经。

【来源】唇形科植物黄芩的干燥根。

【别名】山茶根、黄芩茶、土金茶根、黄花黄芩、大黄芩、下巴子、川黄芩等。

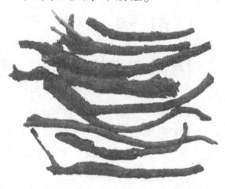

【成分】黄芩主含黄芩素、汉黄芩素、汉黄芩苷等黄酮类化合物，挥发油、苯甲酸、β-谷甾醇、氨基酸、糖类等。

【用量】3～10克。

【常用配伍】与葛根、甘草同用，可治湿热泻痢、腹痛；与知母搭配，可治肺热咳嗽；与白术、竹茹等配合应用可用于胎动不安。

【功效主治】清热燥湿，泻火解毒，止血，安胎，降血压。主治湿温、暑温所致胸闷呕恶，湿热痞满，泻痢，黄疸，肺热咳嗽，高热烦渴，血热吐衄，痈肿疮毒，胎动不安等症。

【饮法】直接以沸水冲泡。

【茶宜茶忌】适宜热病高热烦渴者及湿温发热、胸闷、口渴不欲饮者饮用；脾胃虚寒、食少便溏者忌服。

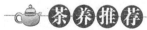

黄芩茶

【原料】黄芩（酒浸炒）、白芷各30克，茶叶6克。

【制法】将黄芩、白芷共研成细末。将茶叶置于保温瓶中，冲入沸水闷10分钟左右。取茶汁趁热兑入药末10~12克，搅匀即可饮用。

【功效】此茶祛风止痛、清热燥湿，适用于风热引起的眉棱骨疼痛者。

芦根

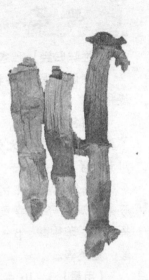

【性味归经】性寒，味甘；入肺、胃经。

【来源】单子叶植物禾本科芦苇的新鲜或干燥根茎。

【别名】苇根、芦茅根、芦头、芦柴根、芦菇根等。

【成分】芦根中含多聚醇、甜菜碱、薏苡素、天门冬酰胺、多糖及黄酮类化合物等。

【用量】15~30克。

【常用配伍】与白茅根搭配，可清热利尿、凉血生津；与鱼腥草搭配，可排脓消痈。

【功效主治】清热生津，除烦，止呕，利尿。主治热病烦渴、胃热呕吐、肺热咳嗽、肺痈吐脓、热淋涩痛等症。

【饮法】将适量芦根放入茶杯中，冲入沸水泡10分钟左右即可。

【茶宜茶忌】适宜热病伤津所致的烦热口渴、舌燥少津者及胃热引起的饮食不下、恶心、呕吐、呃逆者饮用；脾胃虚寒者慎用。

茶养推荐

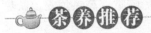

芦根橄榄茶

【原料】芦根20克，青橄榄8克。

【制法】将以上二味共同放入杯中，冲入适量开水冲泡，盖好盖子闷15分钟即可饮用。

【功效】润咽清喉。

何首乌

【性味归经】性微温，味苦、甘、涩；入肝、肾经。
【来源】蓼科植物何首乌的干燥块根。
【别名】首乌。
【成分】何首乌中含磷脂、大黄酚、大黄素、大黄酸、大黄素甲醚、大黄酚蒽酮、芪类化合物、没食子酸、右旋儿茶精、β–谷甾醇等。
【用量】10～15克。
【常用配伍】与熟地黄搭配，补血填精乌发；与当归同用，养血润肠通便；与墨旱莲同用，补血益精乌发。
【功效主治】补血益精，润肠通便。用于精血不足之头晕眼花、须发早白、腰酸肢软、遗精、崩漏、带下等症。
【饮法】水煮代茶饮。
【茶宜茶忌】适宜精血亏损所致的头晕眼花、疲乏无力、心慌气短、腰膝酸软、头发早白者及老年体弱、久病、产后血虚所致的肠燥便秘者饮用；脾虚便溏、湿滞痰壅者不宜用。

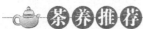 茶养推荐

首乌决明茶

原料 决明子7克，何首乌7克，荷叶（干燥）4克，东洋参7克。

制法 将决明子和荷叶先用水过滤，决明子用棉布袋包起来。将所有药材用450毫升的热开水冲泡10～20分钟后即可饮用。

功效 何首乌可以降血脂，减少血液中的胆固醇；荷叶具有消暑、生津止渴、降血脂、调整肠胃功能的效果。

百部

【性味归经】性平，味甘、苦；入肺经。

【来源】本品为百部科植物直立百部、蔓生百部或对叶百部的干燥块根。

【别名】百部草、肥百部。

【成分】百部中含百部碱、百部定碱、原百部碱、糖、脂类、蛋白质、有机酸等。

【用量】5~15克。

【常用配伍】与蛇床子搭配，杀虫燥湿止痒；亦可与桔梗、枇杷叶同煮代茶饮。

【功效主治】润肺止咳，杀虫灭虱。主治新久咳嗽，肺痨咳嗽，百日咳，头虱、体虱等症。

【饮法】水煮代茶饮。

【茶宜茶忌】适宜新久咳嗽之病人、急、慢性支气管炎、百日咳、小儿风寒咳喘及肺结核病人饮用；脾虚便溏者忌服。

茶养推荐

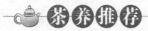

百部蜜糖茶

原料 百部10克，蜂蜜2匙。

制法 先将百部用水冲洗，备用。锅中加入适量水，放入百部煎汤，加蜂蜜调味食之。

功效 此茶适用于百日咳、寒热咳嗽者。

生地黄

【性味归经】性寒，味甘、苦；入心、肝、肾经。

【来源】玄参科植物地黄的新鲜干燥块根。

【别名】生地、怀生地、怀庆地黄、大生地等。

【成分】生地黄中主要含β-谷甾醇、甘露醇、梓醇、地黄素、维生素A类物质。

【用量】5～10克。

【常用配伍】与阿胶搭配，清热降火；配黄柏，养阴清热；配桂枝，滋阴养血；配牛膝，滋阴补肾。

【功效主治】生地黄清热凉血，养阴，生津。用于热病烦渴、发斑发疹、阴虚内热、吐血、鼻出血、糖尿病、传染性肝炎等症。

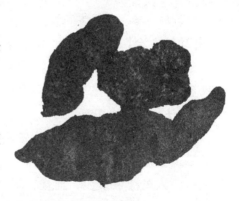

【饮法】先将生地黄研为细末，以沸水冲泡，15分钟即可。

【茶宜茶忌】脾虚泄泻、胃虚食少、胸膈多痰者慎服。

茶养推荐

枸杞地黄茶

原料 枸杞子30克，生地黄15克，淮山30克，牡丹皮15克，鹿茸胶11克。

制法 将上述药材用水过滤，用450毫升的热开水冲泡10～20分钟，倒出汤药，然后过滤即可饮用。

功效 枸杞子益精明目，常被用在明目滋阴、抗自由基以及造血等问题上；淮山不仅有调脾胃、助消化的作用，也有明目的功能。

天麻

【性味归经】性平，味甘；入肝经。

【来源】兰科植物天麻的干燥块茎。

【别名】赤箭、定风草、明天麻。

【成分】天麻中含有天麻素、天麻甘元、香荚兰醇、香荚兰醛、琥珀酸、多糖、维生素A类物质、微量生物碱等成分。

【用量】3～10克。

【常用配伍】与白术搭配，燥湿化痰；与菊花搭配清热平肝、散风止痛；亦可与丹参、橘皮等同饮。

【功效主治】息风止痉，平肝潜阳，祛风通络。主治头痛眩晕、肢体麻木、小儿惊风、癫痫、抽搐、破伤风等症。

【饮法】水煮代茶饮。

【茶宜茶忌】适宜头痛、眩晕病人、中风后遗症病及热病动风、惊痫抽搐者饮用；病人见津液衰少、血虚、阴虚等均慎用。

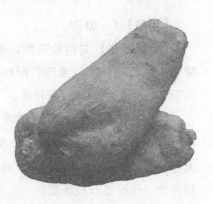

茶养推荐

决明天麻茶

原料 决明子23克，天麻19克，菊花11克，菟丝子15克，西洋参11克。

制法 将决明子、菊花、天麻、西洋参用水过滤，菟丝子用棉布袋包起来。将所有药材用450毫升的热开水冲泡10~20分钟后，将汤药倒出来过滤即可。

功效 决明子适合于肝热或肝经风热所致的目赤涩痛症，对视力健康有保健效果；天麻对于口眼歪斜、血管硬化、半身不遂等症状都有改善效果。

陈皮

【性味归经】性温，味辛、苦；入脾、肺经。

【来源】芸香科植物橘及其栽培变种的成熟果皮。

【别名】橘皮、贵老、红皮、黄橘皮、广橘皮、新会皮、柑皮、广陈皮。

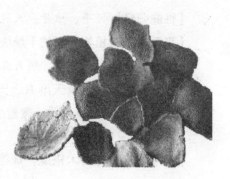

【成分】陈皮中含挥发油（主要成分为右旋柠檬烯、枸橼醛），并含橙皮苷、新橙皮苷、柑橘素、川陈皮素、二氢川陈皮素、肌醇、维生素 B_1、维生素 C、胡萝卜素、隐黄素、对羟福林等。

【用量】3～10 克。

【常用配伍】与半夏搭配，燥湿化痰、和中止呕；与厚朴搭配，燥湿散寒、理气和中；与蒲公英、夏枯草搭配，疏肝理气、清热解毒。

【功效主治】理气健脾，调中，燥湿，化痰。主治脾胃气滞之脘腹胀满或疼痛、消化不良；湿浊阻中之胸闷腹胀、纳呆便溏；痰湿壅肺之咳嗽气喘。

【饮法】直接冲入沸水泡 3 分钟即可。

【茶宜茶忌】适宜咳嗽、呕吐之人及腹痛泄泻之患者；舌红少津、内有实热及吐血者慎用，气虚及阴虚燥咳者不宜用。不宜久服，否则损人元气。

茶养推荐

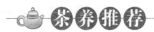

参芪陈皮茶

原料 丹参、黄芪各 15 克，陈皮 10 克。

制法 将丹参、黄芪、陈皮一起放入沙锅，倒入适量清水，大火烧沸后改小火煎煮约 20 分钟，滤出汤汁，代茶饮用。

功效 改善血液循环，减脂降压。丹参可以改善微循环，降低血黏度；黄芪则可补气固表，现代药理研究表明，黄芪可以增强心脏功能，保肝，降血压，还可以调节血糖。丹参配伍黄芪，可以解决长期服用黄芪伤阴的问题。二者再配上理气健脾、燥湿化痰的陈皮，可补气活血、降压、降脂。

厚朴

【性味归经】性温，味苦、辛；入脾、胃、肺、大肠经。

【来源】木兰科植物厚朴和庐山厚朴的树皮、根皮和枝皮。

【别名】厚皮、重皮、赤朴、烈朴、川朴、紫油厚朴。

【成分】厚朴中含 β-桉叶醇、厚朴酚、和厚朴酚、四氢厚朴酚、厚朴碱、木兰箭毒碱等。

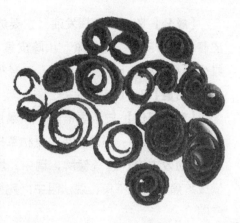

【用量】3~10克。

【常用配伍】与苍术搭配，下气除胀满；与大黄、枳实同用，下气宽中，消积导滞；亦可与莱菔子、杏仁同煮代茶饮用。

【功效主治】行气消积，燥湿除满，降逆平喘。主治食积气滞，腹胀便秘，湿阻中焦，脘痞吐泻，痰壅气逆，胸满喘咳等症。

【饮法】以水煮代茶饮。

【茶宜茶忌】适宜腹胀腹痛病人中焦气滞者及咳嗽、哮喘、痰多者饮用；体虚及孕妇慎用。

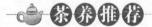茶养推荐

决明厚朴茶

原料 决明子37克，厚朴8克，川七15克，胡麻仁19克，莲藕（干湿均可）11克。

制法 先将莲藕洗净，去皮，切块。将除莲藕以外的药材用棉布袋包起来，用水过滤。将所有药材用450毫升的热开水冲泡10~20分钟后，将汤药倒出过滤即可饮用。

功效 改善便秘，健胃整肠。决明子具有利尿滑肠的作用，对习惯性便秘者是一味不可缺少的药材；胡麻仁可以作为缓泻剂，润肠通便；厚朴是一味天然的健胃整肠药，可以促进肠胃蠕动，但脾胃气虚者不宜服用。

决明子

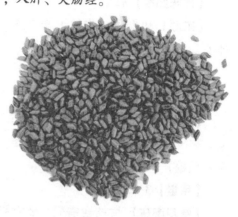

【性味归经】性微寒，味甘、苦；入肝、大肠经。

【来源】豆科一年生草本植物决明或小决明的干燥成熟种子。

【别名】草决明、羊明、羊角、马蹄决明；还瞳子、狗屎豆、假绿豆、马蹄子、千里光等。

【成分】决明子主要含大黄素、大黄素甲醚、大黄酚、芦荟大黄素、决明子内酯、决明素、黄决明素、橙黄决明素等。

【用量】9~15克。

【常用配伍】与夏枯草搭配，清肝解郁、明目通便；与石决明搭配，清肝明目、平肝潜阳。

【功效主治】清热明目，润肠通便。用于目赤涩痛，羞明多泪，头痛眩晕，目暗不明，大便秘结等症。

【饮法】冲入沸水泡5分钟即可。

【茶宜茶忌】适宜高血压、便秘、白内障、青光眼、结膜炎等患者饮用；脾虚泄泻及低血压者忌用。

茶养推荐

决明子绿茶

原料 决明子6克，绿茶5克。

制法 将决明子、绿茶一起放入杯中，倒入沸水泡约5分钟即可饮用。

功效 调节肠胃，排毒养肝明目。决明子微寒，具有清肝益肾、明目、润肠通便的功效；绿茶不仅具有提神醒脑、消食化痰、去腻减肥、生津止渴、降火明目、止痢除湿等药理作用，还对辐射、心脑血管病有一定的药理功效。

胖大海

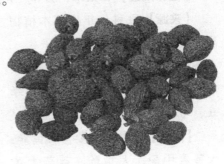

【性味归经】性寒，味甘；入肺经。

【来源】梧桐科植物的干燥成熟种子。

【别名】安南子、大洞果、胡大海、大发、通大海等。

【成分】种子外层含西黄芪胶黏素，果皮含半乳糖、戊糖（主要是阿拉伯糖）。

【用量】3~5个。

【常用配伍】与桔梗搭配，清肃肺气、祛痰利咽；与金莲花搭配，清热解毒、消肿利咽。

【功效主治】清热润肺，利咽解毒，润肠通便。用于肺热声哑，干咳无痰，咽喉干痛，热结便闭，头痛目赤等症。

【饮法】冲入沸水，泡5分钟即可。

【茶宜茶忌】适宜便秘病人热结胃肠、口干口臭、喜冷怕热者以及急性扁桃体炎、咽炎病人声哑、干咳无痰、咽喉干痛、头痛目赤者饮用；脾虚便溏者慎用。

茶养推荐

胖大海茶

原料 胖大海2枚，薄荷叶干品3克。

制法 将胖大海、薄荷叶一起放入杯中，倒入沸水，盖好盖子闷泡约8分钟后饮用。

功效 胖大海是利咽润嗓的常用中药，还具有润肠通便的作用，加上具有宣散风热、清头目作用的薄荷，让这款茶清利咽喉、止咳效果更佳。

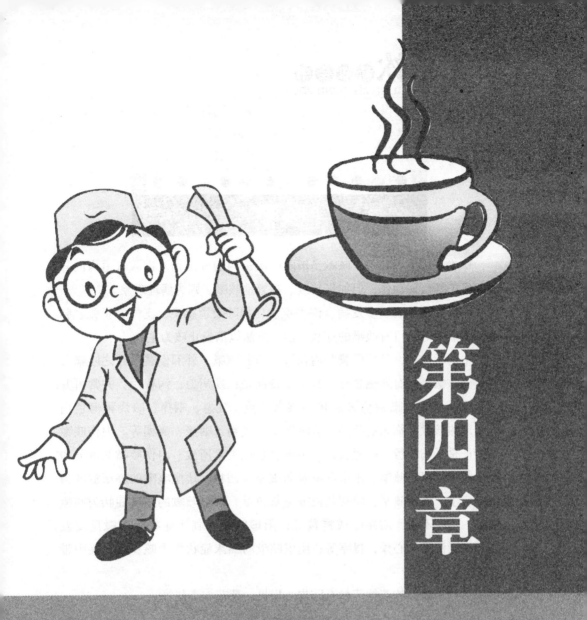

第四章

养生茶饮之对症调养

咳嗽

作为一种生理现象，咳嗽是清除呼吸道内的分泌物及进入气道内的异物的保护性反射动作，但如果持续、频繁地咳嗽，则为病理现象。

咳嗽是常见病、多发病，许多疾病，如呼吸道感染、支气管扩张、肺炎、咽喉炎等均可有咳嗽的症状。治疗方法以消炎止咳为主。

中医学认为，外邪侵袭和内伤皆可引起咳嗽。外邪侵袭所致之咳嗽又称外感咳嗽，而有寒热之分，其主要特征是：发病急，病程短，并常可并发感冒。风寒咳嗽的临床症状为咳嗽声重、气急、咽痒、咳痰稀薄色白等，风热咳嗽的临床症状则为咳嗽频剧、气粗、咽痛、痰稠等。内伤咳嗽的特征是：病情缓，病程长，皆由五脏功能失常所致。内伤咳嗽又可分为痰湿咳嗽、痰热咳嗽、阳虚咳嗽及阴虚咳嗽四种。痰湿咳嗽的临床症状为咳嗽痰多，痰出咳平，咳痰色白或呈灰色等；痰热咳嗽的临床症状为咳嗽痰多，咯吐不爽，质黏厚或稠黄等；阳虚咳嗽的临床症状为咳嗽反复发作，痰涎清稀，心悸，畏寒等；阴虚咳嗽的临床症状为干咳少痰，痰中带血等。

常用于咳嗽的茶饮药材有陈皮、川贝、菊花、杏仁等。

姜茶

原料 茶叶7克，生姜10片（去皮），红糖适量。

制法 茶叶与生姜同煮，水开10分钟后，加入红糖，饭后饮用。

功效 可防治流感、咳嗽。

蜜茶

原料 茶叶3克，蜂蜜适量。

制法 开水冲泡茶叶，待茶水温凉后加入蜂蜜，每隔半小时饮用1次。

功效 可治咽干口渴、咽喉肿痛等症。

桂花橘皮茶

原料 干桂花3克，橘皮10克。

制法 将桂花、橘皮一同放入杯中，冲入沸水，温浸10分钟，代茶饮用。每日1剂。

功效 燥湿化痰，理气散瘀。治痰湿咳嗽。

枇杷叶杏仁茶

原料 枇杷叶、杏仁各5克，川贝母、薄荷、桔梗各3克，茶叶6克。

制法 将枇杷叶刷去毛，与杏仁、川贝母、桔梗共置沙锅中，加水煎沸15分钟，加入薄荷、茶叶再煎沸2~3分钟，取汁代茶饮用。每日1剂。

功效 宣肺散寒，化痰止咳。适用于风寒型咳嗽。

双叶茶

原料 茶叶（绿茶为佳）3克，苏叶6克，精盐6克。

制法 先将茶叶在锅内炒至微焦，再将茶叶、苏叶和精盐三者共煎取汁；每日2剂，分2次温服。

功效 具有清热宣肺、清咽利喉功效。主治因感冒引起的声音嘶哑、咽痛。

人参双花茶

原料 人参、金银花、五味子各10克。

制法 将以上三味加水共煎15~30分钟代茶饮用。

功效 清解肺热，止咳敛肺。用于久咳不止、支气管炎咳嗽等。

梨皮杏仁茶

原料 梨皮30克，杏仁、冰糖各10克。

制法 将梨皮、杏仁放入沙锅中，加水煎沸5分钟，取汁，调入冰糖令溶，代茶饮用，每日1剂。

功效 清肺降火化痰止咳。适用于痰热型咳嗽。

芒果茶

原料 芒果肉50克，绿茶0.5~1克，白糖25克。

制法 芒果肉用水煮，加入绿茶、白糖；分2次温服，每日服1剂。

功效 可治疗咳嗽、痰多、气促等。

竹梅茶

原料 咸橄榄5个，乌梅2个，绿茶5克，竹叶5克，白糖适量。

制法 将咸橄榄、乌梅、绿茶、竹叶、白糖一起放入锅中，煮沸，取汁饮用即可。每日2剂，每剂1杯，温服。

功效 清肺润喉，可治疗急、慢性咽炎和劳累过度引起的失音。

桑菊银花茶

原料 桑叶5克，菊花5克，金银花10克，防风10克。

制法 将诸药置沙锅中，加水适量，煎沸20分钟，滤渣取汁。代茶温饮，每日1剂，药渣可再煎服用。

功效 疏散风热。适用于感冒，症见发热重、恶寒轻，咽痛口渴，咳嗽痰黄，舌红苔黄，脉浮数。

柿饼茶

原料 柿饼6个，冰糖15克，茶叶5克。

制法 柿饼与冰糖共煮烂后，将茶叶冲泡出的茶汁拌入，食用，每日1剂。

功效 有助于治疗肺虚咳嗽、痰多等症。

车前子橘皮茶

原料 车前子15克，橘皮10克，蜂蜜20克。

制法 将车前子用文火炒黄，与橘皮一同放入杯中，用沸水冲沏，候温，调入蜂蜜，代茶饮用。每日1剂。

功效 清热利水，祛痰镇咳。适用于痰湿型咳嗽。

银麦茶

原料 金银花、麦冬各6克，生甘草、桔梗各3克。

制法 将上述材料一起放入杯中，倒入沸水，盖盖子闷泡约10分钟后饮用。

功效 化痰提气，使呼吸更顺畅。

雪梨止咳茶

原料 雪梨500克，蜂蜜适量。

制法 将雪梨洗净，去皮、去核，捣碎取汁。将雪梨汁放入盛有适量清水的锅中，以小火熬煮10分钟左右。晾凉后调入适量蜂蜜，搅拌均匀即可饮用。可代茶频饮，每日数次。

功效 养阴润燥，适用于阴虚火旺、咽痛干痒等症。

萝卜茶

原料 白萝卜100克，茶叶5克，食盐适量。

制法 白萝卜洗净、煮烂，加盐调味；再加入茶叶冲泡后的茶汁饮用，每日服2剂。

功效 治疗咳嗽、痰多。

僵蚕茶

原料 好末茶、白僵蚕各30克。

制法 将以上配方共研细末，放碗内，盖定，冲入100毫升沸水，临睡前饮之。

功效 化痰止咳。治疗咳嗽，喉中如锯，不能睡卧。

玉竹贝母茶

原料 玉竹15克,川贝母10克,冰糖15克。

制法 将玉竹、川贝母放入沙锅中,加水煎沸30分钟,加入冰糖,代茶饮用。每日1剂。

功效 养阴润肺,化痰止咳。适用于阴虚型咳嗽。

芥菜生姜茶

原料 鲜芥菜100克,生姜12克,红糖20克。

制法 将芥菜,生姜洗净切片,放入沙锅中,加水煎沸10分钟,调入红糖,代茶饮用。每日1剂。

功效 宣肺散寒,祛痰止咳。适用于风寒型咳嗽。

感冒

感冒是指上呼吸道感染和流行性感冒两种病症。前者是由多种病毒或细菌引起的,它主要表现为:鼻塞、流涕、打喷嚏、咽喉痒、头痛、畏寒等;后者是由流感病毒侵犯所致,它主要表现为:恶寒、高热、恶心呕吐、全身关节酸痛,而上呼吸道症状较轻。感冒一年四季均可发生,但以春冬两季为多。由于引起感冒的病毒类型多,又容易变异,故国内外至今未有特效药物,一般采取对症治疗。

中医将感冒称作"伤风"和"时行感冒",一般认为是感受了时邪,并有寒热之分别,用药也有区分。寒性感冒症状主要表现为无汗、头痛、鼻流清涕、发低热、咳痰稀白起泡、小便清、舌苔薄白。热性感冒症状主要表现为怕冷、发热、咽喉红肿、痰涕黄稠、小便黄赤、舌苔黄厚。

常用于感冒的茶饮药材有生姜、菊花、葱白等。

香菊冲剂

原料 藿香、青蒿各10克，香薷6克，野菊花15克。

制法 每次取15克，沸水冲泡，趁温饮之。每5小时服1次。

功效 抗病毒、消炎、发汗解表，治疗夏秋感冒、发热头痛、胸闷、无汗、上呼吸道感染等。

葱豉茶

原料 茶叶末10克，石膏30克，栀子4.5克，薄荷3克，荆芥3克，淡豆豉15克，葱白3根。

制法 茶末、石膏、栀子、薄荷、荆芥、淡豆豉与葱白用水煎，代茶频饮，宜温服。

功效 发汗解表。适用于外感风寒、体热头痛等。

芪术茶

原料 生黄芪15克，炒白术、防风各10克，茶叶末5克。

制法 将前三味水煎2次，每次沸后20分钟，合并滤液1000毫升，加入茶叶末泡茶饮，每日1次。

功效 益气，固表，止汗。适用于气虚感冒、表虚不固、自汗恶风，或体虚易感风邪者。

五神茶

原料 荆芥、苏叶、生姜各10克，红糖30克，茶叶6克。

制法 先以小火煮荆芥、苏叶、生姜和茶叶，15~20分钟后加入红糖，待糖溶化后即成。每日2次，可随量服用。

功效 发散风寒，祛风止痛。适用于风寒感冒、畏寒、身痛、无汗等症。

大青银花茶

原料 大青叶鲜叶30~60克(干品20克)，金银花15~30克，茶叶5克。

制法 在大青叶、金银花和茶叶中加水，煎汤或沸水冲泡10分钟即可；每日1剂，随量饮服。

功效 清热解毒、祛暑。用于流行性乙型脑炎高热，并有预防作用。

苏藿茶

原料 紫苏叶、藿香、薄荷、荆芥各4.5克，茶叶5克。

制法 紫苏叶、藿香、薄荷、荆芥与茶叶共制粗末，用沸水冲泡，代茶饮。

功效 疏风解表。可防治感冒。

芝麻生姜茶

原料 生芝麻30克，生姜5克，绿茶5克。

制法 混合后用沸水冲泡5分钟即成。每日1剂。

功效 发汗解表。适用于外感初起。

芦根橄榄茶

制法 芦根30克，咸橄榄4枚。

制法 将咸橄榄捣烂，与芦根一同放入沙锅中，加水煎沸15分钟，取汁，代茶饮用。每日1剂。

功效 清热解毒，生津利咽，化痰止咳。流行性感冒。

香薷茶

原料 香薷（15岁以上用30克；15岁以下，每一岁减1.5克）。

制法 将香薷用开水400毫升冲泡，加盖闷泡，待温度降至30摄氏度以下时倒出服之；药渣再加水（开水）约200毫升，沏泡1次如上法。

功效 发汗解表，抗病毒。治疗感冒、伤暑等。

第四章 养生茶饮之对症调养

辛夷花茶

原料 茶叶10克,辛夷花、川芎各5克,薄荷3克。

制法 用开水200毫升冲泡茶叶、辛夷花、川芎与薄荷,顿服。

功效 辛温解表。用于伤风感冒、过敏性鼻窦炎、鼻塞、咳嗽等的辅助治疗。

桑菊香豉茶

原料 桑叶、菊花、香豉、梨皮各6克。

制法 将桑叶、菊花、香豉、梨皮加水煎汤取汁,代茶饮用。

功效 清热解表、润肺止咳。适用于发热、微恶风寒、头痛、少汗、咳嗽少痰、咽干鼻燥、口渴等症。

龙虎斗茶

原料 茶叶5~10克,白酒适量。

制法 先将茶叶加水煎煮5分钟左右,呈浓茶汤后冲入有酒的容器中即成;代茶及时饮服。

功效 祛风散寒,清利头目。适用于风寒性感冒。

蒲公英龙井茶

原料 蒲公英20克,龙井茶3克。

制法 沸水冲泡。代茶饮。

功效 清热消炎,健脑明目,适用于风热感冒、咽喉肿痛、心火过旺之失眠、头痛。

葱白萝卜茶

原料 葱白30克,白萝卜50克。

制法 煎水。代茶饮,每天1剂,连服7天为1疗程。

功效 增强机体抗病能力。适用于抗病毒,预防流感。

杭菊普洱茶

原料 杭菊花6克，普洱茶9克。

制法 用沸水冲泡杭菊花和普洱茶，代茶饮。

功效 疏风清热，解毒明目，消肉积，止烦渴。主治感冒初起、肉食积滞、眼结膜炎、酒后烦渴等。

薄苏防感茶

原料 薄荷（后下）、藿香、紫苏、荆芥各4.5克，茶叶3克。

制法 以上各味用水煎沸后，密盖片刻，趁热当茶饮。每日服1剂，7天为1疗程。

功效 活血脉，清热毒，预防流感。

板蓝根贯众茶

原料 板蓝根、贯众各30克，甘草15克。

制法 将上3味制为粗末，放入茶壶中，冲入沸水，温浸10分钟，代茶饮用。每日1剂。

功效 清热解毒。适用于流行性感冒，症见高热，头痛，四肢酸痛，咽痛，咳嗽，伴有恶心呕吐、腹泻、流涕等。

桑菊薄竹茶

原料 桑叶、菊花各5克，薄荷3克，竹叶30克，茶叶10克。

制法 用沸水冲泡桑叶、菊花、竹叶、薄荷和茶叶，宜热饮。

功效 有助于治疗风热感冒、发热头痛、喉痛等症。

芝麻酱糖茶

原料 芝麻酱、红糖、茶叶各适量。

制法 沸水冲泡芝麻酱、红糖、茶叶；热服，服至出汗时止。

功效 可治疗外感初起。

芦根菊花茶

原料 芦根30克，白菊花10克，冰糖15克。

制法 将芦根制为粗末，与白菊花、冰糖一同放入杯中，用沸水冲沏，代茶饮用。每日1剂。

功效 疏风散热，辛凉解表。适用于风热感冒。

白芷荆芥茶

原料 香白芷30克，荆芥穗3克，茶叶适量。

制法 香白芷与荆芥穗研末，与茶叶冲泡后饮服，每日1剂。

功效 有助于治疗感冒初起、恶寒发热。

慢性支气管炎

慢性支气管炎多由急性支气管炎未能及时治疗转变而成，临床以咳嗽、咯痰、喘息为主要症状。早期症状轻微，多在冬季发作，晚期症状加重，可长年存在。随着病情的进展，可并发肺气肿、肺源性心脏病。本病是一种常见多发病，机体抵抗力降低、感染、过敏、理化刺激（如吸烟、粉尘、寒冷等）常是本病的诱发因素。中医学认为，若饮食不节，脾失健运，生湿聚痰，上犯于肺；或郁怒伤肝，情志不和，气郁化火，肺受干扰，皆可导致本病的发生。

常用于慢性支气管炎的茶饮药材有芦根、桑叶、地骨皮。

板蓝根茶

原料 板蓝根10克，生甘草3克。

制法 以上2味洗净，放入茶壶中，用沸水冲泡。代茶饮服。

功效 清热解毒，凉血利咽。体虚而无实火热毒者忌服。

杏红茶

原料 苦杏仁、九侯仙茶、鱼腥草各10克。

制法 苦杏仁、九侯仙茶、鱼腥草共研细末。用开水冲泡,代茶饮,每日1剂。

功效 清热化痰。用于急、慢性气管炎的辅助治疗。

枇杷叶芦根茶

原料 枇杷叶10克,芦根20克,桔梗6克,白糖20克。

制法 将枇杷叶、芦根、桔梗制为粗末,与白糖一同放入茶壶中,用沸水冲沏,代茶饮用。每日1剂。

功效 宣肺清热,化痰止咳。适用于风热型急性支气管炎。

芪药二冬茶

原料 黄芪15克,山药25克,天冬、麦冬、黄精各15克。

制法 将诸药置沙锅中,加水适量,煎沸20分钟,滤渣取汁。代茶温饮,每日1剂,药渣可再煎服用。

功效 补气养阴。适用于慢性支气管炎。症见气短神疲,口咽干燥,咳嗽少痰,干咳痰,大便不畅。

甜瓜茶

原料 甜瓜250克(切片),冰糖25克,绿茶1克。

制法 甜瓜片与冰糖共煮,加绿茶后饮用。

功效 辅助治疗慢性气管炎。

人参胡桃茶

原料 胡桃肉6~12克,人参3~6克,生姜3片。

制法 人参切片,胡桃肉捣碎,与生姜共置保温瓶中,沸水冲泡,闷盖15分钟,代茶频饮。同时嚼参片。

功效 温补肺肾,纳气定喘。主治慢性咳喘症。

杏仁麻黄茶

原料 杏仁12克，麻黄10克，甘草3克，生姜3片。

制法 将上4味制为粗末，放入杯中，沸水冲沏，代茶饮用。每日1剂。

功效 疏风散寒，宣肺止咳。适用于风寒型急性支气管炎。

黄柏甘草茶

原料 黄柏10克，生甘草3克。

制法 以上2味洗净，放入茶壶中，用沸水冲泡。代茶饮服。

功效 清热燥湿，泻火解毒。脾虚泄泻，胃弱食少者忌服。

川贝莱菔茶

原料 川贝母、莱菔子各15克。

制法 将川贝母、莱菔子共研粗末，沸水冲泡，代茶饮服。

功效 润肺化痰，降气止咳，平喘。用于慢性支气管炎之咳嗽痰多等症。

桑叶石膏茶

原料 桑叶、生石膏各30克，杏仁、沙参、麦冬各15克，甘草6克。

制法 将石膏打碎，放入沙锅中，加水煎沸20分钟，加入杏仁、桑叶、沙参、麦冬、甘草，再煎沸40分钟，取汁，代茶饮用。每日1剂。

功效 清热润肺。适用于燥热型急性支气管炎。

萝卜蜂蜜茶

原料 白萝卜120克，茶叶5克，蜂蜜25克。

制法 将萝卜捣烂取汁，茶叶用沸水冲泡5分钟后滗出茶汁，两者混合加蜂蜜调匀，蒸热服饮。每日1剂。

功效 开胃，助消化。适用于胃滞，消化不良。

葱枣茶

原料 大枣25克,甘草5克,葱须25克,绿茶1克。

制法 大枣与甘草用水煎,加入葱须、绿茶,分3~6次温饮。

功效 辅助治疗气管炎。

龙胆草茶

原料 龙胆草12克,生甘草3克。

制法 以上2味洗净,放入茶壶中,用沸水冲泡。或水煎取汁200毫升。代茶饮服。

功效 清热燥湿,泻火定惊。脾胃虚寒者忌用。

双皮茶

原料 桑白皮15克,地骨皮12克,炙甘草3克。

制法 将上3味制为粗末,放入杯中,用沸水冲沏,代茶饮用。每日1剂。

功效 清肺泄热,平喘止咳。适用于郁火扰肺型慢性支气管炎。

银花连翘茶

原料 金银花10克,连翘10克。

制法 以上2味洗净,放入茶壶中,用沸水冲泡。代茶饮服。

功效 清热解毒,宣散透邪,消痈散结。脾胃虚寒及气虚疮疡脓清者忌服。

胡椒茶

原料 胡椒10粒,陈皮3克,食盐适量。

制法 胡椒研细,与陈皮、盐一起,用沸水冲泡5分钟即成。每日1~2剂。

功效 散寒、止痛、止泻。适用于消化不良。

薄荷叶茶

原料 干薄荷叶 15 克。

制法 将干薄荷叶放入茶壶中,用沸水冲泡。代茶饮服。

功效 清热解暑。阴虚血燥,肝阳偏亢,表虚汗多者忌服。

紫苏桔梗茶

原料 紫苏 10 克,桔梗 6 克,陈皮、甘草各 3 克。

制法 将上 4 味制为粗末,放入杯中,用沸水冲沏,代茶饮用。每日 1 剂。

功效 疏风散寒,化痰止咳。适用于风寒型急性支气管炎。

地骨皮茶

原料 地骨皮 15 克。

制法 将地骨皮洗净,放入茶壶中,用沸水冲泡。代茶饮服。

功效 清热凉血。脾胃虚寒者忌服。形寒肢冷、阳虚体质者不宜服用。

荔枝茶

原料 荔枝干肉 25 克(或鲜品 50 克),红茶 1 克。

制法 将以上两味加开水 300 毫升。泡 5 分钟,分 3 次服;或煎服,日服 1 剂。

功效 治疗支气管哮喘。

肺炎

肺炎的种类很多,分类方法不一,为指导治疗,一般都按病因分类,可分为病毒性、鹦鹉热病原体性、立克次体性、支原体性、细菌性、霉菌性肺炎等，此外还有过敏性、放射性、化学性肺炎等，而细菌性仍占多数。中医认为，肺卫不固，感受外邪，风寒化热，罹患肺炎。

本病往往起病急骤，恶寒发热，咳嗽胸痛，乃至呼吸困难，特别是老年人，症状较重，消化功能减弱，进食少，甚至不能自进饮食。因此，要注意少食多餐，选择易消化而富于营养的食物。

常用于肺炎的茶饮药材有罗汉果、百合、蒲公英、大青叶等。

三白茶

原料 桑白皮、百部、芍药、冰糖各15克，绿茶10克。

制法 桑白皮、百部、芍药与绿茶煎水去渣，加入冰糖溶化；每日1剂，连服5日为1疗程。

功效 清肺润肺，降气化痰。

莲杏饮

原料 穿心莲30克，杏仁9克，千里光30克。

制法 将穿心莲、杏仁和千里光一同放入锅中，加入适量清水煎煮后，取汤饮用。每日1剂，分两次服用，连服3～5日。

功效 清热解毒，降气止咳。适用于肺炎初期，症见微恶风寒，发热，咳嗽，咳痰等。

石膏鱼腥草茶

原料 生石膏60克，鱼腥草30克，桔梗15克。

制法 将生石膏打碎，放入沙锅中，加水煎沸30分钟，加入鱼腥草、桔梗，再煎沸20分钟，取汁，代茶饮用。每日1剂。

功效 清热泄火，化痰止咳。适用于邪热型肺炎。

熟地麦冬饮

原料 熟地黄100克，麦冬100克。

制法 将熟地黄和麦冬一同放入锅中，以清水煎煮。后取汤汁代茶饮用。每日1剂，连服4天。

功效 润肺化燥，滋阴补肾。适用于肺炎恢复期，症见低热自汗，咳嗽少痰，手足心热。

百合花茶

原料 百合花6克。

制法 将百合花放入茶壶中，加沸水冲泡即成。代茶饮用。

功效 润肺止咳，清心安神。

百合蜜茶

原料 百合30克，蜂蜜20克。

制法 百合、蜂蜜共放碗内蒸熟。代茶饮服，每日2次。

功效 润肺止咳，宁心安神。适用于肺结核。

连翘芦根茶

原料 连翘18克，芦根15克，玄参、前胡各9克。

制法 将上4味制为粗末，放入保温杯中，冲入沸水，加盖温浸30分钟，代茶饮用。每日1剂。

功效 清热解毒，宣肺化痰。适用于风温型肺炎。

蒲公英大青叶茶

原料 蒲公英30克，大青叶30克。

制法 将蒲公英和大青叶一同置入锅中，加入适量的清水，共煎约20分钟。去渣取汁，代茶饮。

功效 清热解毒，清肺止咳。适用于急性肺炎，症见咳喘痰黄或灰白。

人参玉竹茶

原料 人参6克，玉竹12克。

制法 将上2味制为细末,放入杯中,用沸水冲沏,代茶饮用。每日1剂。

功效 益气养阴,润燥生津。适用于气阴两伤型肺炎。

二根茶

原料 白茅根30克,芦根30克。

制法 将白茅根和芦根一同捣汁,后去渣取汁,代茶饮用。

功效 清热生津,除烦止咳,凉血止血。适用于肺炎证属肺热咳嗽者。

胖大海茶

原料 胖大海2枚。

制法 将胖大海洗净,放入茶壶中,倒入沸水浸泡15分钟。代茶饮用。

功效 清肺热,利咽喉。

罗汉果茶

原料 罗汉果1枚,绿茶适量。

制法 将罗汉果果壳敲碎,取出果瓤,切碎放入茶壶中,加入绿茶,加沸水冲泡10分钟。代茶饮用。

功效 清肺止咳,润肠通便。体质虚寒者应慎用。

瓜蒌茶

原料 瓜蒌5克,甘草3克,绿茶2克。

制法 瓜蒌与甘草用水煎后,加入绿茶饮用。

功效 辅助治疗肺炎。

黄芪沙参茶

原料 黄芪30克,沙参15克。

制法 将上2味制为粗末,放入保温杯中,冲入沸水,加盖温浸30分钟，代茶饮用。每日1剂。

功效 补气润肺，生津止咳。适用于气阴两伤型肺炎。

百部茶

原料 百部20克，红糖20克。

制法 将百部研末，开水浸20分钟后，加入红糖，代茶饮服。

功效 抑制结核杆菌。主治肺结核咳嗽。

柿叶茶

原料 柿叶10克，绿茶2克。

制法 将柿叶（每年9、10月份采摘）切碎，蒸30分钟，烘干备用。以上两味用沸水500克浸泡5分钟。代茶饭后服，每日1剂，分3次服完。

功效 清热润肺。适用于肺炎。

贝母半夏茶

原料 贝母9克，半夏9克，生姜汁5克。

制法 将贝母、半夏放入沙锅内，加适量水，煎煮15分钟后去渣取汁，兑入适量生姜汁。代茶饮用。

功效 燥湿化痰。一切血证及阴虚燥咳、津伤口渴者忌服。

麦冬桑叶贝母茶

原料 麦冬9克，贝母9克，霜桑叶9克。

制法 将贝母捣烂，与麦冬、桑叶同放入茶壶中，用沸水冲泡20分钟。也可加水煎煮，取汁。代茶饮用。

功效 清肺化痰，养阴止咳。中焦虚寒者或寒痰水湿所致的咳嗽不宜。

款冬花茶

原料 款冬花9克。

制法 将款冬花用蜂蜜拌炒，每取9克，放茶杯中，沸水冲泡15~20

分钟。不拘时间代茶饮用。

功效 润肺下气，止咳化痰。燥热咳喘者不宜饮用。

泻肺茶

原料 桑白皮15克，地骨皮15克，粳米12克，炙甘草3克。

制法 将桑白皮、地骨皮及甘草捣碎，与粳米同放入保温瓶中，沸水冲泡，盖闷15分钟。也可加水煎煮，取汁。代茶饮用。

功效 清泄肺热，平喘止咳。由外感风寒引起的喘咳，或虚寒性咳嗽者不宜饮用。

消化不良

消化不良的临床表现以不思饮食，或食而不化、呕吐、腹泻、消瘦等为主要症候。本病患者以小儿为多见。

中医学认为，消化不良多因脾胃虚弱，或饮食不节，过食瓜果生冷之物；或喂养不当，营养吸收障碍；或因感受外邪，损伤脾胃，以致运化失职而引发本病。治疗上，应根据病因及症状表现，辨证施治，但以健脾益胃助消化为主。

常用于消化不良的茶饮药材有山楂、谷芽、金橘等。

山楂乌梅茶

原料 山楂30克，乌梅15克。

制法 将山楂、乌梅以沸水浸泡，加冰糖少许，代茶频饮。

功效 消食化积、开胃，还能防治夏季肠道传染病。

山楂核桃茶

原料 山楂50克，核桃仁150克，白糖200克。

制法 将山楂水煎取汁约1000毫升，核桃用水磨细，约取汁2000毫升。将山楂汁煮沸，倒入白糖拌匀，再将核桃汁缓慢倒入，搅匀，煮沸即成，频频饮服。

功效 补肾润肺，生津润肠。适用于津液亏损、口干燥渴、小便短黄、大便秘结、食欲不振等。

番茄洋参茶

原料 西洋参19克，番茄80克，绿茶5克，蜂蜜少许。

制法 将番茄洗净，再用开水烫过，然后捣烂。西洋参、番茄与绿茶一起用热开水冲泡，并酌加蜂蜜后即可服用。

功效 西洋参补气，可以强脾胃、增强免疫功能，较适合体质虚热者滋补。番茄可以促进胃液分泌，增加食欲，并可提高蛋白质的消化能力。绿茶具有促进胃肠蠕动、促进胃液分泌、增加食欲的作用，且可以提神醒脑。

人参柿蒂茶

原料 人参6克，柿蒂、生姜各9克，丁香6克。

制法 将上4味制为细末，放入保温杯中，冲入沸水，加盖温浸30分钟，代茶饮用。每日1剂。

功效 温胃散寒，下气降逆。适用于胃寒呃逆。

葡萄柚茶

原料 葡萄柚2个，柑橘原汁适量，柠檬原汁适量，蜂蜜适量，红茶包1包。

制法 葡萄柚榨出原汁，加热。加入柑橘原汁、柠檬原汁和蜂蜜适量，煮沸。加入红茶包，搅拌均匀，待茶温稍降即可。

功效 可补气血、强筋骨、健胃消食、怡神解暑。

三棱盐糖茶

原料 茶叶15克，精盐3克，糖块、三棱、雷丸各9克。

制法 将糖块、三棱和雷丸研末；加入茶、盐和水煮沸，混合均匀，每次服9克。

功效 辅助治疗消化不良、积胀等症。

梅干红茶

原料 梅干5克，红茶10克。

制法 将梅干去核切细，与红茶开水泡服。

功效 防咳祛痰，增进食欲。

金橘消化茶

原料 金橘5个，酸梅1颗，绿茶3克，蜂蜜适量。

制法 将金橘，酸梅洗净；将金橘剖成两半，将汁稍微挤掉一些备用。用400毫升沸水将绿茶和酸梅泡开，再加入金橘浸泡5分钟，最后加入蜂蜜调匀饮用即可。

功效 金橘含大量的柠檬酸，是胃胀时化食消积、缓和消化不良的上佳选择。

理气五味茶

原料 茯苓12克，陈皮、半夏各9克，甘草3克，生姜1克，蜂蜜适量。

制法 将所有材料（除蜂蜜）洗净，沥干备用，姜切片备用。将锅中放入1000毫升水。放入准备好的材料（除蜂蜜），大火煮至沸腾后转小火焖煮5分钟。最后滤渣取汁，加入少许蜂蜜调味。

功效 本款茶饮能理气顺肠，强脾胃，促进肠胃消化吸收。

梅花生姜茶

原料 白梅花5克，生姜9克。

制法 将生姜洗净切丝，与白梅花一同放入杯中，用沸水冲沏，代茶饮用。每日1~2剂。

功效 疏肝行气，和胃止呕。适用于肝气犯胃型呕吐。

谷芽山楂茶

原料 谷芽10克，山楂10克。

制法 山楂洗净后和谷芽一起放入锅中，加入适量清水烧开，煮15分钟即可。

功效 谷芽治宿食不化，胀满，泄泻，不思饮食。消食中和，健脾开胃，用于食积不化、脘腹胀痛、呕恶食臭以及脾虚食少、消化不良。山楂开胃消食。

姜草茶

原料 干姜3～5克，炙甘草3克，红茶1～2克。

制法 将生姜洗净后切片、炒干，连同炙甘草、红茶一起放入杯中，加适量沸水闷泡几分钟即可。最好在饭后饮用，每日1剂。

功效 温中散寒，健胃消食。适用于胃寒呕吐、喜暖恶寒者。孕妇及胃酸过多者慎服。阴虚火旺、舌红口干者忌用。

绿豆糖茶

原料 绿豆粉3克，白糖适量。

制法 混合后用沸水冲泡10分钟即成。每日1剂，多次服饮。

功效 适用于急性呕吐。

刀豆姜茶

原料 刀豆子10克，生姜3片，绿茶3克，红糖适量。

制法 混合后用沸水冲泡5分钟即成。每日1剂，多次热饮。

功效 温胃，散寒，下气，降逆。适用于胃寒呃逆。

橘皮竹茹茶

原料 橘皮、竹茹各12克，生姜9克，甘草6克，人参3克，大枣5个。

制法 将前四味研粗末备用。每日用药30克，纱布包后加生姜4片，大枣5个，以沸水冲泡，闷盖15分钟即可饮服。每日1剂，分4次服完。

功效 降逆止呕，益气清热。主治胃虚有热、干呕等。

二花茶

原料 红茶、银花各10克，玫瑰花、甘草、黄连各6克。

制法 将以上配方共同加水煎煮，取汁顿服。

功效 清热解毒，行气止痛，固肠止泻。主治急慢性肠炎、泄泻。

胡椒食盐茶

原料 胡椒10粒，陈茶1小撮，食盐适量。

制法 将胡椒捣碎，与其他两味混合后用沸水冲泡。

功效 治疗消化不良等症。

三花陈皮茶

原料 金银花、绿茶各10克，玫瑰花、陈皮各6克，茉莉花、甘草各3克。

制法 将以上配方以沸水浸泡，加盖勿泻热气，10分钟以后可饮。小孩量酌减。

功效 治疗消化不良。

生姜糖糟茶

原料 糖糟50克，鲜生姜120克。

制法 将以上配方碾烂和匀，制10~15克重的茶块，晒干备用。每日1块，沸水冲泡代茶饮用。

功效 益气暖胃助消化。治疗消化不良、脘胀腹满等。

胃痛

胃痛又称"胃脘痛"。是指上腹部近心窝处发生疼痛的病症，常包括现代医学中急慢性胃炎、消化性溃疡、胃神经官能症、胃下垂等疾病。胃痛的原因很多，有因胃气虚弱，不易消磨食物而引起；有因饮食不当或着凉或精神因素而引起等等。临床上应根据不同症状，给予不同的治疗。

常用于胃痛的茶饮药材有生姜、芦根等。

人参大枣陈皮茶

原料 人参4克，大枣10枚，陈皮3克。

制法 将人参、大枣洗净，连同陈皮共同放入沙锅中，加适量水，煎汤，去渣取汁。代茶频频饮用，可连续冲泡3~5次，当日饮完。

功效 补脾和胃，益气生津，调和营卫。感冒发烧时不宜服用。

白糖蜂蜜茶

原料 白糖250克，蜂蜜250克，茶叶250克。

制法 白糖、蜂蜜、茶叶共加水四大碗，煎熬至剩两大碗后，去渣取汁，贮于有盖的瓶中，经10天后即可服用。每日早晚各1匙。

功效 和胃，止痛。适用于胃及十二指肠溃疡。

雷丸盐茶

原料 茶叶15克，精盐3克，糖块、三棱、雷丸各9克。

制法 将糖块、三棱和雷丸研末，加入茶、盐和水煮沸，混合均匀；每次服9克。

功效 辅助治疗消化不良、积胀等症。

红糖蜂蜜茶

原料 红茶10克，红糖及蜂蜜各适量。

制法 混合后用沸水冲泡5分钟即成。每日1剂，多次服饮。

功效 解表、温中、止呕。适用于胃痛。

干姜胡椒茶

原料 干姜10克，胡椒10粒，红糖15克。

制法 将前2味捣碎，放入保温杯中，加入红糖，冲入沸水，加盖温浸30分钟，代茶饮用。每日2剂。

功效 温中散寒止痛。适用于风寒伤胃型胃痛。

莱菔子茶

原料 莱菔子9克。

制法 将莱菔子洗净炒香，放入茶壶中，加沸水浸泡取汁，可调入适量白糖。代茶饮用。

功效 消食化积，降气除胀，化痰平喘。气虚无食积、痰滞者慎用。

橘花茶

原料 用红茶、橘花各3~5克。

制法 沸水冲泡，当茶服饮。

功效 具有温中理气和胃的作用。适用于胃寒疼痛。

山楂肉桂茶

原料 山楂肉10克，肉桂3克，红糖适量。

制法 将山楂、肉桂洗净，放入茶壶中，加沸水浸泡取汁，可调入适量红糖。代茶饮用。

功效 温中暖胃，散寒消积，活血化瘀。阴虚火旺者不宜。

麦芽山楂茶

原料 炒麦芽20克，山楂片15克，白糖10克。

制法 将上3味放入杯中，用沸水冲沏，代茶饮用。每日1剂。

功效 消积化食，行气导滞。适用于食滞内停型胃痛。

术曲消积茶

原料 炒白术10克，神曲10克，枳实10克。

制法 将炒白术切成片，神曲、枳实砸碎，同放入茶壶中，加适量沸水，盖闷20分钟。也可用水煎煮，取汁。代茶温饮，每日2～3次。

功效 健脾消积，理气和中。阴虚内热者或津亏燥渴者不宜。

橘叶茶

原料 橘叶15克（鲜品30克）。

制法 将橘叶放入杯中，用沸水冲沏，代茶饮用。每日1～2剂。

功效 舒肝解郁，行气散结。适用于肝气犯胃型胃痛。

桂花茶

原料 鲜桂花5克，红茶3克。

制法 将鲜桂花洗净，与茶叶同放入茶壶中用沸水冲泡，可加入少量白糖。不拘时温饮。

功效 开胃消食，理气止痛，温中化痰。胃火炽盛者不宜。

麦面米醋茶

原料 小麦面适量，米醋、茶叶各适量。

制法 将小麦面用醋拌丸煮熟，用时沸水冲泡茶叶，茶汤送服醋麦丸。

功效 治疗呕哕不止。

太子参甘草茶

原料 太子参15克，乌梅15克，甘草3克。

制法 将太子参、乌梅、甘草洗净，一同放入茶壶中，加沸水冲泡，加盖闷15分钟即成。代茶饮用。

功效 清热解毒，补气生津，健胃养脾。表实邪盛者不宜用。

丁香柿蒂茶

原料 丁香5克，柿蒂9克，党参10克，生姜10克。

制法 将丁香、柿蒂、党参、生姜洗净，放入锅中，加水适量煎煮，去渣取液。代茶饮用。

功效 生津暖胃。热病及阴虚内热者忌服。

白茅根石斛茶

原料 白茅根30克，石斛5克，生姜3片。

制法 将上3味制为粗末，放入杯中，用沸水冲沏，代茶饮用。每日1剂。

功效 清热凉血，益胃生津。适用于胃中实热型胃痛。

地黄沙参茶

原料 生地黄、北沙参各15克。

制法 将上2味制为粗末，放入保温杯中，冲入沸水，加盖温浸30分钟，代茶饮用。每日1剂。

功效 滋阴清热，润燥生津。适用于阴虚胃痛。

高良姜黄精茶

原料 高良姜、黄精各12克。

制法 将上2味制为粗末，放入保温杯中，冲入沸水，加盖温浸30分钟，代茶饮用。每日1剂。

功效 补脾暖胃，温中散寒。适用于脾胃虚寒型胃痛。

丹参生姜茶

原料 丹参15克，生姜6克。

制法 将上2味制为粗末，放入保温杯中，冲入沸水，加盖保浸30分钟。代茶饮用，每日1剂。

功效 活血祛瘀，和胃止痛。适用于气滞血瘀型胃痛。

百合丹参茶

原料 百合30克，丹参21克。

制法 将以上两味加水煎煮，取汁代茶饮服。

功效 主治胃痛。

肠胃炎

肠胃炎是由不同病因引发的急、慢性肠胃黏膜炎疾患。本病患者可见胃痛、呕吐、腹痛及泄泻等症状，严重者可导致脱水及水电解质紊乱等现象。本病属于中医的"胃脘痛"、"胀满"、"泄泻"等范围。

中医学认为，肠胃炎多因饮食不节、情志所伤、劳倦而发病，并根据病因及症状的不同，分为寒湿、暑湿、虚寒、食滞四种类型，患者应据临床表现，合理地选择食物，辨证施治。

常用于肠胃炎的茶饮药材有生姜、野菊花、陈皮等。

黄芪肉桂茶

原料 黄芪30克，肉桂6克，炙甘草9克。

制法 将上3味制为粗末，放入沙锅中，加水煎沸20分钟，取汁，代茶饮用，每日1剂。

功效 温经散寒，健脾益胃。适用于虚寒型肠胃炎。

石榴叶茶

原料 石榴树叶60克，食盐30克，生姜15克。

制法 以上三味同炒黑，煎水代茶频饮。

功效 温中止泻。治疗急性胃肠炎寒泻。

山楂槟榔茶

原料 山楂18克，槟榔9克，陈皮6克。

制法 将上3味制为粗末，放入保温杯中，冲入沸水。加盖温浸30分钟，代茶饮用，每日1剂。

功效 消食导滞，理气和胃。适用于食滞型肠胃炎。

双花甘草茶

原料 茉莉花、甘草各5克，玫瑰花10克，茶叶15克，陈皮12克。

制法 用沸水冲泡，盖焖20分钟。代茶饮用。

功效 能有效缓解急性胃肠炎、消化不良、痢疾等症。

莱菔子神曲茶

原料 莱菔子18克，神曲30克。

制法 将莱菔子用文火炒黄，捣碎，与神曲一同放入茶壶中，用沸水冲沏，代茶饮用。每日一剂。

功效 消食导滞。适用于食滞型肠胃炎。

双根茶

原料 芦根15克，葛根、刀豆子各9克，竹茹6克。

制法 将上四味放入沙锅中加水煎沸40分钟，取汁，代茶饮用。每日1剂。

功效 清热利湿，和胃降逆。适用于暑湿型肠胃炎。

棕榈花茶

原料 棕榈花30克。

制法 沸水冲泡棕榈花，代茶频饮，连用3天。

功效 收敛止血。治疗肠道出血。

玫瑰花茶

原料 干玫瑰花6～12克。

制法 将玫瑰花放入茶杯内，用沸水冲泡。代茶频饮，每日1剂。

功效 用于肝胃气滞之慢性胃炎。

咸柠檬茶

原料 柠檬5～10个，盐适量。

制法 先将柠檬煮熟后，去皮晒干，放入瓷盅内加盐适量腌制，贮藏日久者更佳。每次1个，入于碗中，冲以沸水，加盖闷片刻，去渣后即可饮用。

功效 理气和胃，生津止渴。适用于湿热型急性胃肠炎。症见腹泻频繁，大便黄稀臭浊。寒湿泄泻者，溃疡病频频泛酸者忌饮。

粳米炮姜茶

原料 粳米30克，茶叶15克，炮姜3克。

制法 将以上三味用水煎服。

功效 治疗慢性肠炎，久泻不止。本方用于久泻而致胃虚寒的疗效尤著。

车前子茶

原料 车前子30克。

制法 将车前子用纱布包好，放入沙锅中，加水煎沸20分钟，取汁，代茶饮用，每日1剂。

功效 清热化痰，利尿止泻。适用于暑湿型肠胃炎。

姜丝茶

原料 绿茶3克，干姜丝3克。

制法 将绿茶与干姜丝一并置于杯中，以沸水冲泡，盖闷约15分钟即可。频饮。每日2剂，连服2~3天。

功效 温中止泻。适用于寒湿型急性胃肠炎。症见呕吐频繁，暴注下迫，腹部绞痛，大便清稀不臭。湿热泄泻者忌用。

报春花茶

原料 报春花6克。

制法 将报春花放入杯中，用沸水冲泡约5分钟即可。代茶频饮。每日2剂。

功效 清热，燥湿，泻火。适用于湿热型急性肠胃炎。症见腹泻频繁，大便黄稀臭浊。

半夏苏叶茶

原料 姜半夏、紫苏叶各9克，陈皮6克，生姜汁半匙。

制法 将前3味制为粗末，放入保温杯中，冲入沸水，加盖温浸30分钟，调入生姜汁代茶饮用。每日1剂。

功效 燥湿散寒，宽中和胃。适用于寒湿型肠胃炎。

野菊花茶

原料 野菊花30克，白槿花10克。

制法 将野菊花和白槿花混匀后，分成2~3份。每次取1份放入杯中，用沸水冲泡，代茶饮用。每日1剂，分2~3次饮用。

功效 清热利湿，疏风解毒。适用于湿热型急性肠胃炎。症见腹泻频繁，大便黄稀臭浊。

胃及十二指肠溃疡

本病是一种常见病、多发病。因溃疡的形成和发展与胃酸和胃蛋白酶的消化作用有关，故称消化性溃疡。本病的特点是慢性、周期性和节律性的上腹疼痛。胃溃疡的疼痛多发生在饭后半小时至1小时；十二指肠溃疡的疼痛则多出现于饭后2~3小时，而且疼痛的节律性、嗳气、吐酸水比胃溃疡显著。痛时吃些食物或服碱性药物后可以缓解。疲劳、饮食不当，尤其在秋、冬时容易发作。如果患者大便颜色变黑像柏油一样，或呕吐物呈咖啡色，并有突发性上腹不适、面色苍白，应警惕发生胃或十二指肠出血。

常用于胃及十二指肠溃疡的茶饮药材有陈皮、芍药等。

玫瑰花茶

原料 玫瑰花6~10克。

制法 将玫瑰花放入杯中，用沸水冲泡，代茶饮用。每日1~2剂。

功效 理气解郁，舒肝健脾。适用于肝胃气滞型溃疡病。

双瓜干品茶

原料 藤瓜、木瓜干品各60克，绿茶1克。

制法 将藤瓜、木瓜干品共同加水500毫升，煮沸5分钟，加入绿茶。分3次饭后服。日服1剂。

功效 用于胃及十二指肠溃疡。

芦根香橼皮茶

原料 芦根30克，香橼皮12克。

制法 将上2味放入保温杯中，冲入沸水，加盖温浸30分钟，代茶饮用。每日1剂。

功效 清热除烦，理气宽胸。适用于肝胃郁热型溃疡病。

香附姜陈茶

原料 香附10克,生姜10克,陈皮10克,乌贼骨15克。

制法 将上四味置沙锅中,加水适量,煎沸20分钟,滤渣取汁。代茶温饮,每日1剂,药渣可再煎服用。

功效 理气和胃,制酸止痛。适用于胃、十二指肠溃疡。症见脘腹疼痛,反复发作,嗳气反酸,舌淡苔白,脉弦。

牡蛎鸡蛋茶

原料 牡蛎10~30克,鸡蛋10~30克。

制法 将牡蛎煅后研末,鸡蛋煅后研末,一起混匀,加水煎煮片刻,取汁饮服。

功效 治疗胃痛和十二指肠溃疡。

红枣山楂三七茶

原料 红枣3枚,山楂干品15克,三七粉3克,蜂蜜适量。

制法 将红枣、山楂片一起放入沙锅中,加入约500毫升清水,煎煮约15分钟,加入三七粉拌匀。待茶汤温热后,调入蜂蜜即可饮用。

功效 红枣可补气血、健脾益胃;山楂可助消化、行气散瘀血;三七粉是常用的散瘀止血、消肿止痛中药。三者合用可补益气血,调理肠胃。

党参炒米茶

原料 党参15克,炒米30克。

制法 将上2味放入沙锅中,加水煎沸40分钟,取汁,代茶饮用。每日1剂。

功效 补中益气,和胃止痛。适用于脾胃虚寒型溃疡病。

黄精花椒茶

原料 黄精15克,花椒9克。

制法 将上2味捣碎，放入保温杯中，冲入沸水，加盖温浸30分钟，代茶饮用。每日1剂。

功效 温中补脾，散寒除湿。适用于脾胃虚寒型溃疡病。

参芪红花茶

原料 党参、黄芪各15克，红花10克，浙贝母15克，瓦弄子15克。

制法 将上药物置沙锅中，加水适量，煎沸20分钟，滤渣取汁。代茶温饮，每日1剂，药渣可再煎服用。

功效 补气活血，制酸止痛。适用于胃、十二指肠溃疡。症见胃脘疼痛，泛酸水，饥饿时痛明显，胃内欠佳，舌淡，脉细。

芍药甘草茶

原料 芍药10克，甘草5克。

制法 先将芍药与甘草研末后，放入茶杯中，冲入适量沸水，盖闷约15分钟即可。去渣后代茶饮。

功效 缓急止痛。适用于腹部或腿脚痉挛疼痛。如胃神经痛、胃炎、消化性溃疡疼痛及腓肠痉挛等。胃肠实热或积滞者不宜饮用。

红花蜜糖饮

原料 红花15克，蜂蜜适量，红糖适量。

制法 将红花置于茶杯中，冲入适量沸水，盖闷约10分钟后，调入适量蜂蜜与红糖，调匀后，代茶不拘时温饮。每日1剂。

功效 止痛，补中缓急。适用于瘀血型胃及十二指肠溃疡。

高良姜陈皮茶

原料 高良姜15克，陈皮10克。

制法 将高良姜制为粗末，与陈皮一同放入保温杯中，冲入沸水，加盖温浸30分钟，代茶饮用。每日1剂。

功效 健脾暖胃，温中散寒。适用于脾胃虚寒型溃疡病。

柠檬红茶

原料 柠檬2片，红茶3克，白糖3克。

制法 将柠檬洗净、晾干后切片，放入瓷罐后，适量白糖腌制，经一段时间后即可。每次取2片，与红茶一同放入杯中，冲以沸水，盖闷约10分钟，调入白糖即可代茶饮用。每日2~3次。

功效 生津止渴，理气和胃，消炎。适用于急慢性胃炎，消化性溃疡等。

太子参芦根茶

原料 太子参15克，芦根15克，茅根15克，乌贼骨15克。

制法 将上4味置沙锅中，加水适量，煎沸20分钟，滤渣取汁。代茶温饮，每日1剂，药渣可再煎服用。

功效 益气、清胃生津。适用于胃、十二指肠溃疡。

便秘

便秘是由于大肠蠕动缓慢，水分吸收过多，使干而硬的粪块堆积在大肠，形成大便秘结不通的病症。便秘的原因很多，如膈肌、腹肌、提肛肌、肠平滑肌衰弱造成排便动力缺乏、肠道反射能力减弱、神经精神紊乱、部分肠梗阻、直肠肛门肌疾患、溃疡病、腹腔肿瘤、子宫肌瘤、卵巢囊肿、慢性铅中毒及某些药物的副作用等均可引起便秘。但最常见的原因是由于不规则排便习惯所致。

常用于便秘的茶饮药材有玄参、大黄、蜂蜜等。

玄参茶

原料 玄参18克。

制法 将玄参制为粗末，放入保温杯中，冲入沸水，加盖温浸30分钟，代茶饮用。每日1剂。

功效 清热降火，润燥通便。适用于热结便秘。

黄荆茶

原料 大黄20克，荆芥、茶叶各5克。

制法 将以上三味共同加水煎煮，热饮。

功效 治疗热结便秘。

蜜茶

原料 茶叶3克，蜂蜜适量。

制法 以开水冲泡茶叶数分钟后，放入适量蜂蜜，搅匀后即可服用。每隔半小时服1次。

功效 有止渴养血、润肺益肾之效。适宜咽干口渴、干咳无痰及治疗咽炎、便秘、脾胃不和等症。

空心菜荸荠茶

原料 空心菜250克，荸荠20个，蜂蜜30克。

制法 将荸荠洗净，去皮切片，空心菜洗净切碎，共放入沙锅中，加水煎沸10分钟，取汁，调入蜂蜜，代茶饮用。每日1剂。

功效 清热泻火，润肠通便。适用于便秘。

阿胶葱蜜茶

原料 阿胶10克，葱白4根，蜂蜜15克。

制法 将葱白洗干净切成段，用水适量，放入葱白段煮开后捞出，加入阿胶、蜂蜜炖化即成。代茶饮用。

功效 补血养血，润肠通便。适用于便秘等。脾胃虚弱、不思饮食，或纳食不消以及呕吐泄泻者忌服。

二柑茶

原料 广柑、柑橘各500克，白糖、茶叶各适量。

制法 将广柑、相橘去皮核取汁，加淡绿茶水和白糖，拌匀热饮。

功效 清肠热毒，速泻肠胃。

葱汁茶

原料 葱和茶叶末各适量。

制法 将葱捣烂取汁，与茶叶末调匀。开水冲服，每日1次。

功效 润肠通便。适用于便秘等。茶叶末忌多。

韭菜子茶

原料 韭菜子适量。

制法 将韭菜子炒干后研为细末，每次服3克，1日3次。

功效 治疗老年人肠麻痹无力之便秘。

导气通便茶

原料 茶叶末3克，葱白5克。

制法 将茶叶末和葱白放入茶壶中，加沸水冲泡，稍闷即成。代茶温饮，每日1~2次。

功效 导气通便。适用于便秘等。茶叶末忌多。

二仁通幽茶

原料 桃仁9粒，郁李仁6克，当归片5克，小茴香1克，藏红花5克。

制法 将以上5味洗净后入锅，加水适量煎煮30分钟，去渣取汁即成。上下午分饮。

功效 润肠通便，行气活血。适用于便秘等。孕妇忌服。

草决明茶

原料 草决明300克。

制法 每次取草决明60克,水煎当茶饮,每日服1剂。每剂煎服2次。

功效 润肠通便,降血脂。治疗习惯性便秘。

增液麦冬茶

原料 玄参15克,麦冬、生地各12克。

制法 将诸药置沙锅中,加水适量,煎沸20分钟,滤渣取汁。代茶温饮,每日1剂,药渣可再煎服用。

功效 滋阴增液,润燥通便。适用于阴虚肠燥便秘。

决明子茶

原料 决明子、茶叶适量。

制法 以开水冲泡决明子、茶叶,数分钟后,饮服。

功效 有清热、明目、镇肝气、益筋骨的作用。在晚餐后饮用,对治疗便秘很有效果。

番泻叶茶

原料 番泻叶5~10克,白糖适量。

制法 将番泻叶洗净,放入茶壶中,加沸水冲泡,稍闷,加入白糖即成。代茶频饮,一般可冲泡3~5次。

功效 泻热导滞,行水消胀,润肠排毒。适用于便秘等。体虚及孕妇忌服。

火麻仁苏子茶

原料 火麻仁15克,紫苏子10克。

制法 将上2味捣烂,放入杯中,用沸水冲沏,代茶饮用。每日1剂。

功效 下气开郁，润燥滑肠。适用于便秘。

橄榄生姜茶

原料 鲜橄榄7个，红糖15克，生姜5片。

制法 鲜橄榄洗净并捣碎，加入红糖、生姜，用水200克，小火煎10分钟，然后滤出汤汁。待温饮用，每日2次。

功效 解毒消炎，润肠通便。适用于便秘等。胃酸过多者不宜食用。

蒲公英蜜茶

原料 鲜蒲公英全草或干品全草60~90克，蜂蜜30克。

制法 将以上两味加水煎至50~100毫升（鲜品煮20分钟，干品煮30分钟），一次服下，亦可分成2次服，每日1剂。

功效 清热消炎。治疗小儿热性便秘、上呼吸道感染。

黄豆皮茶

原料 黄豆皮120克。

制法 将黄豆皮放入沙锅中，加水煎取汁液。代茶频饮。

功效 健脾宽中，润燥通便。适用于便秘等。

黄芪芝麻奶茶

原料 黄芪20克，黑芝麻60克，蜂蜜60克，鲜牛奶200克。

制法 黄芪、黑芝麻烘干研成粉末，与牛奶、蜂蜜配成饮料。早晚空腹服下。黄芪分2次用，每次10克。

功效 补气滋阴通便。适用于便秘等。实证及阴虚阳盛者忌服。

生大黄茶

原料 生大黄4克，白糖适量。

制法 将生大黄和白糖放入茶壶中，加沸水冲泡。代茶频饮。

功效 泄热破积，润肠通便。适用于便秘等。凡表证未罢，血虚气弱，

脾胃虚寒、无实热、积滞、瘀结以及胎前、产后，均应慎服。

松萝白糖茶

原料 松萝茶9克，白糖适量。

制法 将松萝茶煎沸取汁，调入白糖顿服。

功效 治疗便秘不下。

腹泻

腹泻又称泄泻，是指排便次数增多，粪便稀薄或伴有黏液、脓血、未消化食物。有急性腹泻与慢性腹泻之分。

起病急，病程在2个月以内者称为急性腹泻，常由急性肠道传染病、食物中毒、胃肠功能紊乱及饮食不当所致。起病缓慢，常反复发作，病程超过2个月者称为慢性腹泻，常由胃部疾病如慢性萎缩性胃炎所致胃酸缺乏、慢性肠道感染、慢性肠道疾病、肝与胆及胰腺病变、内分泌及代谢性疾病、神经功能紊乱等引起。腹泻严重者可造成胃肠分泌液的大量丢失，产生水与电解质平衡的紊乱以及营养物质的缺乏所带来的各种后果。

中医学认为，腹泻是由于脾胃功能障碍，脾虚湿盛，传导失常而致的一种常见疾患。可根据感受外邪、饮食所伤、脾胃虚弱、肾阳虚等不同病因而辨证施治。

常用于腹泻的茶饮药材有干姜、莱菔子、山楂、附子等。

姜茶散

原料 茶叶60克，干姜30克。

制法 共研成细末。用开水送服，每日服2～3次，每次3克。

功效 温中止泻。适用于胃痛腹泻。

山楂莱菔子茶

原料 焦山楂30克，莱菔子20克。

制法 将莱菔子捣碎，与焦山楂一同放入茶壶中，用沸水冲沏，代茶饮用。每日1剂。

功效 行气消食，除胀止泻。适用于伤食腹泻，症见黏便异臭，腹痛。

木香茶

原料 广木香12克。

制法 将广木香制为粗末，放入保温杯中，冲入沸水，加盖温浸30分钟，代茶饮用。每日1剂。

功效 健脾消食，行气止痛。适用于伤食腹泻。

车前子红茶

原料 车前子12克，红茶2克。

制法 取车前子、红茶置于大茶杯中，冲入沸水200毫升左右，盖焖30分钟左右即可。当温度适宜时开始频频饮服。1日内服完。

功效 健脾利水，化湿止泻。适用于脾虚湿盛引起的慢性腹泻。

黑芝麻大黄茶

原料 茶叶15克，黑芝麻和大黄各60克。

制法 茶叶、黑芝麻和大黄混合，研为末，用开水冲服。

功效 清热润肠，顺气导滞。主治便秘。

三花陈皮茶

原料 玫瑰花6克，茉莉花3克，金银花9克，陈皮6克，甘草3克，绿茶9克。

制法 混合后用沸水冲泡10分钟即成。每日1剂，分3~4次服饮。

功效 消炎，收敛，散瘀，止痛。适用于急性或慢性肠炎、菌痢等。

葛根芩连茶

原料 葛根5克，黄芩5克，黄连3克，神曲5克，藿香5克。

制法 将以上诸药置沙锅中，加水适量，煎沸20分钟，滤渣取汁。代茶温饮，每日早晚2次。

功效 清热利湿止泻。适用于泻下稀薄，水分较多，粪色深黄而臭，或见少许黏液，腹部时痛，食欲不振，肢体倦怠，口渴，尿黄，苔黄腻。

石榴叶姜茶

原料 石榴叶60克，生姜15克，盐30克。

制法 先将三味茶材一同炒黑，然后煎水代茶。每日1剂，分上、下午2次温服。

功效 温中散寒，润肠止泻。适用于急性胃肠炎患者。

防风葱白茶

原料 防风10克，葱白3茎，藿香5克，白蔻3克。

制法 将上4味制为粗末，放入茶壶中用沸水冲沏，代茶饮用。每日1剂。

功效 散寒除湿，行气解表。适用于寒湿腹泻。

茵陈陈皮茶

原料 茵陈15克，陈皮10克。

制法 将上2味放入杯中用沸水冲沏，代茶饮用。每日1剂。

功效 清热利湿，理气健脾。适用于湿热腹泻。

生姜苏叶茶

原料 生姜15克，苏叶10克，绿茶15克。

制法 混合后加水煎沸5分钟即成。每日1剂。

功效 温中，止泻，收敛。适用于寒湿腹泻。

银花大黄茶

原料 金银花15克,大黄9克。

制法 将大黄制为粗末,与金银花一同放入保温杯中,冲入沸水,加盖温浸30分钟,代茶饮用。每日1剂。

功效 清热泻火,破积行瘀。适用于湿热腹泻;症见暴注下迫,肛门灼热,身热口渴,腹痛,心烦尿赤等。

正气止泻茶

原料 藿香5克,苏叶5克,厚朴5克,陈皮5克,半夏5克,茯苓5克。

制法 将以上诸药置沙锅中,加水适量,煎沸20分钟,滤渣取汁。代茶温饮,每日早晚2次。

功效 疏风散寒,和胃止泻。适用于风寒型泄泻。症见泄泻清稀,中多泡沫,臭气不堪,肠鸣腹痛,或兼恶寒发热,苔白腻。

生姜花椒茶

原料 生姜15克,花椒10克,红糖10克。

制法 将生姜洗净切片,花椒捣碎,与红糖一同放入保温杯中,冲入沸水,加盖温浸30分钟,代茶饮用。每日1剂。

功效 温中和胃,散寒除湿。适用于寒湿腹泻,症见便稀腥秽,腹痛肠鸣,或有呕吐,头晕纳呆,胸腹痞闷等。

白术止泻饮

原料 白术、淮山各20克,茯苓15克,乌梅10克,红糖适量。

制法 将上述药材一起放入锅中,加水适量,煎沸30分钟后去药渣,加入红糖溶化即可。当茶饮用,每日1剂。

功效 健脾益气,利湿止泻。症见大便稀溏、水泻,苔白,脉沉细等。

第四章 养生茶饮之对症调养

干姜猪苓茶

原料 干姜12克，猪苓9克。

制法 将上2味制为粗末，放入保温杯中，冲入沸水，加盖温浸30分钟，代茶饮用。每日1剂。

功效 温中散寒，利湿止泻。适用于寒湿腹泻。

痢疾

痢疾是以发热、腹痛、里急后重、下痢赤白脓血为主要特征的常见病。可分为急性与慢性两种。为夏秋季节较为常见的消化道传染病。

中医学认为，本病多由外受暑湿疫毒之气，内伤饮食生冷，损伤肠胃所致，但二者相互影响，往往内外交感而发病。

本病的病位在肠，病邪侵入肠中，肠络受伤，气血与邪相搏结，化为脓血，而致痢下赤白。肠与胃密切相连，如果疫毒湿热之邪上攻于胃，则胃不纳食，成为噤口痢。若迁延日久，邪盛正衰，脾气更虚，则成久痢，或为时发时愈的休息痢。痢久不愈，或反复发作，不但伤及脾胃，更能影响到肾，使肾气虚衰，而成为虚寒痢。

治疗原则应为初痢宜通，久痢宜涩。初期症候多属湿热，久痢之后，多从寒化。年老、久病体虚者以温中健脾为主。

常用于痢疾的茶饮药材有马齿苋、黄连、金银花。

马齿苋姜术茶

原料 马齿苋30克，白术15克，干姜9克，黄连6克。

制法 将上4味制为粗末，放入保温杯中，冲入沸水，加盖温浸30分钟，代茶饮用。每日1剂。

功效 温阳补脾，清热散瘀。适用于慢性细菌性痢疾。

黄连姜汁茶

原料 黄连6克，姜汁5克，绿茶10克。

制法 先用沸水冲泡黄连和茶叶，5分钟后倒入姜汁，调匀。代茶饮。

功效 清热和胃止痢。适用于白痢。

银花地榆茶

原料 金银花、地榆各30克，黄连6克。

制法 将地榆、黄连制为粗末，与金银花一同放入茶壶中，用沸水冲沏，代茶饮用。每日1剂。

功效 清热燥湿，凉血解毒。适用于疫毒内陷、蔓延脏腑之急性细菌性痢疾。

大蒜龙井茶饮

原料 龙井茶10克，大蒜1个。

制法 大蒜去皮捣成泥状，与茶叶一同放入杯中，以沸水冲泡饮用。每日2～3次，4～5日为1疗程。

功效 解毒止痢。适用于慢性痢疾。

龙牙茶

原料 陈茶叶、龙牙草等量。

制法 陈茶叶和龙牙草共煎，取汁温服。

功效 止痢、止血。可治赤白痢。

石榴皮胡椒茶

原料 石榴皮5克，胡椒5粒，红糖30克。

制法 将石榴皮、胡椒放入沙锅中，加水煎沸15分钟，取汁，调入红糖，代茶饮用，每日1剂。

功效 温中散寒，祛瘀止泻。适用于慢性痢疾。

第四章 养生茶饮之对症调养

糯米青茶

原料 青茶15~20克，糯米适量，盐少许。

制法 将以上各味泡茶饮用。病情重者另加糯米30粒，盐少许，一起用锅炒至黄，加水熬煎，使味苦咸，可将汁水一次服下。每日1次，轻者服2次即可，重者服2~4次。

功效 清热，除湿，解毒。治疗细菌性痢疾。

绿茶米汤

原料 粳米50克，茶叶10克，白糖适量。

制法 茶叶加水煎取浓汁，放粳米煮稠，加入白糖拌匀即成。每日服食2次。

功效 消食，健胃，涩肠。适用于急性或慢性痢疾。

胡椒乌梅茶

原料 胡椒10粒，乌梅5颗，茶叶5克。

制法 将以上配方共研为细末，用沸水冲泡。代茶饮，每日2次，连服6天。

功效 温补下元，坚涩固脱。适用于虚寒性痢疾，症见下痢稀薄，带有白冻，腹部隐痛，腰酸怕冷，食少神疲等。

泡姜粳米茶

原料 茶叶15克，泡姜、食盐、粳米各3克。

制法 茶叶、泡姜、食盐与粳米一同炒焦黄，再用水煎后，饮服。

功效 辅助治疗寒性水泻不止。辅助治疗便血，包括因生冷不慎、饮食过度、肠胃积热、酒毒、血痢等造成的便血症。

鱼腥草山楂茶

原料 鱼腥草30克，山楂片15克。

制法 将上2味放入茶壶中，冲入沸水，候温，代茶饮用。每日1~2剂。

功效 清热解毒，破气行瘀。适用于急性细菌性痢疾。

槐花茶

原料 槐花60克，茶叶30克，蜂蜜适量。

制法 槐花用蜜炒，加入茶叶用沸水冲泡5分钟即成。每日1剂，分多次服饮。

功效 清热，凉血，涩肠，杀菌。适用于痢疾。

白梅醋茶

原料 浓茶1杯，醋小半杯，白梅肉适量。

制法 以白梅肉为丸，每日3次，每次服20丸。

功效 清热解毒，杀菌止痢。治疗痢疾。

葡萄生姜茶

原料 白葡萄汁60毫升，生姜3片，茶叶9克，蜂蜜30克。

制法 茶叶用水煎后取汁，趁热与其他各药混匀。每日1剂。

功效 补气血，涩肠，解毒。适用于细菌性痢疾。

山楂木香茶

原料 炒山楂25克，木香9克，红茶15克，食糖20克（白痢用红糖，赤痢用白糖，赤白痢红、白糖各10克）。

制法 将木香捣碎，与山楂共置沙锅内加水煎沸15分钟，加入红茶再煎1分钟，取汁，调入食糖即成。每日1剂，2次分服。

功效 清热解毒，理气和中。适用于急性细菌性痢疾。

鸡冠花茶

原料 鸡冠花30克，茶叶5克。

制法 先拣净杂质，将鸡冠花撕成小块，与茶叶一并放入锅中，倒入约 500 毫升的水，一同煎煮成汁后，加入适量蜂蜜，即可代茶饮用。

功效 涩肠止泻，收敛止带。适用于赤白带下，久痢不止。

大蒜茶

原料 大蒜 1 头，细嫩绿茶 60 克。

制法 大蒜去皮捣烂成糊，与茶共用沸水冲泡 5 分钟即成。每日 1 剂，分 2~3 次服饮，连服 4~5 天。

功效 杀菌，止痢。适用于慢性痢疾。

双汁茶

原料 白萝卜汁 1 小杯，生姜汁半匙，蜂蜜 30 克，红茶 3 克。

制法 将萝卜汁、生姜汁倒入大碗内，备用。红茶放入杯中，用沸水冲沏，取汁入萝卜姜汁碗内，冲入开水，调入蜂蜜，代茶饮用。每日 1~2 剂。

功效 清热解毒，行气化滞。适用于急性细菌性痢疾。

乌梅绿豆茶

原料 乌梅 3 个，绿豆、红糖各 10 克，陈茶叶 12 克。

制法 将以上配方用水煎服。每日 1 剂，连服 3~5 剂。

功效 治疗菌痢。

涩肠止痢茶

原料 优质茶叶 15 克。

制法 将茶叶捣为细末，浓煎服 1~2 碗。久患痢者服此亦有效。赤痢用蜜水煎茶服，白痢用连皮的自然姜汁同水煎茶服。

功效 清热解毒，涩肠止痢。主治赤白痢疾。

高血压

人体血液在血管内流动时，对血管壁产生的一种压力，称为血压。人的血管分为动脉管和静脉管两种，因此血压也有动脉血压和静脉血压之分。动脉血压包含收缩压和舒张压两个数值，收缩压低于18.67千帕（140毫米汞柱），舒张压低于12千帕（90毫米汞柱）时，为正常压。当收缩压高于或等于21.33千帕（160毫米汞柱），舒张压高于或等于12.67千帕（95毫米汞柱）时，则称为高血压。如果连续3天测量血压都超过正常标准，就可确定患了高血压。

高血压是中老年人一种常见病和多发病。此病通常没有特别的症状，少数人有头晕、头痛、鼻出血和记忆力减退等症状。一旦发现有高血压症状，应及时进行确诊和治疗。高血压的危险性在于损害心、脑、肾等人体重要器官，引起中风、心肌梗死、肾功能衰竭，严重时导致尿毒症而致残、致死。因此患者应常食一些有降压作用的食物，如芹菜、菠菜、茄子、花生、枸杞子等。

常用于高血压的茶饮药材有决明子、菊花、罗布麻叶等。

决明菊花茶

原料 决明子30克，野菊花15克。

制法 将上二味研成粗末，沸水冲泡，代茶频饮，每日1剂。

功效 平肝阳，降压。适用于高血压头痛。素有胃寒胃痛、慢性腹泻便溏者勿饮。

莲子芯茶

原料 莲子芯12克，绿茶1克。

制法 莲子芯与绿茶用开水冲泡后，代茶饮；每天早晚各饮1次。

功效 清热、安神、强心。亦能降低血压。

扁豆葛根茶

原料 白扁豆粒（炒）30克，葛根粉60克，豆浆200克。

制法 将白扁豆、葛根粉同入沙锅，加水煎煮2次，每次30分钟，过滤，去渣，合并2次滤汁与豆浆充分混合均匀，再回入沙锅，小火煨煮10分钟即成。每日早晚分食。

功效 清暑化湿，生津润燥，止渴降糖。适用于糖尿病、高血压病、冠心病等。胃寒者慎用，夏日表虚汗多者忌用。

蚕豆花茶

原料 干蚕豆花15克，绿茶3克。

制法 将蚕豆花、绿茶一同放入茶壶中，加入沸水冲泡，加盖闷15分钟。代茶饮用，一般冲泡3~5次。

功效 平肝降压，清热凉血。适用于高血压病，对肝火亢盛之头痛面红、目赤及合并眼底出血的高血压病患者尤为适宜。

菊花茶

原料 菊花3克（所用的菊花应为甘菊，其味不苦），茶叶适量。

制法 用菊花泡茶饮用，每日3次（也可用菊花加金银花、甘草同煎），代茶饮用。

功效 有平肝明目、清热解毒之特效。对高血压、动脉硬化患者有较好疗效。

麦芽牛膝茶

原料 麦芽30克，白芍15克，牛膝20克。

制法 将诸药置沙锅中，加水适量，煎沸20分钟，滤渣取汁。代茶温饮，每日1剂，药渣可再煎服用。

功效 养血柔肝，活血降压。适用于高血压。症见头晕头痛，饮食减少，胸胁不舒，腰膝酸软，脉细弦。

玉米须茶

原料 玉米须25~30克，茶叶5克。

制法 将玉米须与茶叶冲泡，每天数次饮用。

功效 不仅具有很好的降血压功效，而且也具有止泻、止血、利尿和养胃疗效。在临床上应用玉米须治疗因肾炎引起的浮肿和高血压的疗效尤为明显。

玉米须菊花茶

原料 玉米须15克，菊花10克。

制法 将玉米须洗净，与菊花同煎，取汁代茶饮。

功效 清热，平肝，明目。适用于高血压肝阳上亢者。

山楂醒脑茶

原料 山楂适量。

制法 将山楂压扁，每次20克，放杯中，沸水冲泡，闷20分钟，代茶频饮。

功效 提神醒脑，软化血管，降低血压，增进食欲。高血压患者可长期饮用。

瓜皮牛膝茶

原料 西瓜皮、冬瓜皮各30克，牛膝15克。

制法 将西瓜皮、冬瓜皮、牛膝洗净，放入沙锅中，加适量水，煎汤取汁。代茶饮用，每日2~3次。

功效 清热降压。适用于高血压病。凡中气下陷，脾虚泄泻，下元不固，梦遗失精，月经过多及孕妇均忌服。

棕榈叶槐花茶

原料 鲜棕榈叶10克，槐花10克。

制法 将棕榈叶洗净切碎，与槐花一同放入杯中，用沸水冲沏，代茶饮用。每日1剂。

功效 清热泄火，凉血降压。适用于肝郁化火、风阳上扰型高血压。

葛根钩藤茶

原料 葛根15克，钩藤10克。

制法 将上两味药研成粗末，分成5份，每次取1份用沸水冲泡，加盖闷15分钟，去渣取汁代茶频饮，每日1剂。

功效 平肝息风，生津。适用于高血压伴有烦躁，口渴，肩背不适。虚者慎饮。

多花茶

原料 茉莉花、玫瑰花、白菊花、白扁豆花、乌龙茶各适量。

制法 将乌龙茶与茉莉花、玫瑰花、白菊花、白扁豆花一起冲泡后，饮服。

功效 适用于女性更年期烦躁不安、精神抑郁和高血脂、高血压等症的辅助治疗。

二汁降压茶

原料 葡萄汁、芹菜汁各适量。

制法 将汁倒入杯，以沸水冲泡代茶服，1日2~3次，20日为1疗程。

功效 治疗高血压。

菊花龙井茶

原料 菊花10克，龙井茶3克。

制法 将菊花、龙井茶放入茶壶中，加入沸水冲泡，加盖闷10分钟。代茶频饮，每日1剂。

功效 疏散风热，清肝明目。适用于早期高血压病等。气虚胃寒，食少泄泻之病，宜少用之。

二藤竹叶茶

原料 黄瓜藤、西瓜藤各30克，竹叶10克。

制法 共煎水沸后取汁代茶饮服。

功效 治疗高血压。

菊花罗汉果茶

原料 菊花、罗汉果、普洱茶各等份（或各6克）。

制法 以上3味共研成粗末，用纱布袋（最好是滤泡纸袋）分装，每袋20克。每次1袋，以沸水冲泡，不拘时频频饮之。

功效 降压，消脂，减肥。适用于高血压病。体质虚寒者应慎用。

罗布麻降压茶

原料 罗布麻叶500克，茉莉花适量。

制法 将洁净的罗布麻叶加温水1倍量，浸润12～21小时（夏天置低温处）搓成条状，低温干燥即成。再将干燥好的罗布麻叶加入茉莉花同置于密闭容器中，熏24小时，将茉莉花弃去，放置低温容器中（50～60摄氏度）烘5～10分钟（烘去茉莉花带入的微量水分）分装于滤泡纸袋，每份4克，放在干燥处存放。每日1袋，以沸水冲泡10分钟，不拘时代茶饮。

功效 清火降压，强心利尿。适用于高血压病等。心动过缓或传导阻滞时慎用。

茺蔚子桑叶茶

原料 桑叶2克，茺蔚子2克。

制法 将上二味研成粗末，用沸水冲泡，加盖闷15分钟即可。代茶频饮。

功效 清热活血，平肝，明目，降血压。适用于高血压头晕。孕妇忌饮。

桑麻葵子茶

原料 桑叶、黑芝麻各10克,向日葵子30克。

制法 将桑叶、黑芝麻、向日葵子分别择洗干净,晒干或烘干,共研为细粉末,同放入沙锅,加适量水,煎2次,每次30分钟,合并2次滤汁,收贮备用。每日早晚分饮。

功效 疏风清热,祛瘀润肠。适用于高血压病、高脂血症、习惯性便秘、痔疮出血等。泻痢者忌服。

低血压

低血压症是指收缩压低于12千帕,舒张压低于6.7千帕的一种病症。常有头晕、头痛、心悸、耳鸣、月经不调、倦怠乏力、精神不振、畏寒、四肢不温、易感冒等症状。低血压一般分为原发性、继发性和暂时性三种,较常见的低血压多为原发性低血压,此症有遗传性。多见于身体瘦弱的青年女性,药物治疗效果较差,加强体育锻炼和采取饮食疗法,能取得满意的疗效。体育锻炼可以使瘦弱的身体变强壮,提高脑和心血管系统的功能。患者平时应多食莲子、桂圆、红枣、桑葚、赤豆、花生等干鲜果实,这些食物具养心补血、益脑健脾之功;既能增强血管功能,又能提高大脑神经中枢调节血压的功能,能显著纠正血压偏低。

常用于低血压的茶饮药材有黄精、当归等。

黄芪茶

原料 炙黄芪15克,升麻5克。

制法 将炙黄芪、升麻置沙锅中,加水适量,煎沸20分钟,滤渣取汁。代茶温饮,每日饮用1剂,药茶渣可再煎服用。

功效 二者共用，共奏补气升阳之功，适合神疲乏力、心悸失眠的低血压患者饮用。

桂枝甘草五味饮

原料 用桂枝、甘草各15克，五味子25克。

制法 将上三味研成粗末，分成10份，每次取1份用沸水冲泡，加盖闷15分钟即可。代茶饮。

功效 补阳升压。适用于阳气不足的低血压。孕妇忌饮。

黑芝麻绿茶

原料 黑芝麻30克，绿茶6克。

制法 将黑芝麻微火炒熟，研碎，与茶叶混合均匀，分成2包，用沸水冲泡，加盖焖泡10分钟就可以了。每日2次，每次1包，可以代茶频繁饮用。

功效 可滋补肝肾，提高血压，适合肝肾阴虚型低血压者饮用。

太子参肉桂茶

原料 太子参10克，肉桂3克，炙甘草3克。

制法 将上三味用沸水冲泡后代茶饮用，每日1剂。

功效 助阳益气，回升血压。适用于低血压之精神不振、头晕体倦及胃疼、腹痛属虚寒。表实邪盛者不宜饮。

党参杜仲茶

原料 党参15克，杜仲15克，大枣5枚。

制法 将上三味置沙锅中，加水适量，煎沸20分钟，滤渣取汁。代茶温饮，每日1剂，药渣可再煎服用。

功效 补气养血，补肾养肝。适用于低血压。症见面色㿠白，头晕，心悸失眠，气短懒言，神疲乏力，腰膝酸软，舌淡苔白，脉细。

第四章 养生茶饮之对症调养

芙蓉迷迭茶

原料 芙蓉花14克,迷迭香10克,人参11克。

制法 将芙蓉花、迷迭香用棉布袋包起来(也可以不包),连同人参一起用水过滤。将所有材料用450毫升的热开水冲泡10~20分钟后,将汤药倒出来过滤即可饮用,人参亦可一起服用。此方为1天的分量,3天服用1次,10次为一周期。

功效 人参是补品之王,多食可强健身体。芙蓉花对调养心血管疾病极有助益,还可纾解疲劳感。迷迭香可以改善心脏无力以及低血压、手脚冰冷等症状。

淮芝藕米茶

原料 淮山、黑芝麻、藕粉、大米、白糖各50克。

制法 将黑芝麻、大米均炒熟,然后与淮山共同研为细末。加入藕粉和白糖。每次取20克左右,用白开水冲服即可。当早点或者中间加餐饮用。

功效 补气养血,提升血压。适合气血两虚型的低血压患者。

太子参茶

原料 太子参25克,黄芪10克,麦冬10克。

制法 将诸药置沙锅中,加水适量,煎沸20分钟,滤渣取汁。代茶温饮,每日1剂,药渣可再煎服用。

功效 补气养阴。适用于低血压。症见面色㿠白,头晕,心悸失眠,气短懒言,神疲乏力,口渴咽干,舌淡红苔少。

五味子人参茶

原料 五味子、人参、麦冬各6~9克。

制法 将上3味放入沙锅中,加水煎沸1小时,取汁代茶饮用。每日1剂。

功效 补气滋肾，润燥安神。适用于低血压。

参芪归圆茶

原料 生晒参10克，黄芪15克，当归10克，桂圆肉10枚，大枣10枚。

制法 将诸药置沙锅中，加水适量，煎沸20分钟，滤渣取汁。代茶温饮，每日1剂，药渣可再煎服用。

功效 补气益血，补脾养心。适用于低血压。症见面色无华，头晕，心悸失眠，气短懒言，神疲乏力，唇甲淡白，脉细弱。

麦地巴戟续断茶

原料 麦冬、生地、巴戟天、续断各15克。

制法 将诸药置沙锅中，加水适量，煎沸20分钟。代茶温饮，每日1剂，药渣可再煎服用。

功效 温阳益肾，养阴生津。适用于低血压。症见面色㿠白，腰膝酸软，阳痿尿频，脉细。

双桂甘草茶

原料 肉桂、桂枝各12克，炙甘草9克。

制法 将上3味制为粗末，放入保温杯中冲入沸水，加盖温浸30分钟，代茶饮用。每日1剂。

功效 温经益火，益气通脉。适用于低血压。

加味西洋参茶

原料 西洋参5克，桂枝12克，制附子9克，生甘草9克。

制法 将上4味制为粗末，放入保温杯中，冲入沸水，加盖温浸30分钟，代茶饮用。每日1剂。

功效 补火升阳，益气通脉。适用于低血压。

高脂血症

高脂血症是指血浆脂原浓度明显超过正常范围的一种慢性病症，一般以测定血浆胆固醇和甘油三脂含量为诊断本病的结论。血脂增高是脂质代谢紊乱的结果。可由遗传、环境以及饮食失调等引发。其临床表现主要为：头痛、四肢麻木、头晕目眩、胸部闷痛、气促心悸等。高脂血症可分为原发性和继发性两种，前者较罕见，属遗传性脂质代谢紊乱疾病；后者多为未控制的糖尿病、动脉粥样硬化、肾脏综合征、黏液性水肿、甲状腺功能低下、胆汁性肝硬化等疾病所伴发的并发症。

中医学认为，高脂血症是由于肝肾脾三脏虚损，痰瘀内积所致，并分为脾虚湿盛、湿热壅滞、肝火炽热、阴虚阳亢、气血瘀滞、肝肾阴亏六种类型，针对不同类型，辨证采用调理三脏功能、行瘀化痰等方法以达到降低血脂的目的。

常用于高脂血症的茶饮药材有山楂、陈皮等。

草菇茶

原料 草菇25克，红茶5克，白糖适量。

制法 将草菇洗净晒干后粉碎，与红茶混匀。每次饮用前将草菇红茶粉放入茶壶中，加开水冲泡，加糖调味。代茶饮用。

功效 降压降脂，防老抗衰。适用于高脂血症、高血压病。

荷叶降脂茶

原料 鲜荷叶、绿茶适量。

制法 将鲜荷叶洗净、切碎，与茶叶混合，加适量开水，冲泡放凉后代茶饮。

功效 降脂。

参苓红花茶

原料 党参15克，茯苓15克，红花6克。

制法 将诸药置沙锅中，加水适量，煎沸20分钟，滤渣取汁。代茶温饮，每日1剂，药渣可再煎服用。

功效 补气健脾，活血化瘀。适用于高脂血症。症见胃纳欠佳，面色萎白，神疲乏力，四肢不温，或肢体疼痛，舌淡苔白，脉细。

山楂片菊花茶

原料 山楂片25克，菊花10克，绿茶2克。

制法 将以上配方加水400毫升，煮沸5分钟，分3次温饮，加开水复泡续饮。日服1剂。

功效 治疗高脂血症。

陈皮山楂乌龙茶

原料 陈皮10克，山楂20克，乌龙茶5克。

制法 将陈皮、山楂洗净，同入沙锅，加适量水，煎煮30分钟，去渣，取汁冲泡乌龙茶，加盖闷10分钟后即可。代茶频频饮用。

功效 化痰降脂，降压减肥。适用于高血压病、高脂血症等病症。脾胃虚弱者慎服。

苍术茶

原料 苍术15克，白术15克，陈皮10克，茯苓10克。

制法 将诸药置沙锅中，加水适量，煎沸20分钟，滤渣取汁。代茶温饮，每日1剂，药渣可再煎服用。

功效 燥湿化痰，健脾利水。适用于高脂血症。症见体胖，怠倦乏力，饮后腹胀。

第四章 养生茶饮之对症调养

荷梗山楂茶

原料 荷梗、山楂片各15克,红糖10克。

制法 将荷梗制为粗末,与山楂片、红糖一同放入保温杯中,冲入沸水,加盖温浸30分钟,代茶饮用。每日1~2剂。

功效 通气宽胸,活血行瘀。适用于气血瘀滞型高脂血症。

番茄酸奶茶

原料 成熟番茄200克,酸牛奶200克。

制法 将番茄外表皮用温水浸泡片刻,反复洗净,连皮切碎,放入捣汁机中,快速捣1分钟,加酸牛奶拌匀即成。每日早晚分饮。

功效 凉血平肝,补虚降脂。适用于高脂血症、高血压病。

何首乌绿茶

原料 何首乌30克,绿茶3克。

制法 将何首乌洗净,切片,晒干或烘干,研成粗末,放入绵纸袋中,封口挂线,与绿茶同放入茶壶中,用沸水冲泡,加盖闷15分钟即可饮用。当茶,频频饮服,一般可连续冲泡3~5次。

功效 清热解毒,滋阴益肾,养血降脂。适用于高脂血症。大便溏泻及湿痰较重者不宜服。

茯苓陈皮茶

原料 白茯苓30克,陈皮15克。

制法 将上2味制为粗末,放入茶壶中,用沸水冲沏,代茶饮用。每日1剂。

功效 健脾燥湿。适用于脾虚湿盛型高脂血症。

首乌降脂茶

原料 首乌6克,茶叶适量。

制法 以上配方共置杯中，沸水冲泡当茶饮，味淡为止。

功效 治疗高脂血症。

白术茶

原料 白术15克。

制法 将白术制为粗末，放入保温杯中，冲入沸水，加盖温浸30分钟，代茶饮用。每日1剂。

功效 补脾燥湿，和中祛痰。适用于脾虚湿盛型高脂血症。

槐花山楂茶

原料 槐花、山楂各10克。

制法 将槐花、山楂洗净后加适量水，煮煎去渣取汁。代茶频饮。

功效 降压降脂。适用于高脂血症等。脾胃虚寒者慎服。

芪参陈皮茶

原料 黄芪15克，丹参15克，陈皮10克。

制法 将诸药置沙锅中，加水适量，煎沸20分钟，滤渣取汁。代茶温饮，每日1剂，药渣可再煎服用。

功效 补气活血，燥湿化痰。适用于高脂血症。症见气短乏力，胸闷不舒，或痰多色白，苔白腻，脉滑。

黄精丹参蜜茶

原料 黄精15克，丹参15克，陈皮5克，红糖10克，蜂蜜15克。

制法 将陈皮拣杂、洗净、切碎，备用。将丹参、黄精拣杂、洗净后，分别切成饮片，放入沙锅，加适量水，先用大火煮沸，调入陈皮碎末，改用小火煮30分钟，用洁净纱布过滤，去渣，留汁，回入锅中，加红糖，用小火煮沸，停火，趁热调入蜂蜜，拌匀即成。早晚2次分服。

功效 滋阴补虚，益气健脾，化瘀降脂。适用于高脂血症。脾虚有湿、咳嗽痰多及中寒泄泻者均不宜服。

金银花夏枯草茶

原料 金银花10克,夏枯草30克。

制法 金银花、夏枯草用开水冲泡,待晾凉后即成。代茶频饮。

功效 降脂,清肝,降血压。适用于高脂血症等。脾胃虚弱者慎服。

加味首乌茶

原料 何首乌30克,冬瓜皮、槐角各18克,山楂15克,乌龙茶6克。

制法 将乌龙茶放入杯中备用。何首乌、冬瓜皮、槐角、山楂放入沙锅中,加水煎沸40分钟,趁热取汁冲沏乌龙茶,代茶饮用。每日1剂。

功效 补肾益精,化瘀降脂。适用于肝肾阴亏型高脂血症。

菊花苦丁茶

原料 菊花20克,苦丁茶15克。

制法 将菊花和苦丁茶晒干搓碎拌匀,每次取5克,放入茶壶中,用沸水冲泡,加盖闷10分钟即成。代茶饮用。

功效 清热败毒,清肝明目,降压降脂。适用于高脂血症等。气虚胃寒,食少泄泻之病,宜少用之。

楂菊决明茶

原料 焦山楂(把山楂切片后炒焦)9克,草决明12克,白菊花9克。

制法 以上3味洗净,放入锅内,加适量清水煮沸后再用小火炖15分钟,去渣取汁即成。代茶饮之,不拘时间。

功效 清肝降脂。适用于高脂血症等。脾胃虚弱者慎服。

三皮茶

原料 白萝卜皮60克,莴苣皮15克,冬瓜皮10克。

制法 将以上配方加水煎煮，取汁代茶饮。每日2次。

功效 治疗高脂血症。

芹菜大枣茶

原料 芹菜250克，大枣10枚，绿茶3克。

制法 将芹菜、大枣、绿茶放入锅中，加水煎取汁液。代茶频频饮用。

功效 平肝降压，益气健脾，祛脂减肥。适用于高血压病、高脂血症。凡有湿痰、积滞、齿病、虫病者，均不相宜。

荷叶藿香茶

原料 荷叶15克，藿香6克，生姜4片。

制法 将以上配方共同加水煎煮片刻，取汁代茶饮。

功效 治疗高脂血疗。

冠心病

　　冠心病是冠状动脉粥样硬化性心脏病的简称，是由冠状动脉粥样硬化使血管阻塞或冠状动脉痉挛而导致心肌缺血缺氧的一种心脏病，其症状表现为心绞痛、头昏目眩、心悸心慌、胸闷气短、心律不齐等。冠心病的病因主要是因血中的血脂过高，并沉积于冠状动脉壁，使血管硬化变窄所致，严重时可导致心肌梗死而死亡。

　　冠心病属于中医学的"胸痛"、"真心痛"的范畴，可分为气阴两虚型、阴阳俱虚型、阴虚阳亢型和痰痹型。对于此症，经常食用能降低血液中胆固醇浓度的食物和药物，可收到事半功倍的效果。

　　常用于冠心病的茶饮药材有决明子、橘皮、何首乌等。

第四章 养生茶饮之对症调养

丹参茶

原料 丹参9克，绿茶3克。

制法 丹参研成细末，与茶共用沸水冲泡5分钟即成。每日1剂，多次服饮。

功效 活血，化瘀。适用于冠心病，高血脂症。

丹参檀香茶

原料 丹参30克，檀香6克，白糖15克。

制法 将丹参、檀香洗净入锅，加适量水，大火烧沸，小火煮45~60分钟，滤汁、去渣、加糖即成。日服1剂，分3次服用。

功效 行气活血，养血安神，清热除烦。适用于冠心病等。无瘀血者慎服。

山楂柿叶茶

原料 山楂12克，柿叶10克，茶叶3克。

制法 将以上配方用沸水浸泡15分钟后取汁代茶频频饮服。每日1剂。

功效 可防治冠心病等。

参楂麦冬茶

原料 丹参、山楂各10克，麦冬5克。

制法 共放杯中，沸水冲泡闷30分钟，即可代茶频频饮服。

功效 用于防治冠心病，且有软化血管的作用。

瓜蒌薤白茶

原料 瓜蒌24克，薤白、丹参、橘红各12克。

制法 将上4味制为粗末，放入保温杯中，冲入沸水，加盖温浸30分钟，代茶饮用。每日1剂。

功效 理气宽胸，通阳散结。适用于胸阳不振、心脉闭阻型冠心病。

川七首乌茶

原料 泽泻11克，何首乌15克，川七19克，灵芝7.5克，乌龙茶3.75克。

制法 将泽泻、何首乌、川七、灵芝等药材用水过滤。将所有药材和乌龙茶用450毫升的热开水冲泡10~20分钟后，将汤药倒出来过滤即可饮用。也可以将所有材料放入电锅内锅中，加入4碗水，外锅放1杯水，蒸煮至开关跳起，将汤药倒出来过滤饮用。此方为1天的分量，3天服用1次，10次为一周期。

功效 泽泻的利尿作用很强，可以将体内多余的水分、尿素排出，且可以降血压和血糖。并降低胆固醇，预防动脉硬化、心血管病的发生。何首乌可以改善心肌缺血的状态，有助于降低血压，减少血栓的发生，故能有效预防心肌梗死、动脉硬化和中风。

枸杞子红花茶

原料 枸杞子15克，红花5克。

制法 将上2味放入杯中，用沸水冲泡，代茶饮用。每日1剂。

功效 滋补肝肾，活血祛瘀。适用于肝肾阴虚、心血瘀阻型冠心病。

银杏茶

原料 制好的干银杏叶2~3片。

制法 将银杏叶浸泡在1杯热开水中，10~15分钟后即可滤汁饮用。代茶饮用，每日1次。

功效 具有降低血清、胆固醇，扩张冠状动脉的功效，可辅助治疗冠心病、心绞痛、高血脂等症。

复方山楂茶

原料 山楂片60克，大枣15枚，红糖20克。

制法 将山楂片与大枣洗净,同入锅中,加适量水,煎煮2次,每次30分钟,取汁,合并后调入红糖,拌匀即成。每日早晚分饮。

功效 行气消积,活血祛瘀。适用于冠心病等。脾胃虚弱者慎服。

茉莉花茶

原料 茉莉花3克,冰糖适量。

制法 杯中放入茉莉花。以85摄氏度左右的沸水冲泡花茶,盖好杯盖,焖泡3分钟左右。泡好茶后可依个人喜好调入适量冰糖,搅拌均匀后即可饮用。代茶饮用,每日数次。

功效 经常饮用此茶,对冠心病引起的心悸气短、头痛、头晕有一定的疗效。

甘菊茶

原料 菊花6克,甘草3克,白糖30克。

制法 把菊花洗净,去杂质,甘草洗净,切薄片。把菊花、甘草放入锅内,加水300克。把锅置中火烧沸,再用小火煮15分钟,过滤,除去药渣,留汁。在药汁内加入白糖拌匀即成。代茶饮用。

功效 滋补心肝,理气明目。适用于心肝失调之冠心病。气虚胃寒,食少泄泻之病,宜少用之。

橘皮枳实茶

原料 橘皮30克,枳实、生姜各10克。

制法 将上3味制为粗末,放入杯中,用沸水冲泡,代茶饮。每日1剂。

功效 理气燥湿,消痞散结。适用于气滞血瘀,心络受阻型冠心病。

红花檀香茶

原料 红花5克,白檀香3克。

制法 将红花、白檀香放入茶壶内,用沸水冲泡。代茶频饮,一般可冲泡3~5次,宜当天饮完。饮用此茶2个月后,可明显减少心绞痛的发作次数，减轻发作程度。

功效 活血行气，化瘀宣痹。适用于气滞血瘀型冠心病及心肌梗死（缓解期），如胸部疼痛偶然小发作，心悸乏力，胸闷气短，舌质紫暗，或有瘀斑。孕妇忌服。溃疡病人及出血性疾病患者慎用。

葫芦二皮茶

原料 葫芦壳30～60克，冬瓜皮、西瓜皮各30克。

制法 将葫芦壳、冬瓜皮、西瓜皮洗净，放入沙锅中，加适量水，煎煮15分钟，去渣取汁。每日代茶饮用。

功效 清热利湿。适用于冠心病等。阴虚火旺者忌服。

玉竹茶

原料 玉竹25克。

制法 将玉竹洗净，放入沙锅中，加入水煎取浓汁。分2次代茶饮，每日1剂，连服30天为一疗程。

功效 养阴润燥，生津止渴。适用于冠心病。

三汁养心茶

原料 黄瓜汁30毫升，荷叶汁15毫升，生姜汁3毫升。

制法 将3汁混合，当茶饮，1次服下。每日2～3次。

功效 防治冠心病。

山楂益母茶

原料 山楂30克，益母草10克，茶叶5克。

制法 用沸水冲泡山楂、益母草与茶叶，代茶饮。

功效 清热化痰，活血降脂。用于冠心病、高脂血症的辅助治疗。

茯苓半夏茶

原料 茯苓、姜半夏各12克，橘红、薤白各6克。

制法 将上4味制为粗末，放入沙锅中，加水煎沸30分钟，取汁，代茶饮用。每日1剂。

功效 燥湿化痰，消痞散结。适用于脾虚聚痰阻遏心络型冠心病。

花生壳茶

原料 花生壳60克。

制法 将花生壳洗净，放入沙锅中，加水煎煮取汁。代茶频饮。

功效 降血压，降血脂。适用于高血压、高血脂症、冠心病等。

金橘萝卜蜜茶

原料 金橘5个，萝卜1个，蜂蜜适量。

制法 将金橘洗净去籽，捣烂。萝卜洗净，切丝榨汁。将金橘泥、萝卜汁混匀，放入蜂蜜调匀。食用时，用开水调匀即成。上下午分服。

功效 化痰行气。适用于心绞痛。

莱菔子白糖茶

原料 莱菔子15克，白糖30克。

制法 把莱菔子洗净，放入炖杯内，加水200克。把炖杯置大火烧沸，用小火煮25分钟，滤去莱菔子，留汁。在莱菔子汁内加入白糖拌匀即成。代茶饮用。

功效 化痰祛瘀。适用于冠心病。气虚者慎服。

肾炎

肾炎泌尿系统一种免疫性的肾脏疾病，有急性肾炎和慢性肾炎两种，急性肾炎是由溶血型链球菌感染所致，发病较急，其症状多表现为血尿、浮肿、高血压，患者常有头痛、头晕、发热、乏力、恶心、呕吐、厌食、少尿等体片表现；慢性肾炎多由肾炎转变而来，也有少数患者起病缓慢，无明显急性肾炎病史，慢性肾炎症状多以浮肿、蛋白尿、高血压和不同程度的肾功能损害为特征，患者眼睑腿脚浮肿、蛋白尿或尿中混血、头痛、头晕、腰痛酸软等体征表现。肾炎如不及时治疗，迁延日久，可使肾脏组织遭到破坏，最后导致肾功能衰竭或尿毒症而危及生命。

桂圆枸杞茶

原料 桂圆干5粒，菊花15克，枸杞子10克。

制法 将桂圆干、菊花和枸杞子放入杯中，用沸水冲泡15分钟后即可饮用。代茶频饮。

功效 补肾安神，适用于病后体虚、气血不足、失眠健忘者。

桑白皮菊花茶

原料 桑白皮30克，白菊花15克。

制法 将桑白皮制为粗末，与白菊花一同放入保温杯中，冲入沸水，加盖温浸30分钟，代茶饮用。每日1剂。

功效 疏风清热，泻肺行水。适用于风热郁肺、湿毒蕴结型急性肾炎。

左归茶

原料 大熟地黄240克，山药、枸杞子、山茱萸、菟丝子、鹿角胶、龟板胶各120克，川牛膝90克。

制法 将以上各味共研粗末备用。每次取120克，用水煎沸后倒杯中闷盖20分钟，频频代茶饮服。

功效 滋阴补肾，益精培本。治慢性肾炎。

二术泽兰茶

原料 苍术、白术各15克，泽兰20克，泽泻30克，生黄芪30克，砂仁5克。

制法 将诸药置沙锅中，加水适量，煎沸20分钟，滤渣取汁。代茶温饮，每日1剂，药渣可再煎服用。

功效 补气健脾，活血利水。适用于急、慢性肾炎。

桂圆茉莉茶

原料 桂圆肉12克，茉莉花10克。

制法 将桂圆肉和茉莉花用沸水冲泡10分钟后即可饮用。代茶频饮，喝完茶后还可以把桂圆肉吃下去。

功效 具有利水消肿，温气补肾的功效，适合便血、肾虚者饮用。

黄芪红茶

原料 黄芪20克，红茶1克。

制法 黄芪加水500克，煎煮5分钟，去渣取汁，加入红茶即可。每日1剂，分3次温饮。

功效 补气升阳，利水退肿。适用于急慢性肾小球肾炎。

牛蒡子瓜皮茶

原料 牛蒡子15克，冬瓜皮30克。

制法 将牛蒡子捣碎，与冬瓜皮一同放入沙锅中，加水煎沸15分钟，取汁代茶饮用。每日1剂。

功效 疏风宣肺，解毒利水。适用于风热郁肺、湿毒蕴结型急性肾炎。

荸荠梗茶

原料 荸荠梗50克。

制法 将荸荠梗洗净，放沙锅中，加水煎煮，代茶频频饮服。

功效 清热利尿。用于治肾炎水肿等。

白茅根地黄茶

原料 白茅根、生地黄各30克。

制法 将上2味制为粗末,放入茶壶中,用沸水冲沏,代茶饮用。每日1剂。

功效 滋阴清热,凉血利尿。适用于阴虚蕴毒、热迫血溢型急性肾炎。

冬瓜皮紫苏茶

原料 冬瓜皮30克,紫苏10克。

制法 将上2味放入茶壶中,用沸水冲沏,代茶饮用。每日1剂。

功效 发表散寒,利水消肿。适用于风寒犯肺、三焦气滞型急性肾炎。

桑葚茶

原料 桑葚40克,冰糖20克。

制法 将桑葚和冰糖一同放入杯中,用沸水冲泡,15分钟后即可饮用。代茶频饮,每日2剂。

功效 具有滋肝肾,充血液,祛风湿,清虚火的功效,适用于神经衰弱和津液不足引起的大便干燥等症。

四皮茶

原料 冬瓜皮30克,桑白皮、茯苓皮、生姜皮各15克。

制法 将上4味制为粗末,放入杯中,用沸水冲沏,代茶饮。每日1剂。

功效 宣肺发表,通利三焦。适用于风寒犯肺、三焦气滞型急性肾炎。

黄芪地黄茶

原料 黄芪、生地黄各20克,党参、山萸肉、茯苓各10克。

制法 将上5味制为粗末,放入保温杯中,冲入沸水,加盖温浸30分钟,代茶饮用。每日1剂。

功效 补气益阴。适用于气阴两虚型慢性肾炎。

瓜皮茅根茶

原料 西瓜皮60克,白茅根30克(鲜品90克)。

制法 将上两味茶材共制精末，放入茶壶中，用沸水冲泡。代茶饮用，每日1剂。

功效 具有清热利尿，凉血止血，消炎止痛的功效，适合慢性肾炎、水肿患者饮用。

芡实茶

原料 芡实30克，菟丝子、金樱子、黄精各24克，百合18克，淮山药15克，党参、白术、茯苓各12克，枇杷叶9克。

制法 将以上各味共研细末，每日取150克，以纱布包好，用沸水冲泡，闷盖30分钟，代茶频频饮服。每日1剂。

功效 固涩补肾。治慢性肾炎。

玉米二皮赤豆茶

原料 玉米须20克，西瓜皮15克，冬瓜皮15克，赤小豆10克。

制法 将赤小豆加水适量泡半个小时煮汤，加玉米须、西瓜皮、冬瓜皮同煮，去渣后代茶饮用。

功效 利尿消肿。适用于慢性肾炎。因营养不良而致虚肿者慎用，肠胃较弱者不宜饮用。

桑白皮茶

原料 桑白皮30克。

制法 将桑白皮刮去表皮，切块，每次用30克，置于保温瓶中，以沸水冲泡，闷盖15分钟，代茶频频饮服。每日1剂。

功效 利水消肿。治急性肾炎等。

鱼腥草茶

原料 鲜鱼腥草100克。

制法 将鱼腥草置于暖壶中，加入沸水，浸泡半小时后，代茶饮用。

功效 清热解毒，利尿通淋。适用于急、慢性肾炎。虚寒症及阴性外疡者忌饮，本方不宜长久使用。

遗精

遗精是指在睡眠中精液自行外泄的一种病症。以梦而遗精者谓之梦精，无梦而遗精者谓之滑精，多见于中青年人，老年人罕见。青壮年每月出现1~2次遗精属正常生理现象，若遗精频繁，并伴有精神疲倦、失眠、头昏、耳鸣等，即为遗精病症。遗精是因肾气不足或精神负担过重所致，可采用补肾固精的食物进行治疗。

常用于遗精的茶饮药材有金樱子、蜂蜜、芡实等。

冬瓜皮茶

原料 冬瓜皮50克，白糖15克。

制法 将冬瓜皮放入沙锅中，加水煎沸10分钟，取汁，调入白糖，代茶饮用。每日1剂。

功效 清热利水。适用于湿热下注型遗精。

生精茶

原料 仙灵脾、仙茅各15克，肉苁蓉、枸杞子各10克。

制法 将以上各味加水煎煮，取汁代茶频饮。

功效 温肾益精。

苁蓉芡实茶

原料 肉苁蓉、芡实各15克。

制法 将上二味置沙锅中，加水适量，煎沸20分钟，滤渣取汁。代茶温饮，每日1剂，药渣可再煎服用。

功效 补肝肾，益精血，固肾精。适用于男子肾虚失固之遗精。症见遗精频作，伴腰膝酸软，阳痿，舌淡，脉细。

第四章 养生茶饮之对症调养

莲芡黑枣茶

原料 莲子30克，芡实30克，黑枣10克。

制法 将莲子、芡实、黑枣放入锅中，加入清水煮汤。代茶饮用。

功效 健脾补肾。适用于遗精等。中满痞胀及大便燥结者忌服。

双仁茶

原料 松子仁、核桃仁、蜂蜜各15克。

制法 将松子仁与核桃仁以开水烫泡10分钟，剥皮，调入蜂蜜。用时，取10克，以开水冲泡，代茶饮。

功效 补血固精。用于遗精、早泄。

虫草茶

原料 虫草15克，山萸肉12克，炙甘草6克。

制法 将以上三味加水煎煮10分钟，加蜂蜜20克，温服。每日1剂。

功效 平补阴阳。用于阳痿、遗精等。

桑螵蛸金樱子茶

原料 桑螵蛸、金樱子各9克。

制法 将上2味制为粗末，放入杯中用沸水冲沏，代茶饮用。每日1剂。

功效 益肾固精。适用于阳虚不固型遗精。

益智五味茶

原料 益智仁25克，五味子10克。

制法 将上二味置沙锅中，加水适量，煎沸20分钟，滤渣取汁。代茶温饮，每日1剂，药渣可再煎服用。

功效 温肾固精。适用于男子肾虚之遗精。症见遗精频作，夜尿过多，腰膝无力。

淫羊藿茶

原料 淫羊藿20克。

制法 将淫羊藿煎煮或用沸水冲泡,代茶长期饮用。

功效 补肾壮阳。用于阳痿、早泄、遗精等性神经衰弱者。

杞仲戟天茶

原料 枸杞子10克,杜仲、巴戟天各15克。

制法 将诸药置沙锅中,加水适量,煎沸20分钟,滤渣取汁。代茶温饮,每日1剂,药渣可再煎服用。

功效 补肾温阳,益精强体。适用于男子肾阳不足之遗精。

黄柏草薢茶

原料 黄柏10克,萆薢15克。

制法 将上二味置沙锅中,加水适量,煎沸20分钟,滤渣取汁。代茶温饮,每日1剂,药渣可再煎服用。

功效 清热燥湿止遗。适用于男子湿热下注之遗精。症见遗精,伴小便黄短,或尿频、尿急、尿痛,口苦,舌红苔黄腻,脉滑数。

桑葚双糖茶

原料 鲜桑葚60克,白砂糖、冰糖适量。

制法 煎煮鲜桑葚,以糖调味,去渣,代茶频服。

功效 用于遗精等。

旱莲草知母茶

原料 旱莲草15克,知母12克。

制法 将上2味制为粗末,放入保温杯中,冲入沸水,加盖温浸30分钟,代茶饮用。每日1剂。

功效 滋阴益肾解热除烦。适用于肾阴亏损型遗精。

莲子丝瓜花茶

原料 莲子30克，丝瓜花6克。

制法 将莲子、丝瓜花一同放入锅中，加水煎汤。代茶饮用。

功效 养心补脾，益肾涩精。适用于遗精等。中满痞胀及大便燥结者忌服。

金樱子萹蓄茶

原料 金樱子12克，萹蓄30克。

制法 将上2味制为粗末，放入杯中用沸水冲沏，代茶饮用。每日1剂。

功效 清热利水，固精止遗。适用于湿热下注型遗精。

首乌红枣茶

原料 何首乌、红枣、红糖各50克。

制法 将红糖用适量的温开水溶开，浸入前两味7天，再将药取出晒干，再反复浸晒，以糖尽为佳，后研细末备用，每次10克，冲入开水。代茶饮用。

功效 益气血，补肝肾。适用于气血虚少型遗精等。大便溏泻及湿痰较重者不宜服。

莲子葡萄干茶

原料 莲子90克，葡萄干30克。

制法 将莲子去皮和芯，洗净，与葡萄干一同加水至700~800毫升，用大火隔水炖至莲子熟透即可。代茶饮用。

功效 补气益肝。适用于遗精等。中满痞胀及大便燥结者忌服。

早泄

早泄是指同房时，阴茎尚未接触阴道就射精，或一经接触就立即射精的不正常现象。此病大多是由于精神过度紧张或严重神经衰弱所引起，长期手淫恶习或过频性交也是诱因之一。防治此病，要解除思想顾虑，树立信心，正确对待性生活，戒除手淫恶习，加强体育锻炼。

常用于早泄的茶饮药材有泽泻、桃仁、枸杞子等。

泽泻茶

原料 泽泻10克。

制法 将泽泻加水煎汤，去渣，取汁，代茶饮。每日1剂。

功效 清热渗湿利尿。适用于早泄。

杞麦地黄茶

原料 枸杞子10克，麦冬10克，生地黄10克，太子参15克。

制法 将诸药置沙锅中，加水适量，煎沸20分钟，滤渣取汁。代茶温饮，每日1剂，药渣可再煎服用。

功效 滋阴降火，益肾生津。适用于男子早泄。症见早泄，伴气短，口干渴，心烦失眠，舌淡苔少，脉细。

山药杜仲茶

原料 山药50克，杜仲10克，芡实10克。

制法 将诸药置沙锅中，加水适量，煎沸20分钟，滤渣取汁。代茶温饮，每日1剂，药渣可再煎服用。

功效 补脾益肾。适用于男子早泄。症见早泄，伴食欲不振，腰腿无力，精神疲惫，舌淡苔白，脉细。

桃仁茶

原料 核桃仁20克，白糖适量。

制法 核桃仁炒熟切碎，用开水冲泡，加白糖调味，代茶饮。

功效 补肾壮阳。用于预防早泄。

参杞仙灵茶

原料 红参5克，枸杞子15克，仙灵脾15克。

制法 将诸药置沙锅中，加水适量，煎沸20分钟，滤渣取汁。代茶温饮，每日1剂，药渣可再煎服用。

功效 补气温肾。适用于男子早泄。症见神疲乏力，阳痿早泄，腰腿无力，舌淡苔白，脉细。

双子茶

原料 菟丝子15克，金樱子9克。

制法 将上2味放入保温杯中，冲入沸水，加盖温浸30分钟代茶饮用。每日1剂。

功效 补肾固精。适用于肾气不固型早泄。

双仁茶

原料 松子仁、花生仁、蜂蜜各15克。

制法 将松子仁、花生仁用开水烫泡10分钟，剥去皮，捣烂成糊状，调入蜂蜜，混合均匀即成。取10克左右，开水冲饮，不拘时。

功效 益肾，固精，补血。适用于遗精、早泄等。

五味子冰糖茶

原料 五味子10克，冰糖适量。

制法 先用开水烫五味子，再以沸水冲泡5分钟，加冰糖，代茶饮。

功效 涩精止遗。用于早泄、遗精。

巴戟天五味子茶

原料 巴戟天15克，五味子9克。

制法 将上2味制为粗末，放入保温杯中，冲入沸水，加盖温浸30分钟，代茶饮用。每日1剂。

功效 补肾壮阳，涩精。适用于肾气不固型早泄。

双龙芡实茶

原料 龙胆草15克，龙骨、芡实各10克。

制法 将龙骨放入沙锅中，加水煎沸20分钟，加入龙胆草、芡实再煎沸30分钟，取汁，代茶饮用。每日1剂。

功效 泻火利湿，益肾固精。适用于相火炽盛型早泄。

人参茶

原料 生晒参3克。

制法 将人参洗净，干燥，切成薄片，放入保温杯内，用沸水闷泡30分钟。空腹时饮用，饮完后加水再泡，最后将人参嚼碎吃下。

功效 大补元气，防老抗癌。适用于早泄。阴虚内热和腹胀满者不宜长期单用。

枸杞薯蓣茶

原料 生山药200克，枸杞子30克。

制法 将上述两药洗净，加水1000克，大火煎沸后，小火再煎20分钟即成。代茶饮用，2日1剂。

功效 滋补肾阴，涩精止泻。适用于阴虚火旺所致早泄等。湿盛中满或有积滞、有实邪者忌服。

莲须莲芯茶

原料 莲须、莲子芯各5克。

制法 将上2味放入杯中,用沸水冲沏,代茶饮用。每日2剂。

功效 清心泄火,益肾涩精。

花生核桃甜茶

原料 花生仁、核桃仁各20克,白糖适量。

制法 花生仁、核桃仁分别炒熟,切碎,开水冲沏,加入白糖调味即成。代茶饮用。

功效 补肾壮腰。适用于早泄等。阴虚火旺、痰热咳嗽及大便溏泻者忌服。

三子益寿茶

原料 莲子、沙苑子、菟丝子各10克。

制法 将三子洗净,干燥,捣碎,共装入消毒纱布袋内扎口,放入茶壶内,沸水冲泡。代茶饮用。

功效 补肝肾,宁心神。适用于肝肾虚所致遗精、早泄等。阴虚火旺,大便燥结、小便短赤者不宜服。

前列腺炎

前列腺炎是男性生殖系统感染中的常见病,但很少单独发生,往往与其他器官炎症,如尿道炎、精囊炎或附睾炎同时发生,是尿道感染的一部分。本病有急性、慢性之分。急性前列腺炎,多见于青壮年,病前多有过度饮酒、性生活不当、会阴部损伤、感冒或急性尿道炎等原因;临床表现为起病急、高烧寒战、尿频、尿急、尿痛及终末血尿。慢性前列腺炎常继发于急性前列腺炎或慢性尿道炎。临床表现为起病缓慢,有轻度尿频和排尿烧灼感,终末尿混浊,常有白色分泌物流出,常伴有性功能障碍及神经衰弱症状。中医把本病归属于淋症,由于热在下焦所致。

常用于前列腺炎的茶饮药材有枸杞子、沙苑子等。

爵床红枣汤

原料 鲜爵床草100克（干者减半），红枣30克。

制法 爵床草洗净切碎，同红枣一起放锅中，加水1000毫升，煎至400毫升左右。吃枣，取药汁代茶饮用。每日1剂，分2次饮用。

功效 利水解毒。适用于前列腺炎。

苁蓉车前茶

原料 肉苁蓉15克，车前子15克，杜仲15克，桂枝5克。

制法 将诸药置沙锅中，加水适量，煎沸20分钟，滤渣取汁。代茶温饮，每日1剂，药渣可再煎服用。

功效 补肾助阳，利尿通淋。适用于前列腺炎及前列腺增生。症见小便不畅，或点滴难下，伴阳事不举，腰膝酸软，舌淡红苔白，脉细。

王不留行泽泻茶

原料 王不留行25克，泽泻15克，绿茶3克。

制法 将诸药置沙锅中，加水适量，煎沸20分钟，滤渣取汁，趁热泡绿茶饮。代茶温饮，每日1剂，药渣可再煎服用。

功效 活血祛瘀，利尿通淋。适用于前列腺炎及前列腺增生。症见小便不畅，或点滴难下，伴下腹部隐隐作痛，舌质暗，有瘀点，脉涩。

迷迭川七茶

原料 迷迭香12克，川七15克，金钱草11克，西洋参11克，蜂蜜或桂圆少许。

制法 将迷迭香、川七、金钱草等药材用棉布袋包起来，用水过滤。将所有药材用450毫升的热开水冲泡10~20分钟后，将汤药倒出来过滤即可饮用。若要增加甜度，可酌量添加蜂蜜或桂圆。此方为1天的分量，3天服用1次，10次为一周期。

功效 迷迭香具有利尿通经的功能，可改善痛风、前列腺肥大的病况。

川七是行气活血、利尿的常用药材。

芪术牛膝茶

原料 黄芪15克，白术12克，牛膝20克。

制法 将诸药置沙锅中，加水适量，煎沸20分钟，滤渣取汁。代茶温饮，每日1剂，药渣可再煎服用。

功效 补气健脾，利尿通淋。适用于前列腺炎及前列腺增生。症见小便不畅，或点滴难下，伴见面色萎黄，气短懒言，腰膝酸软，舌淡苔白，脉细。

车前草茶

原料 车前草25克。

制法 将车前草置沙锅中，加水适量，煎沸20分钟，滤渣取汁。代茶温饮，每日1剂，药渣可再煎服用。

功效 利尿通淋。适用于前列腺炎及前列腺增生。症见小便不畅，或点滴难下，伴下腹不适，小便黄臭，舌红苔黄，脉数。

通草牛膝茶

原料 通草15克，牛膝15克。

制法 将二药置沙锅中，加水适量，煎沸20分钟，滤渣取汁。代茶温饮，每日1剂，药渣可再煎服用。

功效 清热活血，利湿通淋。适用于慢性前列腺炎及前列腺增生。症见小便不畅，或点滴难下，伴下腹部隐隐作痛，舌质暗，有瘀点，脉涩。

月经不调

月经不调是指月经周期、经量、经色、经质的任何一方面的改变，常见的有月经超前、月经延后、月经先后不定期、月经过多、月经过少等。

中医认为，由于神志内伤、六淫外侵、饮食失节、起居失宜等，可致肾、肝、脾、胃和冲、任二脉致病，发生气血失调，冲任损伤。本病的治疗应着眼于全身，立足于局部器官，重在调理气血，补养肝肾和健胃脾。

常用于月经不调的茶饮药材有玫瑰、红糖、桃仁等。

黑木耳红枣茶

原料 黑木耳30克，红枣20枚，茶叶10克。

制法 将以上三味煎汤服。每日1次，连服7日。

功效 补中益气，养血调经。适用于月经过多。

红花茶

原料 红花5克，红茶3克。

制法 沸水冲泡，代茶温饮。每日1剂，药渣可再煎服。

功效 活血祛瘀，调经止痛。适用于闭经。症见育龄期妇女经停不行，伴少腹疼痛，面色暗，舌暗或有瘀点。

双菜茶

原料 干芹菜100克，黄花菜30克。

制法 将上2味洗净，放入沙锅中，加水煎沸10分钟，取汁，代茶饮用。每日1剂。

功效 清热止血。适用于血热妄行型月经先期。

仙鹤草茶

原料 仙鹤草60克，荠菜50克，茶叶6克。

制法 仙鹤草、荠菜与茶叶同煎。每日1剂，随意饮用。

功效 止血。适用于崩漏及月经过多。

玫瑰泽兰茶

原料 玫瑰花10克，益母草7.5克，泽兰15克，西洋参11克，香附1~5克，红茶7.5克。

制法 将所有材料用水过滤，用450毫升的热开水冲泡10~20分钟后，将汤药倒出来过滤即可饮用。此方为1天的分量，3天服用1次，10次为一个周期。

功效 玫瑰花有行气活血的功效，常用来治疗痛经、月经不调等妇科症状。泽兰具有行血通经的效果，可止痛、治月经不顺。

当归桃仁茶

原料 当归15克，桃仁、白芍各11克，西洋参15克，甘草7.5克。

制法 将甘草用水过滤；桃仁先经过炮制。将所有药材用450毫升的热开水冲泡10~20分钟后，将汤药倒出来过滤即可饮用，西洋参也可挑出一起服用。也可以将所有药材放入电锅内，加入3碗水，外锅放1杯水，煮至开关跳起后滤汁饮用，西洋参也可一起服用。此方为1天的分量，每天服用2次，5次为一周期。

功效 桃仁是活血行瘀的药材，对女性月经不调、闭经等症状都有一定疗效。白芍补血养阴，且具有镇痛、通经等作用，对各种妇科疾病都有改善效果。

莲花茶

原料 莲花（阴干）6克，绿茶3克。

制法 将以上两味研为细末，以沸水冲泡，代茶饮。每日1剂。

功效 清心凉血，活血止血。适用于月经过多、瘀血腹痛及呕血、吐血等症。

黄芪升麻茶

原料 黄芪20克，升麻6克。

制法 将上2味制为粗末,放入杯中,用沸水冲沏,代茶饮用,每日1剂。

功效 补气升阳。适用于脾不统血型月经先期。

益母草茶

原料 益母草5克,玫瑰花15克。

制法 将诸药置沙锅中,加水适量,煎沸20分钟,滤渣取汁。代茶温饮,每日1剂,药渣可再煎服用。

功效 祛瘀调经止痛。适用于月经不调。症见月经不调,或痛经,胁肋不适,烦躁易怒,脉弦。

橘叶苏梗茶

原料 橘叶12克,苏梗10克,红糖20克。

制法 将上3味放入杯中,用沸水冲沏,代茶饮用。每日1剂。

功效 理气解郁,舒肝止痛。适用于气滞型月经后期。

姜枣通经茶

原料 生姜100克,红枣7克,花椒3克,红糖适量。

制法 将生姜洗净,切成粗丝备用。将生姜丝与花椒、红枣一起加入600毫升清水煎煮,至红枣熟软,滤渣取汁,加入红糖搅拌均匀饮用即可。

功效 此款茶饮能暖胃、散寒、止痛,加上红糖可活血化瘀,改善经痛。

香附茶

原料 炒香附子、生香附子各6克。

制法 将以上两味捣碎,加水煎汤,去渣取汁,每日代茶频饮。

功效 行气,活血,调经。适用于气滞或气虚之闭经。

仙鹤草荠菜茶

原料 仙鹤草、荠菜各50克,茶叶6克。

制法 将仙鹤草、荠菜放入沙锅中,加水煎沸10分钟,趁热冲沏茶叶,代茶饮用。每日1剂。

功效 清热凉血,收敛止血。适用于血热型月经量多。

参芍地黄茶

原料 党参、白芍、熟地黄各15克,川芎、砂仁各6克。

制法 将上5味制为粗末,放入保温杯中,冲入沸水,加盖温浸30分钟代茶饮用。每日1剂。

功效 养血调经。适用于血虚型月经量少。

莲蓬茶

原料 莲蓬壳20克,红糖适量。

制法 将莲蓬壳置于锅内,上覆一口径较小的锅,上贴白纸,两锅交接处用黄泥封严,煅至白纸呈焦黄色,等凉后取出,制成粗末,用纱布包好,与红糖同置杯中,沸水冲泡,代茶饮。

功效 消瘀止血。适用于月经量过多,血崩。

四味炮姜茶

原料 炮姜75克,地榆炭、棕榈炭、乌梅炭各50克。

制法 将上4味制为粗末,混匀,每次取15克,用纱布包好,放入杯中,开水冲沏,代茶饮用。每日1~2剂。

功效 收敛止血。适用于气虚型及血热型月经量多。

泽兰叶茶

原料 绿茶1克,泽兰叶(干品)10克。

制法 将上述材料用沸水冲泡,加盖焖5分钟左右即可饮用。头汁饮之快进，需略留余汁，再泡再饮，直至冲淡为止。

功效 活血化瘀，通经利尿，健胃舒气。用于月经提前或延后、经血时多时少、气滞血阻、经期小腹胀痛等症及原发性痛经。

枣树皮茶

原料 枣树皮20克。

制法 将枣树皮切碎，用沸水冲泡，每日代茶饮。

功效 温中养血。适用于闭经。

番红花茶

原料 番红花（干品）1~3克。

制法 将番红花干品放入杯中，冲入沸水闷泡，待凉后滤去残渣，加入适量蜂蜜调匀后即可饮用。

功效 活血祛瘀，散郁开结，凉血解毒。适用于月经不调。对痛经，经闭，产后恶露不尽，腹中包块疼痛等也适用。孕妇、月经过多、出血性患者禁服。不宜量多久用。

蔷薇花茶

原料 蔷薇花2~3朵。

制法 剥去蔷薇花外缘破损的花瓣，将其放入盐水中浸泡，反复清洗后，再将其与茶包一同放入杯中，倒入沸水，待花瓣泡开变色、溢出香味即可。

功效 清暑，和胃，活血止血，解毒。适用于月经不调。孕妇慎用。

益母草延胡索茶

原料 益母草15克，延胡索12克。

制法 将上2味制为粗末，放入杯中，用沸水冲沏，代茶饮用。每日1剂。

功效 活血散瘀，调经止痛。适用于气滞血瘀，偏于血瘀型痛经。

地黄白芍茶

原料 熟地黄12克,白芍、川芎各10克,当归、艾叶各8克,香附、延胡索各3克。

制法 将上7味制为粗末,放入保温杯中冲入沸水,加盖温浸30分钟,代茶饮用。每日1剂。

功效 补气活血,调经止痛。适用于气血虚弱型痛经。

金盏玫瑰茶

原料 金盏花12克,玫瑰花12克,鼠尾草9克,七叶胆7.5克,红茶7.5克,蜂蜜适量。

制法 将所有材料用水过滤,用热开水冲泡10~20分钟,然后滤汁加蜂蜜调味即可饮用。

功效 金盏花可舒缓女性生理期的痛经问题。玫瑰花对月经不调的症状有改善效果。鼠尾草对女性痛经问题有纾解效果。七叶胆常被用来治疗痛经、新陈代谢失调等症状。

丹参月季花茶

原料 丹参15克,月季花10克,红茶3克。

制法 将上药与红茶置沙锅中,加水适量,煎沸20分钟,滤渣取汁。代茶温饮,每日1剂,药渣可再煎服用。

功效 凉血活血,调经止痛。适用于痛经。症见经行腹痛,或经有血块,胸胁胀闷,面色紫暗。

香橼皮泽兰茶

原料 香橼皮12克,泽兰15克,红糖10克。

制法 将上3味放入杯中,用沸水冲沏,代茶饮用。每日1剂。

功效 理气行血,祛瘀通经。适用于气滞血瘀型闭经。

川芎调经茶

原料 川芎3克,茶叶6克。

制法 将以上两味加水400克煎至200克,去渣取汁,饭前代茶热饮。每日1~2剂。

功效 行气开郁,活血止痛。适用于月经不调、痛经、闭经、产后腹痛、风热头痛、胸痹心痛等。

失眠

失眠,又称不寐、失寐。是指难以入睡,或是多梦,容易惊醒,醒后很难再入睡。引起失眠的原因很多,大多由于精神紧张、焦虑、恐惧等引起,也可为精神分裂症或一些内外疾病引起的疼痛或因服兴奋药所致。一般应查明原因进行治疗。

常用于失眠的茶饮药材有灯心草、石菖蒲、柏子仁等。

安神茶

原料 龙齿9克,石菖蒲3克。

制法 将龙齿加水煎煮10分钟,再加入石菖蒲同煎15分钟,去渣取汁。代茶饮,每日1~2剂。

功效 宁心安神。适用于心神不安,失眠,心悸。

薰衣茉莉茶

原料 薰衣草10克,茉莉花14克,洋甘菊7克,蜂蜜少许。

制法 将薰衣草、茉莉花、洋甘菊等芳香草用棉布袋包起来,并用水过滤。将包好的芳香草用450毫升的热开水冲泡10~20分钟后即可服用,可当开水饮用,可续冲。若要增加甜度,可以酌量添加少许蜂蜜。

功效 薰衣草可以使情绪镇定，故多用在改善失眠及头痛等症状上；茉莉花能提神醒脑、镇静神经、纾解忧郁，有助于放松心情、缓和紧张的情绪。洋甘菊不但能迅速改善感冒症状，还可用于治疗失眠或神经痛。

柏仁合欢茶

原料 柏子仁15克，合欢花6克。

制法 将上述材料分别洗净后，同放茶杯内，沸水冲泡，加盖焖泡10分钟即可。代茶频饮。

功效 具有安神定志，宁心催眠的功效。适合睡眠不佳者饮用。

红参交藤茶

原料 红参3克，夜交藤30克。

制法 将红参和夜交藤加水煎汤，代茶饮，每日1剂。

功效 补气血，安神智。适用于气血双亏型失眠。不宜与藜芦、五灵脂配伍食用。也不可与茶叶、山楂、萝卜、黑豆同食。实症、热症忌服（如由于突然气壅而得的喘症；由于燥热引起的咽喉干燥症；一时冲动引发的吐血鼻出血等症）。

莲子芯甘草茶

原料 莲子芯5克，生甘草3克。

制法 将上2味放入杯中，用沸水冲沏，代茶饮用。每日1剂。

功效 清心泄火。适用于心肾不交型失眠。

灯心草茶

原料 灯心草20克。

制法 以灯心草加水煎汤，去渣取汁，代茶饮，每日1剂。

功效 清心降火。适用于内热失眠、心烦、夜不安寐，以及小儿夜啼。虚寒者慎饮；中寒小便不禁、气虚小便不禁者忌饮。

柏子仁茶

原料 炒柏子仁15克。

制法 开水冲泡，加盖闷5分钟，代茶饮。每日1次，随量饮之。

功效 养心安神。适用于心气不足，失眠多梦。脾虚便溏者慎用。

党参何首乌蜜茶

原料 党参30克，制何首乌30克，蜂蜜30克。

制法 将党参、制何首乌切片，入锅，加适量水，浓煎2次，每次40分钟，合并滤液，待滤液转温后调入蜂蜜；搅匀即成。上下午分服。

功效 益气养血，养心宁神。适用于心脾两虚型失眠症。大便溏泄及湿痰较重者不宜服。

枣仁洋参茶

原料 酸枣仁粉6克，浮小麦粉3克，西洋参粉6克，果醋少许。

制法 将所有材料用温开水冲泡即可服用。此方为1次的分量，1天服用1~2次，15天为一周期。

功效 酸枣仁内含大量的蛋白质和丰富的维生素C，对于经常精神恍惚、睡不安稳、神经衰弱的人而言，是一项不可缺少的药材，可治虚烦失眠、心悸多梦的症状。西洋参可补气生津、清热除烦、养阴润肺。

灵芝远志茶

原料 灵芝10克，炙远志5克。

制法 将上述茶材分别洗净后，切碎，同放茶杯内，沸水冲泡，加盖焖10分钟即可。代茶频饮。

功效 具有安神，定志，益气，养血的作用。适合晚间睡眠不实，伴有心慌、乏力者饮用。

山楂核柿叶茶

原料 山楂核、柿叶各 30 克。

制法 将山楂核捣碎,柿叶切碎,一同放入保温杯中,冲入沸水,加盖温浸 30 分钟,代茶饮用。每日 1 剂。

功效 清热除烦,顺气化滞。适用于食滞型失眠。

合欢花茶

原料 合欢花 15 克,合欢皮 30 克。

制法 将以上各味水煎,代茶饮。每日两剂。

功效 宁心安眠。治疗失眠。

菖蒲茶

原料 九节菖蒲 3 克,酸梅肉 5 枚,红枣 5 枚,赤砂糖适量。

制法 以上前 3 味加水煎汤,再加入赤砂糖。代茶饮。

功效 芳香醒脾,宁心安神。适用于惊恐、心悸、失眠、健忘、不思饮食等。

静心提神茶

原料 菩提子 3 克,迷迭香 3 克,洋甘菊 3 克,薄荷 3 克。

制法 将以上各味一并以沸水浸泡 3~5 分钟后,加入适量的蜂蜜或冰糖即可。

功效 静心安神,清热润喉。适用于失眠。对头晕乏力,咽喉肿痛也适用。脾胃虚寒者慎用。

冬青安神茶

原料 冬青叶、侧柏叶各 30 克。

制法 将以上各味水煎,代茶饮。每晚服 1 次,连服 5 天。该药用鲜品效果佳。

功效 清热安神。治疗顽固性失眠。

佛手莲芯茶

原料 佛手10克,莲芯3克。

制法 将佛手、莲芯同入杯中,用沸水冲泡,加盖,闷10分钟即成。代茶频频饮服,可冲泡3~5次。

功效 疏肝和胃,清心泻火。适用于肝郁化火型失眠症。

灯心竹叶茶

原料 淡竹叶30克,灯心草5克。

制法 将淡竹叶和灯心草分别洗净沥干,切成碎末备用。锅中放茶材碎末,加入750毫升清水煮沸,滤渣取汁饮用。每日睡前饮用1次。

功效 此茶能清心降火,清热止渴,消除烦闷。对于因身体虚烦而引起的失眠有很好的功效。

龙眼洋参茶

原料 龙眼肉30克,西洋参6克,白糖适量。

制法 将西洋参浸润切片,龙眼肉去杂质洗净,放入盆内,加入白糖,再加适量水,上锅蒸40分钟,取汁代茶饮。

功效 养心血,宁心神。适用于失眠,心悸,气短,健忘。内有痰火、阴虚火旺、湿滞停饮、大便溏泻、风寒感冒、消化不良、痤疮、痈肿疔疮、盆腔炎、尿道炎、糖尿病忌用,小儿与青少年不宜饮用。

甘麦大枣蜜茶

原料 浮小麦30克,大枣10枚,炙甘草3克,蜂蜜30克。

制法 将浮小麦、大枣、炙甘草同入锅中,加适量水,煎煮2次,每次30分钟,合并煎液,待煎液转温后调入蜂蜜,搅匀即成。上下午分服。

功效 补益心脾,敛汗安神。适用于心脾两虚型失眠症,对伴有自汗者尤为适宜。湿盛而胸腹胀满及呕吐者忌服。

第四章 养生茶饮之对症调养

莲芯枣仁茶

原料 酸枣仁10克,莲芯5克。

制法 以上两味以沸水冲泡,加盖闷10分钟,晚饭后代茶饮。

功效 宁心安神。适用于心火亢盛型失眠。

麦冬莲子茶

原料 麦冬20克,莲子(去芯)15克,茯神10克。

制法 将上3味制为粗末,放入保温杯中,冲入沸水,加盖温浸30分钟,代茶饮用。每日1剂。

功效 养阴清热,交通心肾。适用于心肾不交型失眠。

西洋参龙眼茶

原料 西洋参12克,龙眼肉、酸枣仁各15克,白糖10克。

制法 将西洋参、龙眼肉、酸枣仁制为粗末,放入沙锅中,加水煎沸30分钟,取汁,调入白糖,代茶饮用。每日1剂。

功效 益气补血,宁心安神。适用于心脾不足型失眠。

红参枸杞茶

原料 枸杞子30克,红参3克。

制法 将以上两味加水煎汤,代茶饮。每日1剂。

功效 补脾益肺,大补元气,安神益智。适用于气虚型失眠。

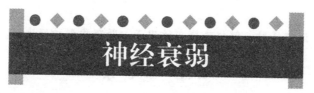

神经衰弱

神经衰弱多发生于青壮年,常由于大脑持久的情绪紧张和焦虑,或脑力劳动持续超负荷而引起神经系统的功能失调,特别是大脑皮层的内抑制过程减弱,从而出现过度兴奋、迅速疲惫、植物神经功能紊乱等一系列症状。

中医认为本病由情志内伤,劳神过度或大病久病之后,心肾亏虚,气血不足所致。

常用于神经衰弱的茶饮药材有含羞草、莲子芯、灵芝等。

含羞草茶

原料 含羞草25~100克。

制法 将含羞草洗净后加适量水,小火浓煎10~15分钟。去渣饮用,代茶饮。

功效 此茶具有宁心安神,镇静,清热利湿作用,适用于失眠、神经衰弱等症。

莲芯茶

原料 莲子芯15克,竹叶15克,桂圆肉3枚。

制法 将竹叶置沙锅中,加水适量,煎沸20分钟,滤渣取汁,取热药汁泡莲芯、桂圆肉。代茶温饮,每日1剂,药渣可再煎服用。

功效 清心除烦,补血养心。适用于心火内盛,症见心烦,口渴,失眠,多梦,小便短赤。

知母茶

原料 知母12克。

制法 将知母制为粗末,放入杯中,用沸水冲沏,代茶饮用。每日1剂。

功效 滋阴清肺,解热除烦。适用于心肾阴虚型神经衰弱。

百合二冬茶

原料 百合15克,天门冬、麦门冬各10克。

制法 将上述茶材置于沙锅中,加入适量水,煎沸后续煮20分钟,滤煮取汁。代茶温饮,每日1剂,药渣可再煎服用。

功效 滋阴降火,清心安神,适用于阴虚火旺所致的失眠多梦、小便短少等症。

茉莉薰衣草

原料 茉莉花3～5朵,薰衣草1小匙,蜂蜜适量。

制法 将上述茶材放进茶杯中,冲入沸水,加盖焖1～2分钟后即可服用。代茶饮用,每日数次。

功效 此茶具有养心安神,疏肝解郁,补气养血的作用,可以舒缓忧郁型的神经官能症,改善不良睡眠。

枣根丹参茶

原料 酸枣树根50克,丹参12克。

制法 将上2味制为粗末,放入沙锅中,加水煎沸30分钟,取汁,代茶饮用。每日1剂。

功效 安神定志,除烦。适用于神经衰弱。

地黄麦冬茶

原料 生地黄30克,麦冬15克,百合10克,黄柏6克。

制法 将上4味制为粗末,放入保温杯中,冲入沸水,加盖温浸30分钟,代茶饮用。每日1剂。

功效 养阴清热,润燥生津。适用于心肾阴虚型神经衰弱。

迷迭香玫瑰茶

原料 迷迭香干品3克,甘草2片,玫瑰花干品6朵。

制法 将上述材料一起放入杯中,倒入沸水,盖盖子闷泡约5分钟后饮用。

功效 淡雅清香,养心安神。

百合二冬茶

原料 百合15克，天冬、麦冬各10克。

制法 将诸药置沙锅中，加水适量，煎沸20分钟，滤渣取汁。代茶温饮，每日1剂，药渣可再煎服用。

功效 滋阴降火，清心安神。适用于阴虚火旺所致的失眠多梦，口干咽燥，大便干结，小便短少。

枣仁蜂蜜茶

原料 炒酸枣仁15克，蜂蜜30克。

制法 将酸枣仁放入茶杯中，用沸水冲泡，加盖焖泡10分钟左右即可。饮用时依个人口味调入适量蜂蜜。代茶饮用，每晚1剂。

功效 养心安神，补肾阴虚，适用于心肾阴虚型神经衰弱，可以改善失眠、多梦、健忘等症。内有实邪郁火及肾虚滑泄、梦遗者慎服此茶。

桑葚地黄茶

原料 桑葚、生地黄、白芍各15克。

制法 将上3味制为粗末，放入保温杯中，冲入沸水，加盖温浸30分钟，代茶饮用。每日1剂。

功效 滋阴补血，清热除烦。适用于心肾阴虚型神经衰弱。

菩提叶茶

原料 菩提叶10克，蜂蜜适量。

制法 将菩提叶剪成小碎片，放入杯中，倒入沸水，盖盖子闷泡约8分钟。待温热后，调入蜂蜜即可饮用。

功效 调节神经，改善睡眠。

竹茹茶

原料 竹茹10克，合欢皮10克。

制法 将以上二味置沙锅中,加水适量,煎沸20分钟,滤渣取汁。代茶温饮,每日1剂,药渣可再煎服用。

功效 清热化痰,除烦安神。适用于痰热内扰所致的睡眠不安,症见口苦,心烦,难以入睡,或睡后易醒,睡时多梦。

菟丝子柏仁茶

原料 菟丝子15克,柏子仁9克。

制法 将上2味捣碎,放入保温杯中,冲入沸水,加盖温浸30分钟,代茶饮用。每日1剂。

功效 补肾助阳,养心安神。适用于肾阳不足型神经衰弱。

金芍解郁茶

原料 郁金15克,白芍20克,合欢皮15克。

制法 将诸药置沙锅中,加水适量,煎沸20分钟,滤渣取汁。代茶温饮,每日1剂,药渣可再煎服用。

功效 理气养血,解郁安神。适用于肝气郁结所致的胸胁胀闷,烦躁易怒,失眠多梦。

夏枯草黄连茶

原料 夏枯草15克,黄连6克。

制法 将上2味制为粗末,放入保温中,冲入沸水,加盖温浸30分钟,代茶饮用。每日1剂。

功效 清肝泄火。适用于肝火上炎型神经衰弱。

花生叶茶

原料 花生叶100克(鲜品250克)。

制法 将花生叶洗净,放入沙锅中,加水煎沸10分钟,取汁,代茶饮用。每日1剂。

功效 安神。适用于神经衰弱。

风湿性关节炎

风湿性关节炎是关节炎的一种,主要表现为全身大关节红、肿、热、痛,活动受限,呈游走性发作,但不化脓,急性期过后,关节功能完全恢复。若没有及时治疗,转为慢性时,关节、肌肉、筋骨疼痛是一种十分常见的病痛,感受寒和湿时,疼痛加剧。风湿病痛,病情缠绵,反复发作,若不积极防治,常常可导致风湿性心脏病,此病属于中医的"痹症"范畴。

常用于风湿性关节炎的茶饮药材有杜仲、黄芪等。

五味寄生茶

原料 桑寄生18克,防风、赤芍各9克,羌活、独活各6克。

制法 将上5味制为粗末,放入保温杯中,冲入沸水,加盖温浸30分钟,代茶饮用。每日1剂。

功效 祛风散寒,利湿通痹。适用于风寒型风湿性关节炎。

牛膝桑枝茶

原料 川牛膝10克,木瓜15克,桑枝15克,鸡血藤15克。

制法 将诸药置沙锅中,加水适量,煎沸20分钟,滤渣取汁。代茶温饮,每日1剂,药渣可再煎服用。

功效 活血祛瘀,祛风通络,强筋健骨。适用于风湿类风湿性关节炎。症见周身关节疼痛,或见关节肿胀,关节活动受限,舌质暗,脉弦。

鸡血藤当归茶

原料 鸡血藤30克,当归、丹参各12克,制乳香、制没药、穿山甲各10克。

制法 将上药制为粗末,放入沙锅中,加水煎沸40分钟,取汁,代茶饮用。每日1剂。

功效 扶正祛风，通络止痛。适用于肝肾亏损型风湿性关节炎。

五加归膝茶

原料 五加皮5克，当归3克，牛膝2克，花茶3克。

制法 用300毫升开水冲泡或用前三味药的煎煮液泡茶，冲饮至味淡。

功效 祛风除湿，活血祛瘀。适用于鹤膝风、风湿性关节炎、四肢痹痛。

槐子茶

原料 芝麻45克，槐子、核桃肉、细茶叶各15克。

制法 将以上配方共入瓷罐内，熬至半碗，热服。

功效 补肾壮骨，祛风止痛。主治风湿性关节炎等症。

归地灵仙茶

原料 当归10克，熟地15克，威灵仙10克，红花6克。

制法 将诸药置沙锅中，加水适量，煎沸20分钟，滤渣取汁。代茶温饮，每日1剂，药渣可再煎服用。

功效 补肾养血，祛风除湿，活血止痛。适用于风湿类风湿性关节炎。症见面色无华，心悸，身体关节疼痛，腰酸无力，舌质暗，脉细。

淫羊藿木瓜茶

原料 淫羊藿15克，川木瓜12克，甘草9克。

制法 将上3味制为粗末，放入保温杯中，冲入沸水，加盖温浸30分钟，代茶饮用。每日1剂。

功效 补肾壮阳，祛风除湿，舒筋活络。适用于肝肾亏损型风湿关节炎。

杜仲当归茶

原料 杜仲、当归、川芎各10克，独活15克，牛膝20克。

制法 将诸药置沙锅中，加水适量，煎沸20分钟，滤渣取汁。代茶温饮，每日1剂，药渣可再煎服用。

功效 温肾阳，祛风湿，强筋骨，活血祛瘀。适用于风湿类风湿性关节炎。症见关节呈对称性疼痛，或关节变形，活动受限，腰膝酸软，舌暗有瘀点，脉弦。

黄芪川乌茶

原料 黄芪15克，川乌、白芍各9克，麻黄6克，甘草3克。

制法 将上5味制为粗末，放入保温杯中，冲入沸水，加盖温浸30分钟，代茶饮用。每日1剂。

功效 祛风散寒，利湿通痹。适用于风寒型风湿性关节炎。

五加羌茶配方

原料 五加皮5克，羌活3克，花茶3克。

制法 用250毫升开水冲泡后饮用，冲饮至味淡。

功效 祛风湿，强筋骨。适用于风湿性关节炎；产后关节疼痛。

瓜叶果茶

原料 木瓜20克，芝麻叶15克，白果12克。

制法 以上各味加水煎煮30分钟，取汁，代茶饮。

功效 治类风湿性关节炎。

根枝子茶

原料 枸杞根、冬瓜子各30克，桂枝10克。

制法 以上配方加水煎煮30分钟，取汁，代茶频饮。每日1~2次。

功效 舒筋通络。治类风湿性关节炎。

脂肪肝

脂肪肝是指由于各种原因引起的肝细胞内脂肪堆积过多的病变。正常人体的肝内总脂量，约占肝重的3%~5%。如果脂肪含量超过肝重的5%即为脂肪肝，严重者脂肪量可达40%~50%，其脂类主要为甘油三酯、脂酸。脂肪肝一般可分为急性和慢性两种。轻者多无自觉症状，部分患者仅有轻度的疲乏、食欲不振、腹胀、嗳气、肝区胀满等感觉。但急重症患者则表现出疲劳、恶心、呕吐和不同程度的黄疸，并可在短期内发生肝昏迷及肾衰，甚至数小时内死于并发症。目前，脂肪性肝病正严重威胁人们的健康，成为仅次于病毒性肝炎的第二大肝病，是肝硬化的常见原因。引起脂肪肝的原因很多，其中肥胖、过量饮酒、糖尿病是三大主要病因。早期诊治对阻止其进展和改善预后十分重要。脂肪肝患者应严格控制饮食，调整饮食结构，戒酒，并增强体育锻炼。

常用于脂肪肝的茶饮药材有决明子、山楂、大黄、枸杞子、荷叶、山楂等。

玫瑰茉莉花茶

原料 玫瑰花6克，茉莉花6克，青茶10克。

制法 将玫瑰花、茉莉花和青茶一并放入杯中，冲入适量沸水，闷约5~10分钟后即可。代茶饮用。每日1剂，30日为1疗程。

功效 疏肝理气，清热解郁，消食祛脂。适用于胆固醇及甘油三酯高。

陈夏苡仁茶

原料 陈皮10克，半夏15克，薏苡仁30克。

制法 将诸药置沙锅中，加水适量，煎沸20分钟，滤渣取汁。代茶温饮，每日1剂，药渣可再煎服用。

功效 燥湿化痰，行气健脾。适用于脂肪肝。症见困倦无力，头晕，痰多色白，舌淡苔白腻，脉滑。

陈皮青皮茶

原料 陈皮20克，青皮15克，白糖10克。

制法 将陈皮、青皮洗净，切成小块，放入容器内，然后用开水泡上，待入味，加白糖拌匀即成。上下午分服。

功效 舒肝解郁，消暑顺气。适用于肝郁气滞型脂肪肝。气虚及阴虚燥咳者不宜。

陈皮决明子茶

原料 陈皮10克，决明子20克。

制法 将陈皮拣去杂质，洗净后晾干或烘干，切碎，备用。将决明子洗净，敲碎，与切碎的陈皮同放入沙锅，加水浓煎2次，每次20分钟，过滤，合并2次滤汁，再用小火煮至300克即成。代茶饮用。

功效 燥湿化痰，清肝降脂。适用于脂肪肝。气虚严重及便溏者忌服。

番茄酸奶茶

原料 番茄200克，酸牛奶200毫升。

制法 先将番茄外表皮用温水浸泡片刻，反复洗净，连皮切碎，放入果汁捣搅机中快速捣搅1分钟，加酸牛奶拌匀，取番茄酸奶汁即可。每日早晚各饮1次。

功效 凉血平肝，补虚降脂。适用于各种类型的脂肪肝。

柴术茯苓茶

原料 柴胡10克，白术、苍术各15克，茯苓15克。

制法 将诸药置沙锅中，加水适量，煎沸20分钟，滤渣取汁。代茶温饮，每日1剂。药渣可再煎服用。

功效 疏肝健脾，燥湿利水。适用于脂肪肝。症见胁肋不畅，气短懒言，饮食减少，神疲乏力，舌淡苔白，脉细。

虫草银杏叶茶

原料 虫草粉1克，银杏叶15克。

制法 将银杏叶洗净，晒干或烘干，研成粗粉，与虫草粉充分混合均匀，一分为二，装入绵纸袋中，封口挂线，备用。每次取1袋，放入茶壶中，用沸水冲泡，加盖闷15分钟即成。频频饮服，一般每袋可连续冲泡3~5次。冲茶饮，每日2次。

功效 益肾滋阴，化痰定喘，降脂养心。适用于脂肪肝。有表邪者慎用。

乌龙降脂茶

原料 乌龙茶4克。

制法 将乌龙茶放入茶杯中，用沸水冲泡，加盖闷10分钟即可饮用。每杯茶可连泡3~5次。

功效 消脂减肥。适用于各种类型的脂肪肝。

螺旋藻橘皮茶

原料 螺旋藻5克，鲜橘皮10克。

制法 将螺旋藻拣去杂质，晒干；将鲜橘皮外皮用清水反复洗净，切成细丝，与螺旋藻同置杯中，冲入沸水，盖闷约15分钟即可。不拘时代茶饮用。

功效 降低血脂，健脾燥湿。适用于各种类型的脂肪肝。

大黄茶

原料 制大黄2克，蜂蜜10克。

制法 将制大黄洗净，晒干或烘干，研成极细末，备用。冲茶饮，每日2次，每次取1克大黄细末，倒入大杯中，用沸水冲泡，加盖闷15分钟，兑入5克蜂蜜，拌和均匀即成。频频饮用，当日吃完。

功效 清热泻火，止血活血，祛瘀降脂。适用于脂肪肝等。凡表证未罢，血虚气弱，脾胃虚寒，无实热、积滞、瘀结以及胎前、产后，均应慎服。

泽泻乌龙茶

原料 泽泻15克，乌龙茶3克。

制法 将泽泻加水煮沸20分钟，取药汁冲泡乌龙茶即成。一般可冲泡3~5次。每日1剂，当茶频频饮用。

功效 护肝消脂，利湿减肥。适用于脂肪肝。肾虚精滑者忌服。

绞股蓝银杏叶茶

原料 绞股蓝5克，银杏叶6克。

制法 先将绞股蓝、银杏叶洗净、晒干，共研为细末，以纱布袋装后放入杯中，以沸水冲泡，代茶频频饮用。每日2袋，每袋可冲泡3~5次。

功效 活血降脂。适用于各种类型的脂肪肝。

芪楂半夏茶

原料 黄芪15克，山楂10克，半夏15克，苍术15克，砂仁10克。

制法 将诸药置沙锅中，加水适量，煎沸20分钟，滤渣取汁。代茶温饮，每日1剂，药渣可再煎服用。

功效 补气健脾，化痰祛瘀。适用于脂肪肝。症见胁肋不畅，气短懒言，饮食减少，或食后腹胀，神疲乏力，舌淡苔白，脉细。

川七丹参泽泻茶

原料 丹参15克，川七19克，泽泻11克，红田乌15克，何首乌11克，蜂蜜少许。

制法 将丹参、川七、泽泻、红田乌、何首乌用水过滤。将所有药材用450毫升的热开水冲泡10~20分钟后，将汤药倒出来过滤，即可饮用。若要增加甜度，可以酌量添加少许蜂蜜。也可以将所有药材放入电饭锅中，加入3碗水，外锅放1杯水，煮至开关跳起，将汤药倒出来过滤饮用。

功效 丹参可以增加冠状动脉的血液流量，降低血糖，并改善脂肪肝的症状。红田乌是一味凉血止血、利水消肿的药材。泽泻是泻热的药材，可以降血压、血糖和血液中的胆固醇，并修护肝脏功能。

当归郁金楂橘茶

原料 当归、郁金各12克，山楂、橘饼各25克。

制法 将上述4味同加水煎煮取汁。分2~3次饮服。

功效 保肝降脂。适用于脂肪肝等。阴虚失血及无气滞血瘀者忌服，孕妇慎服。

夏枯草丝瓜保肝茶

原料 夏枯草30克，丝瓜络10克（或新鲜丝瓜50克），冰糖适量。

制法 将上述药材加水500毫升，大火煎煮，再改小火煮至约200毫升，去渣取汁；将冰糖熬化，加入药汁煮10~15分钟即可。每日1剂，分两次服。

功效 泻热凉血，去瘀化痰。适用于饮酒过量及糖尿病引起的脂肪肝。寒性体质者忌饮。

地骨皮玉米须茶

原料 地骨皮20克，玉米须30克。

制法 将地骨皮洗净，与玉米须同入沙锅，加适量水，煎成稠汁（约300克）即成。每日2次，每次150克，温饮。

功效 养阴清热，补虚降糖。适用于糖尿病、脂肪肝、高脂血症、高血压病等。外感风寒发热及脾胃虚寒者忌服。

海带蒲黄红枣茶

原料 海带30克，蒲黄15克，红枣15枚。

制法 将海带放入水中浸泡6~8小时，取出，洗净，切成小片状，备用。将红枣洗净，放入沙锅，加适量水，煎煮30分钟，加海带片、蒲黄，拌和均匀，改用小火煮10分钟即成。代茶饮服。

功效 化痰降脂，活血化瘀。适用于脂肪肝。孕妇慎服。

鼻炎

鼻炎的临床症状表现为鼻塞、鼻内分泌物增多等，鼻塞常为间歇性，可伴有咽干不适、嗅觉欠敏、头痛等。本病的病因较为复杂，一般认为，由于邻近器官的病灶感染，以及用药不当刺激黏膜等因素所致。本病虽为鼻部疾病，但亦可为周身性疾病的症状，如不及时治疗可反复发作。

常用于鼻炎的茶饮药材有苍耳子、辛夷、茅根等。

辛夷茶

原料 辛夷22克，苍耳子15克，白芷10克，甘草4克，陈茶叶5克。

制法 水煎服，每日1剂，分2次服。

功效 祛风止疼。适用于鼻窦炎。

二母茶

原料 知母、大贝母60克。

制法 将知母与大贝母共同加水煎煮，取汁，代茶频饮。

功效 主治鼻窦炎。

苍耳子茶

原料 苍耳子、白芷、桔梗各10克。

制法 将诸药置沙锅中，加水适量，煎沸10分钟，滤渣取汁。代茶温饮，每日1剂，药渣可再煎服用。

功效 宣肺通窍。适用于鼻炎。症见反复发作的鼻塞流涕，头痛，咳嗽，舌淡苔白。

百里香鼠尾草茶

原料 百里香、洋甘菊、鼠尾草各12克，普洱茶5克，蜂蜜适量。

制法 将所有材料用棉布袋包起来，用500毫升的热开水冲泡。将茶汁倒入杯中，加蜂蜜调匀即可饮用。

功效 百里香具有杀菌作用，能去痰、缓和过敏性鼻炎，而且还可以促进食欲和胃肠蠕动。洋甘菊能增强免疫系统的功能，且可抗过敏、治疗湿疹。鼠尾草有杀菌、预防感冒、舒缓喉咙痛的功效。

参芪药芷茶

原料 党参15克，炙黄芪15克，山药15克，白芷10克。

制法 将诸药置沙锅中，加水适量，煎沸20分钟，滤渣取汁。代茶温饮，每日1剂，药渣可再煎服用。

功效 补肺通窍。适用于鼻炎。症见气短懒言，饮食减少，神疲乏力，鼻塞流涕时作时止，舌淡苔白，脉细。

桑白皮茶

原料 桑白皮15克，半夏10克，陈皮10克，防风10克，苍耳子6克。

制法 将诸药置沙锅中，加水适量，煎沸20分钟，滤渣取汁。代茶温饮，每日1剂，药渣可再煎服用。

功效 清肺化痰。适用于鼻炎。症见咳嗽痰黄，痰黏稠，鼻流黄涕，口苦咽干，舌红苔黄腻，脉滑数。

黄芩茅根茶

原料 白茅根5克，黄芩3克。

制法 把黄芩切成块。将黄芩块和白茅根同放到茶杯中，用开水泡，加盖焖10~15分钟，去渣取汁。代茶饮用。

功效 清热止血，能缓解肺热不上攻、灼伤血络导致的鼻出血。

陈墨茶

原料 陈墨1块，茶叶5克。

制法 以沸水冲泡茶叶1杯后，用茶水研墨，再用茶水送服。

功效 清热凉血止痛。治鼻血不止。

苍耳黄芪茶

原料 苍耳子15克，鱼腥草7.5克，辛夷7.5克，西洋参11克，北黄芪15克，蜂蜜少许。

制法 先将辛夷敲碎、苍耳子炒过后，用棉布袋将辛夷、苍耳子包起来；其他药材用水过滤。将所有药材用450毫升的热开水冲泡10~20分钟后，将汤药倒出来过滤即可。若要增加甜度，可酌量添加少许蜂蜜。也可以将所有药材放入电锅中，加入3碗水，外锅放1杯水，煮至开关跳起，将棉布袋、北黄芪取出，再将鱼腥草、西洋参焖10分钟后饮用。

功效 苍耳子可以治疗风寒头痛、流鼻涕等症状。辛夷除了可以保护鼻黏膜表面外，对过敏性鼻炎等鼻子疾病和感冒引起的鼻塞、流鼻涕等症状都有效用。北黄芪能增强抵抗力。

附子熟地茶

原料 熟附子10克，熟地15克，杜仲15克，炙黄芪10克。

制法 将上四味置沙锅中，加水适量，煎沸20分钟，滤渣取汁。代茶温饮，每日1剂，药渣可再煎服用。

功效 补脾益肾。适用于鼻炎。症见腰酸腿软，气短乏力，夜尿过多，容易出现鼻寒流涕，舌淡苔白，脉细。

柏叶榴花茶

原料 石榴花、侧柏叶各5克。

制法 将上述药材放入容器中。用开水冲泡，加盖焖15分钟。再去渣取汁。代茶饮用。

功效 凉血止血，能缓解肺热上攻引起的鼻出血。

苍耳辛芷茶

原料 苍耳子12克，辛夷、白芷各9克，薄荷5克，葱白3根，茶叶之克。

制法 将以上所有配方共研细末，用沸水冲泡，代茶温饮，不拘时。每日1剂。

功效 祛风发汗通窍。适用于急性鼻渊、鼻窦炎、鼻炎、风寒表证、恶寒发热、鼻塞流涕等。

结膜炎

结膜炎，俗称"红眼病"，是眼结膜的一种炎症。本病为眼科临床最常见的疾病之一。传染力强，在集体单位、公共场所、家庭中不讲究卫生的情况下最易传染，尤以春秋两季为甚。中医认为本病是风热之邪外袭引起的白睛疾病。临床表现为白睛红赤，眼睑微肿，眼肉刺痛涩痒，灼热畏光，眼眵多而黄稠似脓，晨起胶封眼睑，甚者白睛红赤肿胀，突出于睑裂部或有点片状出血斑，全身可见发热恶寒，苔薄白，舌质红，脉浮数。

结膜炎，根据其临床表现的轻重缓急不同，分为风热外袭、风热壅盛及余邪滞留三型。风热外袭，常见白睛红赤，目痛涩痒，灼热畏光，目眵泪热，或伴鼻塞，发热恶寒，苔薄白，脉浮数，食疗宜辛凉发散，清热泻肺；热毒壅盛者见白睛红赤肿胀，掀痛灼热，畏热羞明，眵多黏结色如脓，多泪或见血泪，甚则眼睑红肿，白睛可见点片状出血，舌红苔黄，脉数或弦数，食疗宜清凉泻火；余邪滞留者常见白睛红赤轻微，血管迂曲粗大，痒涩干燥，眼睑重坠，有少量黏液性眼眵，晚间加重，每遇睡眠不足或嗜食辛辣腥发之物，症状加重，食疗宜清润降火。

常用于结膜炎的茶饮药材有黄芩、菊花、桑叶等。

黄芩茶

原料 黄芩15克。

制法 将黄芩制为粗末，放入杯中，用沸水冲泡，代茶饮。每日1剂。

功效 清热泄火。适用于热毒型急性结膜炎。

千里光茶

原料 千里光15克，甘草5克。

制法 将上2味制为粗末，放入保温杯中，冲入沸水，加盖温浸30分钟，代茶饮用。每日1~2剂。

功效 清热解毒，明目。适用于热毒型急性结膜炎。

白菊绿茶饮

原料 白菊花10克，绿茶5克。

制法 将以上配方加入适量沸水冲泡即可饮用。

功效 疏风清热，明目解毒。适用于结膜炎、角膜炎。

木贼草茶

原料 菊花、桑叶各9克，木贼草4.5克。

制法 将以上配方加水煎煮，取汁，代茶饮。

功效 治急性结膜炎初发。

角茴香菊花茶

原料 角茴香、菊花各10克。

制法 将上2味放入杯中,用沸水冲沏,代茶饮用。每日1剂。

功效 疏风清热,消炎止痛。适用于风热型急性结膜炎。

枸杞叶茶

原料 枸杞叶60克。

制法 将枸杞叶放入沙锅中,加水煎沸10分钟,取汁,代茶饮用。每日1剂。

功效 清肝泄火,明目。适用于急性结膜炎。

桑叶茶

原料 桑叶5~15克,菊花15克,甘草5克,绿茶1克。

制法 混合后加水煎沸10分钟即成。每日1剂,分3次饭后服饮。

功效 清肝明目,消炎解毒,祛痰镇咳。适用于急性结膜炎,慢性青光眼,急性泪囊炎,风热咳嗽。

决明子夏枯草茶

原料 炒决明子15克,夏枯草9克,茶叶6克。

制法 将上3味放入杯中,用沸水冲沏,代茶饮用。每日1剂。

功效 清热散风,泄火明目。适用于风热型急性结膜炎。

桑银茶

原料 霜桑叶、银花、车前草各6克。

制法 将以上三味制成粗末,用沸水冲泡,代茶频饮。

功效 清热,解毒,明目。适用于急性结膜炎。

大青叶银菊茶

原料 大青叶、野菊花、金银花、蒲公英各15克。

制法 将上四味放入杯中,用沸水冲沏,代茶饮用。每日1~2剂。

功效 疏风清热,消肿解毒。适用于风热型急性结膜炎。

谷精草茶

原料 谷精草10克，绿茶1克，蜂蜜25克。

制法 将谷精草、绿茶加水适量，煎煮5分钟，去渣取汁，加入蜂蜜，搅匀即可。

功效 疏风清热，明目解毒。适用于急性结膜炎、慢性单纯性结膜炎。

芙蓉花茶

原料 芙蓉花9～30克。

制法 水煎，代茶饮。每日1剂。

功效 清热凉血。治疗急性结膜炎、吐血、肺痈。

木耳鸡蛋茶

原料 鸡蛋2个，木耳25克，绿茶10克。

制法 鸡蛋煮熟去壳，加木耳和浓茶汁用文火烧至木耳熟即成。连吃带喝。每日1剂，分2～3次吃。

功效 清热，润肺，解毒，去火。适用于急性结膜炎。

口臭

口臭是人口中散发出来的难闻的口气，可由多种原因引起。西医认为，口臭可与口腔疾病、胃肠道疾病、吸烟、饮酒、喝咖啡、节食减肥等因素有关。中医认为口臭可以分为以下几个类型。胃火口臭，多由火热之邪犯胃所致，其证除口臭外，每兼面赤身热，口渴饮冷，或口舌生疮，或牙龈肿痛，流脓出血等，应清泻胃火。食积口臭，多由过饱伤胃、缩食停滞胃中引起，其证口出酸腐臭味，脘腹胀痛，不思饮食，嗳气口臭等，应消食导滞。热痰口臭，多由热痰犯肺或热痰郁久化脓化腐引起，其证除口臭外，每兼咳吐痰浊或脓血，胸痛短气等，应清肺涤痰。虚热口臭，多由阴虚生内热所致，口臭而兼见鼻干、干咳、大便干结，为肺阴虚弱之候，当清润肺脏。

常用于口臭的茶饮药材有菊花、甘草、佩兰、藿香、山楂、陈皮等。

藿香茶

原料 藿香、佩兰、泽泻各10克，苍术5克。

制法 将诸药置沙锅中，加水适量，煎沸20分钟，滤渣取汁。代茶温饮，每日1剂，药渣可再煎服用。

功效 利湿化浊。适用于湿浊中阻所致的口气恶臭，饮食减少，脘腹胀痛，苔厚腻，脉滑。

桂花茶

原料 桂花3克，红茶1克。

制法 桂花加水煎沸3分钟后，趁沸加入红茶拌匀即成。每日1剂。

功效 消炎、抗菌、除臭。适用于口臭、牙痛。

金宫香口茶

原料 黄连1克，升麻2克，藿香2克，木香1克，甘草3克，绿茶3克，冰糖10克。

制法 用前五味药的煎煮液450毫升，泡甘草、绿茶饮用。冲饮至味淡。

功效 清胃热，洁牙香口，固齿止痛。适用于口臭、牙龈出血、齿落。

香薷茶

原料 香薷15克。

制法 将香薷切碎，沸水冲泡，代茶含饮。气虚者不可多饮。

功效 发汗祛暑，行水化湿，温胃调中。适用于口臭、感冒等。

栀子茶

原料 栀子10克，黄连3克，冰糖适量。

制法 将栀子、黄连置沙锅中，加水适量，煎沸20分钟，滤渣取汁，加入冰糖调味。代茶温饮，每日1剂，药渣可再煎服用。

功效 清热泻火，除湿解毒。适用于胃火内盛所致的口气恶臭，牙龈肿痛，牙宣出血，心胸烦热，大便不爽等。

桂花清口茶

原料 桂花3克，红茶1克。

制法 用沸水冲泡，闷10分钟，频频代茶饮。

功效 解毒除臭。主治口臭。

橘皮克臭茶

原料 橘皮30克。

制法 加水煎煮橘皮，取汁，代茶频饮。

功效 治口臭和风火牙痛。

连翘番泻茶

原料 连翘10克，番泻叶3克。

制法 将连翘置沙锅中，加水适量，煎沸20分钟，滤渣取汁，以热药汁泡番泻叶。代茶温饮，每日1剂，药渣可再煎服用。

功效 清热解毒，通便。适用于胃肠热盛所致的大便不通，口气恶臭，咽痛不适。

桂花佛手柑茶

原料 桂花12克，佛手柑11克，红茶1克。

制法 将桂花、佛手柑用水过滤。将桂花、佛手柑、红茶用适量热开水冲泡10~15分钟后即可饮用。

功效 桂花可以化痰生津、除口臭、健肠整胃、缓和胃下垂及十二指肠溃疡等症状，并能安定神经、滋润皮肤。佛手柑具有疏肝理气、破积消胀、化痰和胃的效果。

红茶桂花汤

原料 桂花2~3克，水150毫升，红茶1克。

制法 先将桂花加水煮沸后，再加入红茶。日服1剂，少量多饮，徐徐含咽。

功效 具有散瘀止痛，芳香辟秽以及解毒的作用。适用于牙痛、口臭。

山楂麦芽茶

原料 山楂、麦芽各15克，苍术10克。

制法 将上诸药置沙锅中，加水适量，煎沸20分钟，滤渣取汁。代茶温饮，每日1剂，药渣可再煎服用。

功效 燥湿健脾，消食和胃。适用于食积脾胃证。症见脘腹胀满，口气恶臭，嗳腐吞酸，恶心欲呕，不欲饮食，大便不调等。

薄荷茶

原料 薄荷15克，甘草3克，绿茶1克。

制法 混合后，加水煎沸10分钟即成。每日1剂，少量多次，温饮。可重新加水和蜂蜜25克，如上法煎饮。

功效 辛凉散热，芳香辟秽。适用于口臭，中暑，扁桃腺炎。

厚朴金线莲茶

原料 厚朴15克，金线莲11克，半夏11克，陈皮11克，黄柏7.5克，蜂蜜或甜菊叶少许。

制法 将厚朴、金线莲、黄柏等药材用水过滤。将所有药材用450毫升的热开水冲泡10~20分钟后，将汤药倒出来过滤即可饮用。若要增加甜度，可酌量添加少许蜂蜜或甜菊叶。也可以将所有药材放入电锅中，加入

3碗半水，外锅放1杯水，煮到开关跳起后，将锅内所有药材与汤汁倒出来过滤服用。此方为1天的分量，3天服用1次，10次为一周期。

功效 厚朴可以缓解脘腹胀满、宿食不消的症状，改善肠胃功能。金线莲是解虚热的药材，可以改善肝、心、脾虚火的状况。半夏可以抑制呕吐和胃液分泌，使胃酸的酸度降低，减少胃溃疡的发生。黄柏可改善心胸烦热、口干舌燥的症状。

山楂陈皮茶

原料 生山楂10克，陈皮6克，生甘草4.5克。

制法 将生山楂、陈皮、生甘草一起加水适量，煮后去渣，代茶饮。

功效 理气健脾，化滞消积。适用于消化系统疾病引起的口臭。热证或阴虚内热者慎用。胃酸过多、消化性溃疡和龋齿者，及服用滋补药品期间忌饮用。

糖尿病

糖尿病是因胰岛素相对或绝对不足而引起的以糖代谢紊乱、血糖增高为主要特征的慢性疾病。早期无症状，晚期典型病人有多尿、多食、多饮、消瘦、疲乏等临床表现。早期诊断依靠化验尿糖和空腹血糖，超过了正常人的血糖浓度及葡萄糖耐量试验等；易并发感染如肺结核、疖痈等，以及发生动脉硬化、白内障等疾病。重者可发生糖尿病酮症酸中毒以致昏迷。此病属于中医的"消渴"范畴。按病情可采用饮食控制，药物对症治疗。配合食疗，有利于预防、治疗此病的发生和发展，促进早日康复。但要注意将食疗中食物的热量计入全天的膳食热量中。

常用于糖尿病的茶饮药材有川七、苦瓜、枸杞子等。

苦瓜茶

原料 鲜苦瓜1个，绿茶适量。

制法 将苦瓜加水适量，煮开后冲泡绿茶，代茶饮。

功效 清热解毒。适用于轻型糖尿病患者。脾胃虚寒者不宜饮用。

川七番石榴叶茶

原料 川七15克，番石榴叶10克，绿茶6克，生姜2片，甜菊叶少许。

制法 将川七、番石榴叶用水过滤；将所有材料用450毫升的热开水冲泡10~20分钟后即可饮用。

功效 川七可以刺激身体循环；改善循环不良、冻疮、抽筋、痉挛等症状。番石榴叶可降低人体的血糖值。绿茶可以防止细胞基因突变，抑制恶性肿瘤生长，降血脂、血压，防止心血管疾病；还可以预防感冒等。

石膏花粉茶

原料 生石膏30克，天花粉、麦冬各15克。

制法 将石膏放入沙锅中，加水煎沸20分钟，加入天花粉、麦冬再煎沸40分钟，取汁，代茶饮用。每日1剂。

功效 清热泄火，润燥生津。适用于胃热炽盛型糖尿病。

陈皮二芽茶

原料 麦芽15克，谷芽8克，陈皮6克。

制法 将麦芽、谷芽、陈皮放入锅中，加水1000毫升煮沸，转小火熬煮15分钟。滤渣取汁后倒入杯中饮用即可。

功效 此款茶饮在降血糖的同时还能舒缓腹胀或消化不良，治疗胃虚、食欲不佳等症状。

茅根茶

原料 西洋参5克,茅根20克。

制法 将西洋参切成薄片,与茅根一起置沙锅中,加水适量,煎沸20分钟,滤渣取汁。代茶温饮,每日1剂,药渣可再煎服用。

功效 清胃凉血,益气生津。适用于糖尿病。症见气短懒言,神疲乏力,口干口渴,舌淡红苔少。

花粉茶

原料 天花粉125克。

制法 天花粉研粗末,每日20克,用沸水冲泡,代茶频频饮服。

功效 清热止渴。用于消渴。

玄参地黄茶

原料 玄参、生地黄、麦冬各15克。

制法 将上3味制为粗末,放入保温杯,冲入沸水,加盖温浸30分钟,代茶饮用。每日1剂。

功效 滋阴降火,润肺生津。适用于肺热津伤型糖尿病,胃热炽盛型糖尿病。

山药川七茶

原料 山药粉8克,川七粉6克,天花粉4克,柠檬汁少许。

制法 将所有材料用温开水冲泡即可服用。此方为1次的分量,1天服用1~2次,15天为一周期。

功效 山药能预防心血管系统的脂肪累积,使血管维持弹性,预防动脉硬化,且对消化不良引起的慢性肠胃炎和糖尿病有改善的作用。鲜山药可以促进食欲,强肾固精。

麦冬茶

原料 麦冬、党参、北沙参、玉竹、花粉各9克,乌梅、知母、甘草各6克。

制法 将上药共研为细末,冲入沸水200毫升,闷泡15分钟后,代茶饮用。

功效 清热生津。适用于糖尿病患者口干舌燥,津液亏乏。脾胃虚寒,泄泻,胃有痰饮湿浊,胃酸过多及外感风寒咳嗽者均忌饮。

人参地黄茶

原料 人参10克,生地黄20克,五味子、炙甘草各15克,麦冬10克。

制法 将上5味制为粗末,放入保温杯中,冲入沸水,加盖温浸30分钟,代茶饮用。每日1剂。

功效 益气养阴,生津止渴。适用于糖尿病之乏力,自汗,气短,口干舌燥,多饮多尿,五心烦热等。

老宋茶

原料 老宋茶(或改用70年生以上老茶树采制的茶叶)10克。

制法 用沸水冲泡5分钟即成。每日1剂,分2~3次服饮。

功效 降糖,生津,止渴。适用于糖尿病。

冬瓜叶茶

原料 冬瓜叶60克,茶叶10克。

制法 水煎。每日1剂,分两次温服。

功效 治糖尿病。

三黄茶

原料 生地黄300克,黄连20克,大黄15克。

制法 将上3味制为粗末，混匀，贮存备用。每取药末10克，放入保温杯中，冲入沸水，加盖温浸30分钟，代茶饮用。每日1～2剂。

功效 养阴润燥，清热泄火。适用于胃热炽盛型糖尿病。

黄精枸杞茶

原料 黄精15克，枸杞子10克，绿茶3克。

制法 将黄精、枸杞子、绿茶置于杯中，冲入温开水冲泡，代茶饮。

功效 补中，养肝，滋肾，润肺。适用于轻型糖尿病患者。外邪实热，脾虚有湿，中寒泄实，痰湿痞满气滞者忌饮。

天花粉麦冬茶

原料 天花粉、麦冬各15克。

制法 将上二味置沙锅中，加水适量，煎沸20分钟，滤渣取汁。代茶温饮，每日1剂，药渣可再煎服用。

功效 养阴清胃，生津止渴。适用于糖尿病。症见口常干渴，大便干燥，皮肤干燥，消瘦，舌红苔少，脉细数。

陈皮茴香茶

原料 陈皮30克，炒小茴香9克。

制法 水煎服。代茶饮用，每日1剂。

功效 理气解郁，健脾和胃。适用于糖尿病。气虚及阴虚燥咳者不宜。

川七天花茶

原料 川七19克，天花粉11克，番石榴叶3.75克，淮山11克（如果使用新鲜的山药，须用22.5克），枸杞子11克，绿茶3.75克。

制法 将川七、番石榴叶、淮山、枸杞子等药材用水过滤；将所有药材和绿茶用450毫升的热开水冲泡10～20分钟后，将药汤倒出来过滤后饮用。此方为1天的分量，每天服用3次，10次为一周期。

功效 天花粉中含有丰富的钙、镁、铁及人体所需各种微量元素、B

族维生素，具有抗组织老化、动脉硬化的效用，可改善体质。番石榴叶与淮山可抑制人体的消化酶，有助于改善食欲不振。

二皮瓜蒌袋泡茶

原料 西瓜皮、冬瓜皮各30克，瓜蒌10克。

制法 将西瓜皮、冬瓜皮、瓜蒌分别洗净，晒干或烘干，共研成细末，一分为二，装入绵纸袋中，挂线封口，备用。纸袋放入茶壶中，用沸水冲泡，加盖，闷15分钟后频频饮用，一般每袋可连续冲泡3~5次。

功效 清热解毒，生津止渴，降血糖。适用于糖尿病、咽喉炎等。脾胃虚寒，大便不实，有寒痰、湿痰者不宜。

核桃仁山楂菊花茶

原料 核桃仁60克，山楂30克，菊花15克。

制法 以上3味水煎或沸水冲泡。代茶饮用。

功效 滋补肝肾，润肠通便，通利血脉。适用于糖尿病。脾虚便溏者不宜服用。

糯米红茶

原料 红茶3克，糯米100克。

制法 糯米用水煮熟，在汤中再加入红茶末。分2次温服，每日1剂。

功效 补中益气，降低血糖。适用于糖尿病患者。

芹菜葛根消渴茶

原料 芹菜200克，葛根15克，天花粉10克，麦冬10克。

制法 将葛根、天花粉、麦冬分别洗净，晒干或烘干，共研成粗末，一分为二，装入绵纸袋中，挂线封口，备用。将芹菜择洗干净，连根、茎、叶一起切碎，或切成粗末，放入沙锅，加清水足量（约2500克），大火煮沸后，改用小火煨煮30分钟，用洁净纱布过滤，收取汁液，一分为二，装入瓶中，收贮待用。冲茶饮用，每日2次，每次取1袋药茶末放入茶壶中，另取1瓶芹菜煎汁，入锅，煮沸后立即冲泡药茶，加盖闷15分钟即可频频饮用。当日饮完。

功效 清热除烦，生津止渴，降血糖。适用于糖尿病。胃寒者慎用；夏日表虚汗多者忌用。

二参二冬茶

原料 党参、太子参、天冬、麦冬各15克。

制法 将诸药置沙锅中，加水适量，煎沸20分钟，滤渣取汁。代茶温饮，每日1剂，药渣可再煎服用。

功效 益气养阴，生津止渴。适用于糖尿病。症见气短懒言，神疲乏力，口干口渴，小便数多，脉细。

白萝卜豆奶茶

原料 新鲜白萝卜250克，豆奶250克。

制法 将新鲜白萝卜用清水反复洗净，用温开水冲一下，连皮（包括根在内）切碎，放入绞汁机中，快速绞取浆汁，用洁净纱布过滤，所取滤汁与豆奶充分混合，放入沙锅，用小火或微火煮沸即成。每日早晚分饮。

功效 生津止渴，解毒降糖。适用于糖尿病、慢性气管炎、慢性咽喉炎。

葵花根茶

原料 葵花根150克。

制法 将葵花根加水煎煮，取汁，代茶饮。

功效 治糖尿病等。

滋阴甘露茶

原料 北沙参、石斛、生地、花粉、泽泻各12克，麦冬、茯苓各10克，山药15克，丹皮6克，鸡内金5克。

制法 将以上所有配方共同加水煎服。每日1剂。

功效 滋养肝肾，清肺胃郁热。治疗糖尿病。

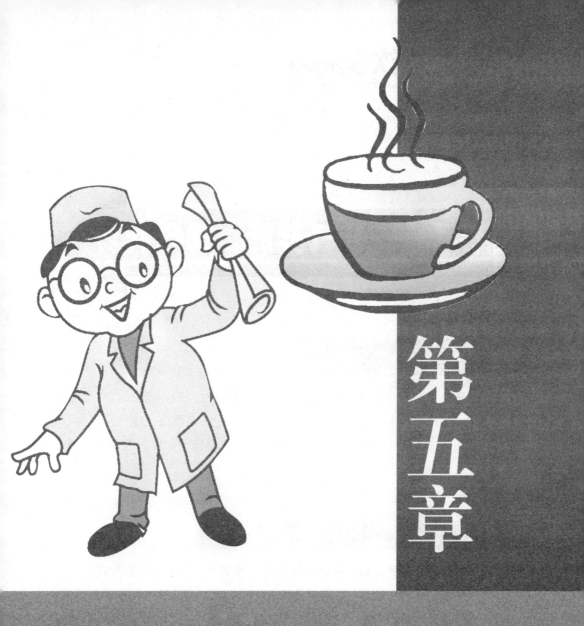

第五章

养生茶饮之四季调养

春季——补气养肝，调理脾胃

食养原则

春季是一年的开始。寒冬过后，春季到来，白日渐渐延长，气温逐渐上升，这是一个大自然阳气日渐增长的过程。在春季里，植物开始生长，冬眠的动物也开始苏醒和活动，万物与大自然相应地出现阳气萌动、增长的表现，这种特性中医称之为"生发"。

春季养生应注意

注重对肝气的保养，保持心情舒畅 春属木，在人体与肝相应，春季阳气生发，而肝主疏泄，喜条达而恶抑郁，因此，春季养生贵在调畅情志，使肝气条达，养生发之阳气。应顺应春季"生发"的特性，保持心情舒畅，精神愉快，胸怀开畅，有如万物生机勃勃，有助于体内阳气的生发，以使机体与外界环境保持适应与平衡。

注意防病 所谓"百草回生，百病易发"，许多疾病都易在春天发生或复发，常见的有冠心病、风湿性心脏病、关节炎、肾炎、精神病、花粉过敏症、春季皮炎、哮喘病等。春季所患疾病多为风邪所致，因此要注意躲避能使人致病的风邪，正如《黄帝内经》所说："虚邪贼风，避之有时。"

注意保暖 春天寒气仍在，要注意防寒，早晚和刮风时要注意保暖。

在饮食上，可以适当食用辛味食物 五味中辛味能散、能行，可以帮助舒展机体的阳气。从中医的五行学说而言，春季肝气旺盛，容易克伐脾气，故脾胃薄弱的朋友应"少酸宜食甘"，因春为肝木主酸，而甘味入脾，减酸而食甘，可滋养脾胃，防止春季肝旺克伐脾胃。而在去年冬寒季节过分进补，食用过多热性食物的朋友，其体内容易积累燥热，春季体内积热随阳气生发出来，便容易引发旧病宿疾。这些朋友在春季宜适当食用凉性食物，以化解壅滞于脏腑的积热。

在饮茶方面，春天比较适宜饮用花茶 花茶香气浓烈，香而不浮，爽而不浊，具有理气、开郁、祛秽、和中的作用，促进机体阳气的生发，并能振奋精神，消除春困。（花茶是以绿茶、红茶、乌龙茶茶坯及符合食用需求、能够吐香的鲜花为原料，采用窨制工艺制作而成的茶叶。）

益胃茶

原料 沙参9克，麦冬9克，生地6克，玉竹9克。

制法 将沙参、麦冬、生地、玉竹洗净，一同放入茶壶中，加沸水浸泡。代茶饮用。

功效 益阴养胃。肺寒及痰湿咳嗽者忌用。

柿蒂生姜茶

原料 柿蒂10克，生姜6克。

制法 将柿蒂捣碎，生姜切片，一同放入保温杯中，冲入沸水，加盖温浸30分钟，代茶饮用。每日1剂。

功效 温胃散寒，降逆止呃。适用于胃寒呃逆。

梅花生姜茶

原料 白梅花5克，生姜9克。

制法 将生姜洗净切丝，与白梅花一同放入杯中，用沸水冲沏，代茶饮用。每日1~2剂。

功效 疏肝行气，和胃止呕。适用于肝气犯胃型呕吐。

当归党参茶

原料 当归、党参各12克，阿胶、陈皮、柴胡各9克。

制法 将上5味制为粗末，放入保温杯中，冲入沸水，加盖温浸30分钟，代茶饮用。每日1剂。

功效 益气养血，疏肝健脾。适用于气血两虚型肝炎。

刀豆柿蒂茶

原料 刀豆子20克，柿蒂5个，生姜3片，红糖15克。

制法 将刀豆子捣碎，与柿蒂、生姜片一同放入沙锅内加水煎沸30分钟，取汁，调入红糖，代茶饮用。每日1剂。

功效 温中下气，益肾补气，止咳平喘。

鸡内金茶

原料 鸡内金5克。

制法 将鸡内金用铁砂拌炒至发胖焦酥，研成极细末。用温开水冲服，每日2次。

功效 消食化积，固精缩尿，渐消结石。服药期间不宜食生冷油腻辛辣之品。

砂仁木香茶

原料 砂仁15克，木香11克，厚朴7.5克，元胡7.5克，东洋参11克，蜂蜜少许。

制法 将砂仁果实敲破，其他药材（东洋参除外）用水过滤。将所有药材用450毫升的热开水冲泡10~20分钟后，将汤药倒出来过滤即可饮用。若要增加甜度，可酌量添加少许蜂蜜。北方为1天的分量，2天服用1次，以10次为一周期。

功效 砂仁多用于脘腹胀满、脾胃气滞的症状，可开胃消食，减轻腹胃胀气的不适。木香是一味健胃药材，主治下痢、腹痛及消化不良等症状。

仙茅白术茶

原料 仙茅、白术、干姜各9克，炙甘草6克。

制法 将上4味制为粗末，放入保温杯中，冲入沸水，加盖温浸30分钟，代茶饮用。每日1剂。

功效 温中祛寒，健脾补肾。适用于阳虚呃逆。

三仙茶

原料 炒麦芽10克，焦神曲10克，炒山楂10克。

制法 将焦神曲、炒山楂打碎，与炒麦芽共放入茶壶中，加入适量沸水冲泡。代茶温饮。

功效 和胃消食，化积回乳。无积滞，脾胃虚者不宜用。

茯苓柴胡茶

原料 茯苓15克，柴胡、当归各9克，甘草3克。

制法 将上4味制为粗末，放入保温杯中，冲入沸水，加盖温浸30分钟，代茶饮用。每日1剂。

功效 疏肝理气，健脾养血。适用于气血两虚型肝炎。

龙胆草藕节茶

原料 龙胆草15克，藕节9克。

制法 将上2味制为粗末，放入杯中，用沸水冲沏，代茶饮用。每日1剂。

功效 清肝泻火，收敛止血。适用于肝郁化火型吐血。

玫瑰蜂蜜茶

原料 玫瑰花5克，蜂蜜25克，绿茶1克。

制法 玫瑰花加水煎沸5分钟后，趁沸加入蜂蜜、绿茶，拌匀即成。每日1剂，多次服饮。

功效 健胃，消食。适用于胃神经官能症。

陈皮薤白茶

原料 陈皮15克，薤白10克，生姜3片。

制法 将薤白制为粗末，与陈皮、生姜片共置杯中，用沸水冲沏，代茶饮用。每日1剂。

功效 温中健脾，燥湿化痰。适用于痰浊中阻型呕吐。

加味三仙茶

原料 炒麦芽10克，焦神曲10克，山楂10克，槟榔10克，郁金8克。

制法 将上述药研碎，放沙锅内，加适量水共煎煮20分钟。代茶饮用。

功效 行气导滞，解郁消食，清热利胆。孕妇或年老体弱者不宜。

石膏竹叶茶

原料 生石膏30克，竹叶15克，半夏、麦冬各9克。

制法 将生石膏打碎，放入沙锅中，加水煎沸20分钟，加入竹叶、半夏、麦冬，再煎沸40分钟，取汁，代茶饮用。每日1剂。

功效 清热生津，和胃降逆。适用于胃热呃逆。

党参白术茶

原料 党参15克，白术9克，三七3克。

制法 将上3味制为粗末，放入保温杯中冲入沸水，加盖温浸30分钟，代茶饮用。每日1剂。

功效 补中健脾，益气止血。适用于脾不摄血型吐血。

党参大枣茶

原料 党参20克，大枣10枚，陈皮6克。

制法 将上3味放入沙锅中,加水煎沸40分钟,取汁,代茶饮用。每日1剂。

功效 补中益气,养血止血。适用于脾不摄血型吐血。

陈醋开胃茶

原料 陈醋适量,绿茶3克。

制法 将茶叶放入茶壶中,用沸水冲泡开后,取汁加入质量上乘的陈醋,搅匀。一般多在饭前饮用。

功效 开胃消食,清利头目,活血止痛,预防感冒。胃酸过多者不宜饮用。

洋甘菊马鞭草茶

原料 迷迭香7克,洋甘菊10克,马鞭草10克,洛神花7克,蜂蜜少许。

制法 将所有芳香草用水过滤。用450毫升的热开水冲泡10~20分钟后,将汤药倒出来过滤即可饮用。若要增加甜度,可酌量添加少许蜂蜜。

功效 迷迭香可以帮助消化,改善肠胃胀气,且具有消水肿、排毒、瘦下半身的妙用。马鞭草具有消除肠胃不适的功效。洛神花常被用来作为健胃整肠、助消化的药材,而且它还有维护肝脏健康的功能。

鸡骨草大枣茶

原料 鸡骨草60克,大枣9枚。

制法 将上2味洗净,放入沙锅中,加水煎沸30分钟,取汁,代茶饮用。每日1剂。

功效 清热解毒,舒肝散瘀。适用于湿热型胆囊炎。

益肝解毒茶

原料 红小豆50克,花生仁25克,红枣15克,红糖15克。

制法 将红小豆、花生仁洗净,沥干备用;红枣用温开水浸泡约10分钟后备用。锅中加入700毫升水、红小豆及花生仁，以小火炖煮1个半小时。再加入红枣、红糖拌匀，再炖30分钟后，滤渣取汁，倒入杯中饮用即可。

功效 此款茶饮具有清热解毒、缓和慢性肝炎症状、化解肝内脂肪沉积的作用。

杞菊决明子茶

原料 决明子100克，菊花、枸杞子、冰糖各适量。

制法 将决明子洗净后用小火炒至微黄，待冷却后储存于密封罐中。每次取一小茶匙决明子，与菊花、枸杞子一起置于杯中，用热水冲泡。最后加适量冰糖即可。代茶饮用。

功效 清肝明目，润肠通便。

莲藕土豆茶

原料 莲藕100克，土豆100克，川贝母粉19克，蜂蜜少许。

制法 将莲藕、土豆洗净，放入果汁机中，加入100毫升的开水打成浆汁。加入川贝母粉及一碗热开水，焖5分钟后即可饮用。若要增加甜度，可酌量添加少许蜂蜜，但不能久放。

功效 莲藕是一种对胃很好的食物，且对于泻痢症状及疲劳、烦躁等状况很有帮助。土豆具有改善便秘、预防胃溃疡的作用，还可以利尿、健胃、增强肠道的抗毒功能。

白术藕节茶

原料 白术15克，藕节6克。

制法 将上2味制为粗末，放入保温杯中，冲入沸水，加盖温浸30分钟，代茶饮用。每日1剂。

功效 补中健脾，收敛止血。适用于脾虚失统型便血。

两山柳枝茶

原料 山楂、山药各10克，鲜柳枝90克。

制法 将鲜柳枝（带叶）洗净，切碎，与山楂、山药一同放入沙锅内。水煎2次，去渣，取汁后饮用。

功效 健脾益胃，利尿退黄，止痛。用于治疗急性肝炎。

玫瑰佛手柑茶

原料 玫瑰花15克，佛手柑11克，浙贝母11克。

制法 将玫瑰花、佛手柑、浙贝母用水过滤；将所有药材用热开水冲泡10~20分钟后滤汁即可饮用。此方为1天的分量，3天服用1次，10次为一周期。

功效 玫瑰花有保护肝脏、肠胃的功能，适用于肝气郁结、肝胃不和、胃痛等症状。佛手柑可以健脾、理气止呕、舒肝解郁以及镇痉止痛等。

厚朴洋参茶

原料 厚朴19克，西洋参19克，陈皮11克，柴胡11克，木香11克。

制法 将所有药材用水过滤，放入电锅内锅中，加入3碗水，外锅放1杯水，煮到开关跳起后，将汤药倒出来过滤饮用，西洋参可单独挑出服用。此方为1天的分量，3天服用1次，10次为一周期。

功效 厚朴能行气消积、降逆平喘，对于消胀满、健胃、细菌性肠胃炎等有一定的效果。西洋参具有补气、调脾胃的作用，适用于止咳健胃、强化免疫力等方面。

白糖甘草茶

原料 生甘草、白糖各30克。

制法 把生甘草和白糖同放在茶杯中，用250毫升沸水冲泡，加盖焖泡15分钟即可。每日1剂，代茶饮用。

功效 具有补脾，益气的功效，还具有解毒功效。

夏季——祛湿防暑，养阴调神

食养原则

夏季，是一年之中日照最丰富、也是最炎热的一个季节，日照时间在夏至这一天达到最长。这是一年中大自然的阳气最旺盛的季节，阳气向外发散的表现非常明显。在夏季里，植物的生长是一年四季中最茂盛的，各种动物的新陈代谢也是一年四季中最旺盛的，大自然一派欣欣向荣的景象。可见夏季的特点就是阳气向外发散。

夏季养生应注意

（1）注意保护阳气 虽说夏季是阳气最旺盛的季节，但在夏季，阳气处于外向肌表发散的状态，这样一来就造成了机体内部的阳气相对薄弱的情况；另外，夏季大量出汗，阳气会随汗液而流失。这就是为什么中医要强调"春夏养阳"，为什么说"冬吃萝卜夏吃姜"。姜是性温的，它能扶助夏季体内相对薄弱的阳气。另外姜还有发散的作用，能促进机体内阳气的发散，与大自然保持一致。所以我们应该注意保护阳气，不能因贪图凉快而过食雪糕、冷饮等寒冷食品，而伤害了体内的阳气。

（2）注意保护阳气向外发散的通畅 夏季人体的阳气顺应自然向外发散，这时应尽量避免把空调温度调得太低和长时间吹空调，或是在大量运动之后用洗冷水的方法来降温，以避免因汗后受寒而感冒。

（3）防暑 夏季天气炎热，容易中暑，故应注意避暑防晒，并且应该适当食用消暑的食物，如绿豆、西瓜、冬瓜、荷叶等。

(4) **注意对心气心神的保养** 夏属火，在人体与心相应。而"暑气通于心"，夏季的炎热易造成心火旺盛，人们极易烦躁不安，好发脾气，或是心火上炎，口舌生疮等。年轻人气血旺盛，在夏季要注意防止上火；而老年人就更应该注意了，由发火生气引起心肌缺血、心律失常、血压升高的情况并不少见，甚至因此而发生猝死。所以夏季要注意做到心态平和、保持心情舒畅、避免发怒。这个时候可以适当吃些清心火的食物，如莲子（带芯）、苦瓜等。

(5) **注意对脾气的保养，注意祛湿** 夏季天虽热，却生湿，这是因为夏天的阳气旺盛了，土地里、动植物体内和江河湖泊的水分都被蒸发了出来，氤氲于天地之间的缘故。脾脏是喜燥而恶湿的，湿气太过，就会损伤脾的功能，这就是为什么人在夏天常常会食欲不振。不少朋友在夏天会感觉到胸腹胀闷不舒、乏力，精神不振，甚至长湿疹、腹泻等，这都是夏季湿气氤氲的缘故。这个时候可以多吃一些能够祛湿的食物，如薏苡仁、冬瓜等。

(6) **夏季的三伏天是全年气温最高、阳气最盛的季节** 对于阳虚的朋友来说，夏季是最佳的防治疾病的时机，这就是中医所说的"冬病夏治"。患有各种慢性疾病如慢性支气管炎、肺气肿、支气管哮喘、腹泻等属于阳虚证型的朋友应抓住这一时机进行调理。

(7) **在饮茶方面，夏天比较适宜饮用绿茶** 因为绿茶味苦性寒，清鲜爽口，具有清暑解热、生津止渴和消食利导等作用。

大麦茶

原料 焦大麦10克。

制法 将焦大麦置茶杯中，用沸水冲泡，加盖闷片刻即成。代茶饮服。

功效 健胃消食清暑。

双仁龙眼茶

原料 龙眼肉20克，柏子仁、酸枣仁各12克。

制法 将柏子仁、酸枣仁捣碎，与龙眼肉一同放入沙锅中，加水煎沸

30分钟，取汁代茶饮用。每日1剂。

功效 补益心脾，宁心安神。适用于气血不足型心悸。

荷叶茶

原料 荷叶15克。

制法 将荷叶切碎，放入茶壶中，用沸水冲泡。代茶饮服。

功效 清热解暑，健脾降脂。凡上焦邪盛，治宜清降者，切不可用。

生地茅根茶

原料 生地15克，茅根15克，竹叶10克，生甘草10克。

制法 将诸药置沙锅中，加水适量，煎沸20分钟，滤渣取汁。代茶温饮，每日1剂，药渣可再煎服用。

功效 清热解暑，生津利尿。主治中暑。症见心胸烦热，小便黄短，口舌生疮，舌红苔黄，脉数。

人参枣仁玉竹茶

原料 人参6克，炒枣仁30克，白芍12克，当归、玉竹各10克。

制法 以上5味洗净，放入沙锅中，加水煎取药汁。代茶饮服。

功效 益气滋阴补血。虚寒腹痛泄泻者慎服。

阿胶茶

原料 阿胶200克。

制法 将阿胶置容器（如搪瓷锅）中，加黄酒100毫升、冰糖及适量水浸一夜后，边加温边搅拌（不使粘底），使阿胶熔化，并煮沸。冷却后置冰箱中备用。每服1调羹，冲入温开水饮用。晨服1次，或早晚各1次。

功效 补血，止血，滋阴，润肺。阳虚体质，虚寒病证，纳食不佳，消化不良，舌苔厚腻等不宜服用。

生脉茶

原料 党参15克，麦冬12克，五味子6克。

制法 煎水。代茶饮。

功效 益气敛汗，养阴生津。适用于暑热伤气引起的口干作渴，气短懒言，肢体倦怠，眩晕少神及肺虚咳喘，自汗。

双冬枣仁茶

原料 天冬、麦冬（连芯）、酸枣仁各10克，蜂蜜20克。

制法 将酸枣仁微炒后捣碎，天冬、麦冬制为粗末，一同放入保温杯中，冲入沸水，候温，调入蜂蜜，代茶饮用。每晚1剂。

功效 养阴清热，宁心安神。适用于阴虚火旺型心悸。

黄芪枳壳茶

原料 黄芪20克，枳壳15克，红枣30克，白糖适量。

制法 以上3味洗净放入沙锅中，加水煎取浓汁，调入适量白糖即成。代茶频饮。

功效 补中益气，养血安神。阴虚阳亢、热毒亢盛、食积内停者忌服。

清凉茶

原料 本品为中成药，由青蒿、莲叶、滑石、芦根、甘草等药物组成。

制法 制成茶剂，每包装50克。每次用10克，开水冲泡或水煎。代茶饮。

功效 清热解暑，生津止渴，防暑降温。适用于治疗暑热不适，四时感冒，发热积滞。

远志枣仁茶

原料 远志、炒枣仁各10克。

制法 将上2味制为粗末，放入保温杯中，冲入沸水，加盖温浸30分钟，代茶饮用。每日1剂。

功效 补肝壮胆，宁心安神。适用于心神不宁型心悸。

藿香佩兰茶

原料 藿香、佩兰各10克。

制法 将上二味置沙锅中,加水适量,煎沸15分钟。代茶温饮,每日1剂,药渣可再煎服用。

功效 化湿解暑,止呕,止泻。适用于中暑。症见恶风寒,胃脘不适,恶心呕吐,饮食不香,苔厚腻,脉滑。

桂圆洋参茶

原料 西洋参2克,桂圆肉20克,白糖3克。

制法 以上3味放入茶壶中,用沸水浸泡即成。代茶饮用。

功效 滋阴降火,益气补血,宁心安神。素有痰火及湿滞停饮者应慎食,最好忌服。

人参当归茶

原料 人参3克,当归10克,白糖20克。

制法 将当归、人参浸润切片,放入茶壶中,加入白糖,冲入沸水浸泡。代茶饮用,可多次续水浸泡至味淡,嚼食人参片。每日1剂。

功效 补益气血,活血通络,养血安神。内蕴实热,外感实邪者禁用。

地黄麦冬茶

原料 生地黄15克,麦冬10克。

制法 将上2味制为粗末,放入保温杯中,冲入沸水,加盖温浸30分钟,代茶饮用。每日1~2剂。

功效 滋阴清热,润燥除烦。适用于阴虚火旺型心悸。

山楂核桃茶

原料 山楂50克,核桃仁150克,白糖200克。

制法 将山楂水煎取汁1000毫升,核桃用水磨细,取汁2000毫升。

将山楂汁煮沸，倒入白糖拌匀，再将核桃汁缓慢倒入，搅匀，煮沸即成。代茶饮用。

功效 滋阴补血，补肾润肺，生津润肠。

苦瓜莲藕茶

原料 苦瓜半个，莲藕70克，盐或糖少许。

制法 将苦瓜洗净、切开，挖去瓜瓤并切片；莲藕洗净、切片。苦瓜、莲藕片放入电锅中，加入4碗水，外锅放1杯水，煮到开关跳起后，依照个人口味加入少许盐或糖即可服用。

功效 苦瓜、莲藕能强肝、清心明目、退火、解热、祛毒、解疲劳，是极佳的治热病、中暑食材。

人参益母草茶

原料 人参3克，益母草30克，绿茶1克。

制法 将人参入沙锅，小火煎60分钟，取头汁；再用小火水煎60分钟，取第2次药汁；再用小火水煎60分钟，取第3次药汁；将3次药汁合并。然后将益母草洗净，加绿茶，放入茶壶中，用刚沸的开水冲泡，盖闷5分钟后即成。服饮时，将人参汁调入茶中混匀饮用。

功效 大补气血，活血调经，祛湿散瘀。人参是体质壮实之体，儿童、孕妇等均应慎用人参。

和胃安神茶

原料 酸枣仁3克，茯苓3克，甘草3克，炒谷芽2克，陈皮1克，远志1克。

制法 将酸枣仁、甘草、茯苓、陈皮、远志分别洗净，沥干备用。将以上材料和炒谷芽放入锅中，加入350毫升水一起煮沸，滤渣取汁后饮用即可。

功效 此款茶饮温和甘甜，可健脾开胃、下气和中，消食化积，最适宜帮助富含淀粉类的食物的消化。

茉莉花菖蒲茶

原料 茉莉花、石菖蒲各6克，绿茶10克。

制法 将石菖蒲制为粗末，与茉莉花、绿茶一同放入杯中，用沸水冲沏，代茶饮用。每日1剂。

功效 理气化湿，安神。适用于心阳虚弱型心悸。

菊花人参茶

原料 菊花干花蕾4~5朵，人参2~4克。

制法 将人参切碎成细断，放入菊花花蕾，用热水加盖浸泡10~15分钟左右即可。

功效 人参含有皂苷及多种维生素，对人的神经系统具有很好的调节作用，可以提高人的免疫力，有效驱除疲劳；而菊花气味芬芳，具有祛火、明目的作用，两者合用具提神的作用。

二至茶

原料 女贞子10克，旱莲草10克。

制法 将女贞子、旱莲草洗净，放入茶壶中，用沸水冲泡20分钟。取汁加入少量白糖，代茶饮用。

功效 补益肝肾，滋阴止血。脾胃虚寒、大便溏泻者不宜。

苦瓜茶

原料 苦瓜1个，绿茶5克，食盐适量。

制法 将苦瓜、绿茶置沙锅中，加水适量，煎沸20分钟，滤渣取汁，兑入食盐调味。代茶温饮，每日1剂，药渣可再煎服用。

功效 清热解暑除烦。适用于中暑。症见口干口苦，烦热多汗，或咽喉肿痛，舌红苔黄，脉数。

甘草茶

原料 炙甘草15克。

制法 将炙甘草制为粗末，放入保温杯中，冲入沸水，加盖温浸30分钟，代茶饮用。每日1剂。

功效 益气通脉，养血安神。

茅根灵芝茶

原料 白茅根15克，香菇7.5克，明日叶11克，灵芝15克，东洋参11克，蜂蜜少许。

制法 将所有药材用水过滤。用450毫升的热开水冲泡10~20分钟后，将药汤倒出来过滤即可饮用。若要增加甜度，可酌量添加少许蜂蜜。也可以将所有药材放入电锅内锅中，加入3碗半水，外锅放1杯水，煮到开关跳起后，将所有药材与汤汁倒出来过滤服用。此方为1天的分量，2天服用1次，10次为一周期。

功效 白茅根对于夏天小儿暑热等症状具有缓解的功效。灵芝具有清热生津、消暑止渴的作用。

竹叶绿豆茶

原料 竹叶10克，绿豆30克。

制法 将上二味置沙锅中，加水适量，煎沸20分钟，滤渣取汁。代茶温饮，每日1剂，药渣可再煎服用。

功效 清热解暑，清心除烦。适用于中暑。症见身热烦躁，口干口苦，小便短赤，舌红苔黄，脉数。

秋季——滋阴润肺，养胃去火

食养原则

从夏入秋，日照时间渐渐变短，我国大部分地区的气温都在渐渐下降,这是一个大自然阳气收敛的季节。在秋季里,大自然的阳气从夏季的发散、释放转为收敛,于是气温日渐下降。阳气收敛了,环境中的湿气自然也就不像夏季那样随阳气的发散而四处氤氲了,而是随着阳气的收敛而逐渐下沉、减少。所以在秋季,我们感受最深的除了气温的下降之外,就是干燥。刚开始阳气收敛了,湿气减少了,我们会觉得很舒服,"秋高气爽",但随着阳气的不断收敛,湿气进一步地下降,干燥就出来了。

不仅大自然如此,我们的身体也是如此。为了与大自然相适应,机体的阳气也开始向内收敛了,于是体内的津液也随之内敛,而不像夏季那样随阳气大量向外发散到体表了,所以皮肤、口鼻等位于体表的器官水分就减少,再加上外界环境也变得干燥,皮肤、嘴唇和鼻腔就会感到干燥,还会出现头发干燥、大便干结等现象,这就是我们所说的"秋燥"。

秋季养生应注意

(1)秋季养生,最重要的就是养肺 秋属金,在人体与肺相应,肺脏是很娇嫩的一个器官,而且通过口鼻直接与外界相通,很容易受到外界的影响,所以中医又将肺称为"娇脏"。肺这样的一个"娇脏"是很娇嫩的,寒、热、燥、湿都很容易对它造成影响,尤其是这个"燥"。很多朋友都有在秋天容易患咳嗽的感受,秋天的咳嗽多是干咳,痰很少,或都是很黏而难以咯出,这就是肺受到秋燥影响的表现。所以在秋季,我们在饮食上宜适当食用滋阴润肺的食物,如沙参、西洋参、百合、杏仁、川贝等。

(2)在饮茶方面,秋天比较适宜饮用青茶(乌龙茶) 青茶静色泽绿润,内质馥郁,不寒不热。秋凉饮之,可以润肤、除燥、生津、润肺、清热、凉血。

清肺止咳茶

原料 玄参5克,麦冬5克,桔梗5克,乌梅3克,生甘草3克。

制法 将玄参、麦冬、桔梗、乌梅及生甘草一同置茶壶中,用沸水适量冲泡,闷15分钟,代茶频饮。每日1剂。

功效 清咽止咳,养阴敛肺。适用于久咳不止,肺阴亏损。症见咽干无痰，咳嗽剧烈，舌红，或有潮热、盗汗者。风寒咳嗽者忌用。

橘皮姜茶

原料 橘皮5克，生姜5克，红糖适量。

制法 锅中加入500毫升水煮沸，将橘皮和生姜放入，小火煮5分钟。加红糖调匀饮用即可。

功效 除菌化痰，有效预防和治疗秋季气候干燥、寒气入侵引起的感冒，咳嗽等。

浙贝白果茶

原料 浙贝母19克，枇杷叶7.5克，白果15克，菊花7.5克，薄荷7.5克，半夏11克，蜂蜜少许或罗汉果半个。

制法 将所有药材用水过滤，白果煮熟。将所有药材用450毫升的热开水冲泡10~20分钟后，将汤药倒出来过滤即可饮用。若要增加甜度，可酌量添加蜂蜜或罗汉果。此方为1天的分量，每天服用2次，下次为一周期。

功效 浙贝母多用于外感风邪、痰热肺郁等症状。枇杷叶可以止咳化痰、润肺，是止咳名药川贝枇杷膏的主要成分之一，尤其对身体燥热引起的咳嗽很有疗效。白果固肾补肺、平喘止咳，对于老人咳嗽相当有效。

麦冬二参茶

原料 麦冬9克，党参9克，北沙参9克，玉竹9克，天花粉9克，乌梅6克，知母6克，甘草6克。

制法 将以上各药一并研成粗末后，分成10份，每次1份置于杯中，冲入适量沸水，盖闷10分钟左右。代茶频频饮用。每日1剂。

功效 滋阴养胃。适用于气阴两虚型胃酸减少之萎缩性胃炎。症见形体消瘦，身倦体乏，面色萎黄，纳谷不佳，食后饱胀，心烦口干等。

枇杷叶茶

原料 枇杷叶10~15克（鲜品30克），冰糖20克。

制法 将枇杷叶用纱布包好，冰糖捣碎，一同放入杯中，冲入沸水，候温，代茶饮用。或将鲜枇杷叶背面的绒毛刷净，再与冰糖末一同放入杯中，沸水冲泡，代茶饮用。每日1剂。

功效 清肺和胃，化痰降气。适用于治痰热咳嗽。

山梨冰糖饮

原料 山梨1~2个，冰糖适量。

制法 将山梨切片后置于锅中，加入适量冰糖，以适量清水一同煎煮，取汤水代茶饮用。

功效 清热化痰，燥湿健脾。适用于肺热咳嗽，痰多。糖尿病患者慎用。

玉蝴蝶茶

原料 玉蝴蝶15克，夏枯草7.5克，冰糖适量。

制法 玉蝴蝶、夏枯草均洗净剪碎，和适量冰糖一起放入杯中，用沸水冲泡。代茶饮。

功效 清热，润肺，利咽。

沙参麦冬茶

原料 沙参5克，麦冬5克，桑叶5克。

制法 将沙参、麦冬、桑叶一同放入杯中，冲入沸水，盖上杯盖后闷15分钟左右即可。代茶频饮。每日1剂。

功效 养阴润肺，清燥止咳。适用于肺热阴虚，久咳不止，咽干无痰，或痰少黏稠，伴有虚热盗汗。风寒及痰湿咳嗽者禁用。

百合枇杷茶

原料 百合（鲜者尤佳）15克，枇杷叶15克。

制法 诸药研末，放入瓷杯中，以沸水冲泡，然后盖严闷5~10分钟。代茶温饮，每日1~2剂。

功效 养阴润肺。适用于肺阴不足。症见咳嗽无痰，咽喉干渴，或嗳气干呕，舌苔少，脉细数。

淮山黄连茶

原料 淮山30克，黄连3克，甜叶菊2片。

制法 将淮山、黄连捣碎。将甜叶菊与捣碎的淮山、黄连共同放于杯中，用沸水冲泡，加盖焖20分钟。代茶饮，每日1剂。

功效 补虚强心，燥湿泻火，适用于口渴心烦者饮用。

桑杏茶

原料 梨皮30克，桑叶、杏仁、沙参、象贝母、豆豉各9克，山栀6克。

制法 将以上所有配方共同煎水代茶饮。

功效 轻宣燥热，润肺止咳。治疗秋天干燥气候所引起的干咳无痰，头痛发热等病症。

杏梨茶

原料 苦杏仁10克，鸭梨1个，冰糖少许。

制法 先将杏仁去皮和尖后，打碎；将鸭梨去核后，切成小块。再将二者一同放入锅中，加入适量清水炖煮。煮熟后加入冰糖即可。取汤水代茶不拘时频饮。

功效 润肺平喘，止咳化痰。适用于肺燥咳嗽。

银耳茶

原料 银耳20克，茶叶5克，冰糖适量。

制法 先将银耳洗净，加水与冰糖（勿用绵白糖）炖熟；再将茶叶冲泡5分钟取汁，兑入银耳汤，搅拌均匀服用。代茶温饮，每日1~2剂。

功效 滋阴降火，润肺止咳。适用于阴虚咳嗽。症见干咳无痰，口咽干渴，大便不畅。

秋菊清心茶

原料 杭白菊5克,麦冬5克,百合5克,红茶适量,冰糖少许。

制法 将杭白菊、麦冬、百合、红茶一起放入壶中,用沸水冲泡,静置10分钟后即可。可根据个人口味加入适量冰糖调味。

功效 此茶具有清肝泻火、滋阴润燥、宁神养心的疗效。

枸骨茶

原料 枸骨嫩叶15～30克。

制法 将枸骨叶放入杯中,冲入沸水后,闷泡约10～30分钟即可。每日1剂,不拘时频饮之。

功效 养阴退热,补血益气,止咳。适用于肺痨咳嗽,劳伤失血。

石膏知母茶

原料 生石膏30克,知母5克。

制法 将石膏打碎,放入沙锅中,加水煎沸20分钟,加入知母再煎沸40分钟,取汁代茶饮用。每日1剂。

功效 清热泄火,滋阴清肺。适用于热哮。

百合菊花茶

原料 百合花4朵,杭白菊5朵,蜂蜜适量。

制法 将百合花、杭白菊清洗干净;将洗净的百合花、杭白菊放入杯中,用500毫升沸水冲泡5分钟左右。喝时调入适量蜂蜜即可。代茶频饮。

功效 具有清心安神,滋阴润肺,补气益中的功效。

紫苏党参茶

原料 紫苏叶10克,紫苏梗10克,党参15克,蜂蜜适量。

制法 将紫苏叶、紫苏梗和党参制成的散剂,分装入5～6个纱布袋包中,每次取1包,置于杯中,以沸水冲泡,闷约15分钟后,去渣取汁,再调入蜂蜜，代茶饮用。每日早晚各1包。

功效 清肺化痰，止咳平喘。适用于慢性支气管炎，症见体虚乏力，咳嗽胸闷。痰黄黏稠且伴有发热者慎服。

枸杞茶

原料 枸杞叶适量。

制法 阴干枸杞叶，焙炒存放，饮用时如同沏茶一样，开水冲泡热饮。

功效 补肾滋阴，润肺养肝，明目。常饮还可治疗神经衰弱，眼目昏花等疾病。

藿香降火茶

原料 藿香30克，蜂蜜适量。

制法 将藿香洗净，沥干水分，放进杯中，用350毫升沸水冲泡，放凉后去渣，取汁。饮用时加入蜂蜜调味即可。

功效 此款茶饮对中暑、上火有极好的调理作用。

五汁茶

原料 鲜芦根、雪梨、荸荠、鲜藕各500克，鲜麦冬100克。

制法 各以上配方共同榨汁混合，温饮，每日数次。

功效 养阴补血，润肺清热。为瘟病后期养阴增液的有效良饮。

柚皮百合茶

原料 柚子皮30克，百合40克，白糖15克。

制法 将柚子皮、百合放入沙锅中，加水煎沸15分钟，去渣，调入白糖，代茶饮用，最后将百合一同食下。每日1剂。

功效 下气化痰，润肺止咳。适用于痰浊壅肺、气机阻滞型实喘。

五味二冬茶

原料 五味子5克，天冬、麦冬各15克。

制法 诸药切碎，放入瓷杯中，以沸水冲泡，然后盖严闷5～10分钟。代茶温饮，每日1～2剂。

功效 养阴滋燥。

雪梨茶

原料 雪梨（切成薄片）1个，绿茶5克。

制法 将雪梨与绿茶共同水煎代茶饮，梨片可以食用。

功效 润燥生津，适用于秋天干燥气候引起的口干咽燥，鼻干津少。

冬季——养肾防寒，调和气血

食养原则

冬天气候寒冷，是大自然阳气闭藏起来的季节，相应的，机体的阳气也在体内闭藏了起来。这个闭藏的过程是很重要的，是一个阳气休养生息的过程，人体内的阳气在经过春生、夏长、秋收三个季节的劳作后，已消耗很多，有了冬季的闭藏这个休养生息、养精蓄锐的过程，人体的阳气才能在来年更好地发挥作用。

冬季养生应注意

（1）**首先要注意保暖** 如果穿的衣服不足以御寒，机体就要调动体内闭藏的阳气向外发散以御寒，这就影响了阳气的休养生息，甚至会损伤机体的阳气。另外，冬季还是流感、支气管哮喘、慢性支气管炎以及心脑血管疾病等高发的季节。所以冬天应该把保暖放在第一位。

（2）**再说说冬季进补** 中医认为，冬属水，在人体与肾相应，肾主封藏，冬季人体的阳气就蛰伏其内。中医认为肾为先天之本，肾中阴精是生命的物质基础，肾中的阳气是推动人体各种生命活动的最根本的动力，人体生、长、壮、老、已的生命活动过程皆取决于肾中阴精阳气的盛衰，所以说冬季对肾以及肾中阳气的保养是极其重要的。一方面寒冬季节，阴寒偏盛于外，易伤肾阳；另一方面，机体的阳气在休养生息的过程中需要进行补充，故冬季宜适当食用温补助阳的食物，如羊肉、狗肉等，既有助于御寒，又能够补益机体的阳气。

（3）**注意补肾益精** 冬季，阳气以闭藏于体内为主，就造成了一个与夏季相反的情况，这个时候由于阳气的闭藏，肌表等在外的阳气就变少了，而在里的阳气则多了起来，使人体内阳气相对过盛，阴精就相对不足了。因此冬季养生还应保养阴精，这就是中医强调"秋冬养阴"的原因。所以，冬季进补既当助阳，又应注意护阴，要适当地食用一些补阴的食物，如蜂蜜、芝麻、银耳、莲子、百合等，以期保持人体阴阳平衡。

（4）**"冬吃萝卜夏吃姜"** 萝卜是性凉的，可以消除体内由于阳气相对过多以及食用较多温性食物产生的燥热，另外，萝卜还有消食的作用。

（5）**在饮茶方面，冬天比较适宜饮用红茶** 这种茶，叶红、汤红，醇厚干温，滋养阳气，增热添暖，可以加奶、加糖，不仅气味芳香，还可以去油腻、舒肠胃。

黄精枸杞茶

原料 黄精15克，枸杞子15克。

制法 将上二味置沙锅中，加水适量，煎沸20分钟，滤渣取汁。代茶温饮，每日1剂，药渣可再煎服用。

功效 补脾益肾。适用于贫血。

淫羊藿茶

原料 淫羊藿10克，绿茶3克。

制法 将淫羊藿叶洗净，与绿茶一同放入茶壶中，用沸水冲泡。代茶饮用。

功效 温肾壮阳，祛除寒湿。实热病证、阴虚火旺者不宜。

桂皮乌药茶

原料 桂皮2克，核桃仁6克，乌药、红茶各3克。

制法 将诸药与茶置沙锅中，加水适量，煎沸20分钟，滤渣取汁。代茶温饮，每日1剂，药渣可再煎服用。

功效 温里散寒。适用于老人体虚，阴寒内盛证。症见腰膝无力，下半身有冷感，夜尿过多，或小儿冬天遗尿。

桂圆枸杞子茶

原料 桂圆肉10枚，枸杞子15克。

制法 将桂圆肉、枸杞子分别洗净，放入瓷碗中，隔水蒸熟，取出，放入茶壶中，用沸水冲泡，加盖闷10分钟即成。代茶饮用，可连续冲泡3~5次，当日饮完，最后将桂圆肉、枸杞子嚼食咽下。

功效 滋养肝肾，生血补血。适用于心脾两虚，气血双亏之惊悸，失眠，健忘，食少倦怠及妇女崩漏出血。素有痰火及湿滞停饮者应慎服。

桂圆绿茶

原料 桂圆肉20克，绿茶1克。

制法 将桂圆肉500克，加盖蒸1小时，备用。用时按以上用量将绿茶与桂圆肉置于大的茶杯里，加开水400毫升，分3次温饮。日服1剂，或隔日1剂。

功效 补气养血，滋养肝肾。用于贫血等症。

枸杞洋参茶

原料 枸杞子4克，西洋参2克，冰糖6克。

制法 将西洋参切片，枸杞子洗净去杂质，冰糖打碎。将西洋参、枸杞子、冰糖放入锅内，加水400毫升，煎煮20分钟即成。每日2次，每次饮用100毫升。

功效 滋阴补肾。凡外邪实热、脾虚泄泻者忌服。

桑葚蜜茶

原料 桑葚、蜂蜜各适量。

制法 将桑葚捣碎取60克,和蜂蜜一块,用沸水冲泡代茶饮。每日1剂。

功效 补肝益肾。治疗神经衰弱,贫血。

五福茶

原料 熟地黄、当归各9克,人参、白术、炙甘草各6克,生姜3片,大枣2个。

制法 将以上配方共研粗末,沸水冲泡当1日量,代茶频服。

功效 补气养血。治中老年气血亏损。

人参核桃枸杞茶

原料 人参3克,核桃仁10克,枸杞子10克。

制法 将人参、核桃仁、枸杞子分别洗净,一同放入茶壶中,加沸水冲泡。代茶频饮。

功效 益气固肾。喘咳黄痰或大便稀烂时不宜食用。

熟地大枣茶

原料 熟地10克,大枣5枚。

制法 将上二味置沙锅中,加水适量,煎沸20分钟,滤渣取汁。代茶温饮,每日1剂,药渣可再煎服用。

功效 滋肾补血。适用于贫血。

香桃茶

原料 浓红茶茶水半杯,香桃片2~3片,砂糖30克。

制法 香桃片放红茶杯中稍浸片刻,后调入砂糖,趁热饮之。

功效 暖胃健脾,去寒气,增进食欲。

锁阳红糖茶

原料 锁阳15克,红糖适量。

制法 将锁阳洗净,水煎,去渣留汁,加入适量红糖。代茶饮用。

功效 补肾助阳,润肠通便。泄泻及阳易举而精不固者忌服。

天冬红糖茶

原料 天门冬50克(鲜品150克),红糖适量。

制法 将天门冬放入沙锅内,加清水3碗,煎至一碗半,加入红糖再煮沸,温饮,每日1次,连用数次。

功效 养阴,润燥,滋肾,补血,生津止渴。

花椒虫草茶

原料 花椒、杜仲、干姜、红糖各3克,冬虫夏草2克。

制法 上药研末,放入瓷杯中,以沸水冲泡,然后盖严闷5~10分钟。代茶温饮,饮水吃药,每日1~2剂。

功效 温经散寒止痛。

白茅根洋菊茶

原料 白茅根19克,洋甘菊12克,香椿11克,龙井茶5克。

制法 将白茅根、洋甘菊与龙井茶用水过滤。将所有材料用450毫升的热开水冲泡10~20分钟后,将汤药倒出来过滤即可饮用。此方建议每日饮用1次。

功效 白茅根具有清热利尿的作用,常被用来治疗急性肾炎。

何首乌茶

原料 何首乌6克。

制法 将何首乌切成薄片，沸水冲泡，代茶饮用。每日1~2次。

功效 补肝益肾，祛风养血。用于阴虚血枯，须发早白等症。

黄芪归芍茶

原料 炙黄芪15克，当归10克，白芍15克。

制法 将诸药置沙锅中，加水适量，煎沸20分钟，滤渣取汁。代茶温饮，每日1剂，药渣可再煎服用。

功效 补气养血。适用于贫血。

益智仁茶

原料 益智仁9克。

制法 将益智仁洗净，放入锅中，加水煎汤，去渣取汁。代茶频饮，每日1次。

功效 暖肾止遗。阴虚火旺或热证尿频、遗精、多涎者忌用。

康宝茶

原料 熟地15克，刺五加12克，山楂10克，枸杞子、黄精各9克，淫羊藿、甘草各6克。

制法 将以上各味煎水代茶饮，每日1剂。

功效 滋补肝肾、补养气血，适用于体质虚弱，倦怠乏力。

黄精大枣茶

原料 黄精20克，大枣10枚。

制法 将诸药置沙锅中，加水适量，煎沸20分钟，滤渣取汁。代茶温饮，每日1剂，药渣可再煎服用。

功效 补脾滋肾，益气养血。适用于脾胃虚弱所致的倦怠乏力，食欲不振，脉虚软；也用于肾虚精亏所致的头晕，腰膝酸软，须发早白等。

木耳红枣茶

原料 黑木耳30克,红枣20颗,冰糖适量。

制法 将黑木耳泡软洗净后,撕成小朵,沥干备用。锅中加入600毫升的清水,放入撕好的黑木耳、冰糖,连同红枣一同煮10分钟。倒入碗中,连同汤汁一起饮用即可。

功效 此款茶饮含蛋白质、糖类、铁、钙、磷等多种矿物质,有滋阴补血、强壮身体的作用。

乌龙首乌茶

原料 何首乌30克,桑葚9克,枸杞子10克,乌龙茶适量。

制法 将茶材一同放入沙锅中,加适量水,煎沸20分钟,滤渣取汁。代茶温饮,每日1~2剂,药渣可再煎服用。

功效 具有补肝肾,养血的功效,适合年老体衰或大病初愈后身体虚弱者饮用。

人参地黄茶

原料 生地黄15克,人参10克,天门冬6克。

制法 将以上各味切片或研粗末,沸水冲泡15分钟,代茶饮,每日1剂。

功效 养阴益气,润肺滋肾。治疗病后气阴两伤,气短乏力。

红花生地茶

原料 红花1克,花生衣6克,生地黄25克,红枣3颗。

制法 把花生衣、生地黄和去核的红枣一起放入沙锅中,加400毫升水,煮沸后再煮15分钟,最后加入红花稍泡即可。当茶饮用,每日3次。

功效 具有养血,补血的功效,女性经常饮用还具有养颜的作用。

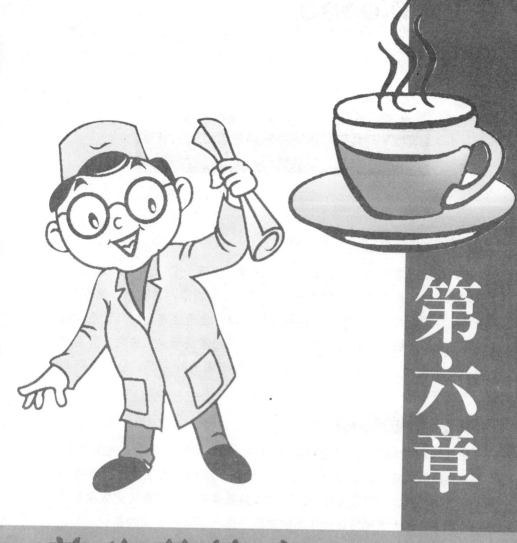

第六章

养生茶饮之不同体质调养

热性体质

体质特征

热性体质者最明显的症状就是喜冷喜寒，多穿一件衣服就燥热出汗；喜欢吃冰凉的东西或饮料，喜爱喝水但仍觉口干舌燥，爱吹风，喜空调；脸色通红、面红耳赤，脾气差且容易心烦气躁，全身经常发热又怕热；经常便秘或粪便干燥，尿液较少且偏黄，女性月经常提早来；失眠，脉搏多较快，体味较重。热性体质的人一般会有抽烟喝酒的习惯，经常食用辛辣、刺激性食物，且体形较胖，高温天气容易上火。

适合的茶材

热性体质的人最宜饮用寒凉属性的茶，这样能起到清热去火的作用，同时能排除体内毒素，防止热毒在体内堆积，可润肠通便、缓和急躁情绪。热性体质茶饮可以做成凉茶，这样去热效果更好，跟有去火效果的食物结合起来，能大大缩短调理体质的时间。适合用清热去火的茶材，如绿茶、决明子、荷叶、金银花、苦丁茶、乌龙茶、薄荷、败酱草、鱼腥草、山楂、夏枯草、菊花、蒲公英、普洱茶、仙草、绿豆等。

不适合的茶材

虽然半温燥热属性的茶对人体有大补的功效，但是热性体质的人要慎饮，否则会加重体内热毒的生发，使身体更加燥热，症状更严重。不适宜饮用温热辛辣刺激性的茶材，如生姜、桂圆、肉桂、黄芪、当归等。

龙胆菊槐茶

原料 龙胆草10克，菊花10克，槐花10克，绿茶适量。

制法 上药研末,与绿茶同放入瓷杯中,以沸水冲泡,然后盖严闷5~10分钟。代茶温饮,每日1~2剂。

功效 清肝泻火,清热明目,凉血。适用于肝经实火者。症见烦躁易怒,眼睛红痛,口苦咽干,头痛胁痛,舌红苔黄,脉数等。

白萝卜橄榄茶

原料 白萝卜300克,鲜橄榄60克,冰糖20克。

制法 将白萝卜洗净切片;橄榄洗净捣烂,一同放入沙锅中,加水煎沸10分钟,取汁,加入冰糖令溶,代茶饮用。每日1剂。

功效 清热解毒,润肺利咽。适用于流行性感冒。

苦瓜茶

原料 苦瓜1个,茶叶50克。

制法 将鲜苦瓜截断去瓤,纳入茶叶接合,悬挂通风阴凉处;阴干后将外部洗净擦干,连同茶叶切碎,混匀,每取10克,放入茶壶中,用沸水冲泡30分钟。茶饮服。

功效 清热利尿,明目减肥。脾胃虚寒者忌服。孕妇不宜饮用。

清心茶

原料 竹叶10克,生地15克,茶叶适量。

制法 将诸药与茶叶置沙锅中,加水适量,煎沸20分钟,滤渣取汁。代茶温饮,每日1~2剂,药渣可再煎服用。

功效 清心养阴。适用于心火上炎者。症见口舌生疮,心胸烦热,口干喜饮,小便短赤,舌红苔少,脉细数等。

马齿苋茶

原料 马齿苋30克。

制法 将马齿苋洗净,放入沙锅中,加入适量清水,煎煮取汁。代茶饮服。

功效 清热利尿，减肥瘦身。凡脾胃素虚，腹泻便溏之人忌食；怀孕妇女，尤其是有习惯性流产的孕妇忌食，因马齿苋性属寒滑，食之过多有滑利之弊。

甘蔗洋参茶

原料 甘蔗汁100毫升，西洋参11克。

制法 将西洋参用水洗净。将西洋参和甘蔗汁用热开水冲泡10分钟后，即可代茶饮用。

功效 甘蔗具有解热止渴、生津润燥、利尿之效用。西洋参可以清热退火、生津止渴。

板蓝大青茶

原料 板蓝根60克，大青叶60克，绿茶30克。

制法 将所有材料共切成碎末，混匀，每次取用50克（最多可用至70克），放入保温杯中，冲入适量沸水，闷泡15分钟。代茶频饮，每日1~2剂。

功效 清热解毒。适用于肝火上炎证。症见胁肋疼痛，口干口苦，或目黄、身黄、小便黄，舌红苔黄，脉数。

银花芦根茶

原料 金银花、芦根各30克，薄荷10克，白糖15克。

制法 将金银花、芦根放入沙锅中，加水煎沸10分钟，加入薄荷再煎沸3分钟，去渣取汁，调入白糖，代茶饮用。每日1剂。

功效 清热散风，凉血解毒。适用于风热感冒，流行性感冒。

苦参茶

原料 苦参10克，生甘草3克。

制法 以上2味洗净，放入茶壶中，用沸水冲泡。或水煎取汁200毫升。代茶饮服。

功效 清热燥湿，杀虫止痒。脾胃虚寒者忌服。

三花茶

原料 银花15克，菊花10克，花茶5克。

制法 将这三种花用开水冲泡饮用。

功效 此茶具有清热解毒、消暑解渴之功效，暑天饮用最佳。

党参黄连莲子茶

原料 党参10克，黄连15克，莲子30克。

制法 以上3味洗净，放入沙锅中，加入适量清水，煎煮取汁。代茶饮服。

功效 清热燥湿，泻火解毒。脾胃虚寒者忌用。阴虚津伤者慎用。

丝瓜花蜜茶

原料 鲜丝瓜花30克（干品12克），蜂蜜20克。

制法 将丝瓜花放入杯中用沸水冲沏，候温，调入蜂蜜，代茶饮用。每日1剂。

功效 清热解毒，润燥止咳。适用于风热型咳嗽。

清火茶

原料 蒲公英5克，金银花5克，甘草3克，胖大海6克。

制法 诸药研细末，用沸水冲泡10分钟。代茶温饮，每日1~2剂。

功效 清热解毒，利咽通便。适用于热毒内盛所致的咽喉肿痛，口干口苦，大便不通，小便黄短，舌红苔黄，脉数等。

蒲公英茶

原料 蒲公英15克，甘草3克。

制法 以上2味洗净，放入茶壶中，用沸水冲泡。代茶饮服。

功效 清热解毒。阳虚外寒、脾胃虚弱者忌用。

青黛柏茶

原料 青黛0.3克，黄柏1克，细辛0.1克，绿茶3克。

制法 用200毫升开水冲泡5~10分钟后饮用，冲饮至味淡。

功效 清热泻火。适用于口腔黏膜溃疡，咽喉肿痛，扁桃体炎。

金天茶

原料 金银花5克，天花粉3克，绿茶3克。

制法 用200毫升开水冲泡5~10分钟即可，冲饮至茶味变淡为止。

功效 清热解毒，凉血消肿。适用于肝经热盛口苦咽干、黄疸。

知柏茶

原料 知母3克，黄柏0.5克，茉莉花茶3克。

制法 将知母、黄柏用250毫升水煎沸后，冲泡茉莉花茶5~10分钟即可。可分数次饮。

功效 清热除湿，养阴降火。适用于阳盛体质之人患痢疾，遗精，赤白带下。

金翘茶

原料 金银花5克，连翘3克，绿茶5克。

制法 用200毫米开水冲泡10分钟即可。

功效 清热透邪。适用于外感发热，炎症，疮疡。

绿豆酸梅茶

原料 绿豆100克，酸梅50克，绵白糖少许。

制法 将以上配方以水煎服。

功效 清热解暑，生津止渴。

藕汁生地茶

原料 鲜藕300克，蜂蜜40毫升，生地黄10克。

制法 藕洗净，去皮后切成小丁。生地黄放入沙锅中，加适量水煎取80毫升药汁。将藕汁、蜂蜜、地黄汁混合后放入干净沙锅中，用微火稍煎即可。

功效 生地黄清热消炎、养阴生津，用于阴虚内热、骨蒸劳热、内热消渴、吐血、发斑发疹。

连翘玉茶

原料 连翘10克，玉竹3克，绿茶5克。

制法 用200毫升开水冲泡10分钟即可，冲饮至味淡。

功效 清热解毒，消肿散节，抗菌。适用于外感热病，斑疹，疮疡，炎症。

薄荷甘草茶

原料 薄荷叶、甘草各6克，白糖适量。

制法 将薄荷叶、甘草放入杯中，用沸水冲泡，加盖焖泡5分钟左右。饮用时依个人口味调入适量白糖即可。每日2剂，代茶频饮。

功效 具有发汗解表，疏风散热的功效，适用于风热感冒、头痛咽疼、发热无汗、神经性头痛者饮用。

三衣茶

原料 西瓜翠皮50克，绿豆衣20克，蝉衣6克。

制法 加水煎煮以上配方，去渣取液饮用。

功效 三衣茶有泻火、解暑、除烦、润燥之功效。常饮用可振奋精神，调节中枢神经。

金银花甘草茶

原料 金银花5克,甘草1片,绿茶3克,冰糖适量。

制法 将金银花、甘草洗净,沥干备用;将金银花、甘草、绿茶放入茶壶中,用沸水冲泡,浸泡5~10分钟即可。饮用时依个人口味加适量冰糖。代茶饮,每日1剂。

功效 清热解毒,消除肿痛。

银归茶

原料 金银花5克,当归3克,绿茶5克。

制法 将金银花、当归置于锅内,用250毫升水煎煮沸后,冲泡绿茶10分钟即可,冲饮至味淡。也可直接冲泡饮用。

功效 清热解毒,活血祛瘀。适用于痈疽肿毒。

黄连茶

原料 黄连0.5克,绿茶5克,白糖15克。

制法 用200毫升开水冲泡5~10分钟即可,冲饮至味淡。

功效 泻火解毒,燥湿,杀虫。适用于阳盛体质之人患热病心烦,菌痢,咽喉肿痛,目赤,口腔溃烂。胃虚呕恶,脾虚泄泻,五更肾泻,均应慎服。

苦瓜绿茶

原料 鲜苦瓜25克,绿茶适量。

制法 苦瓜洗净,剖开去瓤,切成细条,然后切碎。将切碎的苦瓜用小火炒5分钟,与绿茶混匀备用。将混合均匀的苦瓜和绿茶用沸水冲泡10分钟即可。代茶温饮,每日1~2剂。

功效 具有清热解毒,清心明目,养血益气的功效,适用于暑热烦渴、小便不利、风热赤眼等症,此茶还可作为夏季避暑凉茶。

金银花茶

原料 金银花5克，绿茶3克。

制法 将金银花和绿茶置于茶杯中，用150毫升开水冲泡5~10分钟即可饮用，至茶味变淡为止。

功效 清热，解毒。适用于阳盛体质之人患外感发热、肺炎、扁桃体炎、肾炎，以及夏季热盛时饮用。

寒性体质

体质特征

寒性体质最明显的症状就是身体的阳气不足，表现为畏寒怕冷，怕吹风、喜暖喜热，腹泻便溏，四肢容易冰冷等。一到秋冬便咳嗽流清涕，爱吃葱姜，不喜梨藕，舌淡苔白，津液较多，面色多青白或青黄，身体稍虚胖，脉搏较缓慢，小便颜色淡，大便常常不成形。寒性体质的女性还表现为白带多，月经常迟来且多有血块、面色较苍白、怕冷且喜欢喝热水、舌苔多白润且舌质偏淡。不常喝水但也不会觉得口渴，或只爱喝热水；喜欢吃热食；常觉得精神虚弱且容易疲劳，早晨起来就犯困。寒性体质的人身体内部阴气过剩，导致阴阳失调，从而使人体对营养物质消化和吸收功能减弱，以致身体对热量吸收减少，身体呈寒性。寒性体质以女性居多，心情抑郁、营养不足以及不良作息也易导致后天形成寒性体质。

适合的茶材

寒性体质调理首要注意的是保暖，一杯热性的茶能及时补充身体热量，促进血液循环；而热性的茶材能从根本调理人体内的寒症，滋阴补阳，祛寒温中，散寒解表，使心肾阳气充足，气血充盈，促进发汗，有效减轻畏寒症状。脾胃虚寒的人应喝中性茶或温性茶,乌龙茶属于中性茶,红茶,黑茶属于温性茶。推荐茶材,还有玫瑰花、茉莉花、桂花、红茶、熟普洱茶、枸杞子、杏仁、生姜、人参、桂圆、桑葚、红枣、当归等。

不适合的茶材

寒性体质的人决不能喝冰冷的饮料。绿茶属于凉性茶,寒性体质的人忌喝。黄茶属于半凉性茶,体寒症状轻的可适量饮用,但不建议长期喝。各种清热,清凉的茶饮,寒性体质的人都要避免,即使想减肥,也不宜选择苦寒的茶材。不适合的茶材还有冬瓜、苦瓜、苦茶、仙草等。

枸杞冬花茶

原料 枸杞子15克,麦冬10克,红花5克。

制法 将以上配方放入杯中,冲入沸水泡软,每日1剂,代茶频饮。

功效 具有补肾养阴之功效。适用于中风后舌短不语,足痿不行,或半身不遂等症。

桂皮茴香茶

原料 桂皮3克,茴香2克,干姜10克,韭菜子9克,芡实10克,红茶适量。

制法 将以上五味与红茶置沙锅中,加水适量,煎沸20分钟,滤渣取汁。代茶温饮,每日1~2剂。

功效 温里散寒,补肾固精。适用于肾阳不足所致的阳痿,早泄,下半身有冷感,口淡不想喝水,舌淡苔白,脉细。

桂枝甘草姜茶

原料 桂枝8克,炙甘草6克,大枣5枚,白芍16克,生姜5克,饴糖30克。

制法 将上述药放入茶壶中,用沸水冲泡,加盖闷15~20分钟,或用水煎煮,取汁。加入30克饴糖溶化,代茶饮用。

功效 温中补虚,和里缓急。阴虚火旺者不宜。

桂香姜奶茶

原料 肉桂棒1小根，姜5片，红茶5克，鲜牛奶300毫升，蜂蜜适量。

制法 将肉桂棒、姜片、红茶及鲜牛奶放入锅中，小火煮3~5分钟，同时搅匀。待姜和肉桂的香味散出后，将茶渣过滤，倒入杯中，再加入蜂蜜调味。

功效 有效缓解感冒初期的不适症状，促进血液循环，改善四肢冰冷的现象。

生地乌梅茶

原料 生地10克，乌梅10枚。

制法 将生地、乌梅放入瓷杯中，以沸水冲泡，然后盖严闷5~10分钟。代茶温饮，每日1~2剂。

功效 补阴血，安神志。适用于阴虚证。症见口干咽燥，皮肤干燥，睡眠欠佳，舌红苔少，脉细数。

天中茶

原料 制半夏、制川朴、杏仁（去皮）、炒莱菔子、陈皮各90克，荆芥、槟榔、香薷、干姜、炒车前子、羌活、薄荷、炒枳实、柴胡、大腹皮、炒青皮、炒白芥子、猪苓、防风、前胡、炒白芍、独活、炒苏子、土藿香、桔梗、藁本、木通、紫苏、泽泻、炒苍白术各60克，炒麦芽、炒神曲、炒山楂、茯苓各12克，白芷、甘草、炒草果仁、秦艽、川芎各30克，红茶叶300克。

制法 大腹皮煎汁。过滤去渣，取汁。其余各味共研粗末，与大腹皮汁拌后晒干，用纱布包袋，每袋9克，备用。每次用1袋，沸水冲泡，闷5~10分钟，当茶饮，每日2次。

功效 疏散风寒，治疗风寒感冒、恶寒发热、头痛肢酸、胸闷呕吐等。

茱萸党参姜枣茶

原料 吴茱萸6克,党参10克,生姜5克,大枣5枚。

制法 将上述药洗净,放入茶壶中,用沸水冲泡15~20分钟,或加水煎煮,取汁。代茶饮用。

功效 温中补虚,降逆止呕。因郁热所致的呕吐苦水,吞酸或胃脘痛者不宜。

枸杞黄精茶

原料 枸杞子、黄精、刺五加、山楂、熟地黄各10克,淫羊藿、甘草各5克。

制法 将以上各味研成粗末,用纱布包好,放入杯中,以沸水冲泡,闷10分钟,代茶频饮。

功效 滋补肝肾、益气养血。用于治疗体质虚弱,倦怠乏力等症,为补气养阴的良好茶饮保健方。

鹿茸茶

原料 鹿茸1克。

制法 将鹿茸片研成细末,放入茶壶中,用温开水冲泡。代茶饮用。

功效 补肾助阳,益精强筋。阴虚阳盛者忌用。

人参五味红茶

原料 人参5克,五味子10克,红茶7克。

制法 将人参、五味子清洗干净、捣烂,与红茶一起放入茶壶中。倒入沸水中冲泡5分钟,滤渣取汁。代茶温饮,每日1剂。

功效 此茶有补中益气,补五脏,明目,益智,补身强体的功效。

核桃茶

原料 红茶3克,核桃仁3克,大枣3克,桂圆肉3克。

制法 将所有材料置沙锅中，加水适量，煎沸20分钟，滤渣取汁。代茶温饮，每日1~2剂。

功效 补肾阳，益血气。适用于阳虚引起的手足不温，性功能低下等。

菟丝子茶

原料 菟丝子5克，桂圆肉2克，茶叶3克。

制法 上药研末，与茶叶同放入瓷杯中，以沸水冲泡，然后盖严闷5~10分钟。代茶温饮，饮水吃药，每日1~2剂。

功效 温阳补肾、养血补心。适用于男女肝肾虚弱引起的短气、咳喘、小便多等。

韭菜子茶

原料 韭菜子20粒，精盐适量。

制法 将韭菜子放入锅中，加入精盐和适量清水，煎汤一小杯，去渣取汁。代茶饮用。

功效 养阴清心，益肾固精。阴虚火旺者忌用。

参冬地黄茶

原料 人参5克，天冬10克，地黄15克。

制法 将以上各味切片，放入保温杯中，以沸水冲泡，闷15分钟，代茶饮。

功效 养阴润肺、益精补肾。主治温热病后气阴两伤、睡卧不安、不思饮食、气虚、神疲乏力。脾胃湿热者忌用。

人参保健茶

原料 人参5克，五味子10克，红茶7克。

制法 将人参、五味子洗净、捣烂，与红茶一起放入茶壶中。倒入沸水冲泡5分钟，滤渣取汁。

功效 此茶有补中益气、补五脏、明目、益智，补身强体的功效。

仙灵五味茶

原料 仙灵脾、五味子各10克。

制法 诸药研末,放入瓷杯中,以沸水冲泡,然后盖严闷5~10分钟。代茶温饮,每日1~2剂。

功效 补肾阳,祛风湿,敛汗,涩精。适用于神经衰弱,阳痿不举,滑精,腰膝无力,筋骨挛急,风湿痹痛,自汗盗汗。

吴茱萸茶

原料 吴茱萸、甘草各5克,红茶适量。

制法 锅中加适量清水,将吴茱萸和甘草放入,用小火煎沸20分钟。将红茶放入杯中,用煎沸的汤汁冲泡即可。代茶温饮,每日1~2剂,药渣可续煎2次。

功效 具有温中散寒,健胃止呕的功效,适用于慢性胃炎、胃溃疡、十二指肠溃疡、慢性肠炎等,症见胃痛、胃寒、嗳酸、干呕、大便溏泻。

生姜红茶

原料 生姜4片,红糖1勺,小袋装红茶1包。

制法 将生姜洗净切片,放入锅中加适量水、加热煮沸即可。取红茶包放入杯中,倒入姜汤泡4分钟左右,期间反复提拉红茶袋几次。加入红糖搅拌均匀即可饮用。

功效 生姜有活血化瘀、辛温散寒等作用,尤其适合寒性体质。

桂圆莲子茶

原料 莲子10粒,桂圆干20克,红枣5粒,乌龙茶适量,蜂蜜3勺。

制法 将莲子用水煮熟,加入桂圆干、红枣和乌龙茶,稍稍加热即可。滤出茶汁,待水温稍降加入适量蜂蜜调味即可。

功效 安神,补血养颜,较适用于虚寒体质或贫血者。

实性体质

体质特征

实性体质最明显的特征是：身体的排毒功能较差，内脏有积热，小便为黄色、量少且经常便秘，火气大；身强体壮，体力充沛而无汗，对病邪仍具有扑灭能力，抗病力强；活动量大、声音洪亮，精神佳，肌肉有力；脾气较差，心情容易烦躁，会失眠；舌苔厚重，有口干、口臭现象，呼吸气粗、容易腹胀，气候适应能力强，不喜欢穿厚重衣服。实性体质以男性居多，特别是身体强壮、肌肉壮硕的男性。一般实性体质的饮食过于精细，虽体内主要营养素并不缺乏；但是需要提高微量元素、膳食纤维的供给，加强机体的排毒能力。

适合的茶材

实性体质的人日常调理的根本是把体内的毒素排出去。因此选择的茶饮要以能排毒的寒凉性茶饮为首选，温性的茶饮也可以。适时适量地补充水分对实性体质的人来说非常重要，喝茶则是一个既能排毒，又能补水的好方法。有润肠通便作用的茶饮也很适合实性体质的人饮用，能改善便秘状况，加强排毒效果。推荐苦寒属性茶材，如绿茶、苦丁茶、黄连、金银花、蒲公英、仙草、芦荟、洋甘菊、柠檬草、菊花、荷叶、番泻叶、鼠尾草、洛神花、薄荷、山楂、绿豆、薏米、郁李仁等。

不适合的茶材

燥热性茶饮若让实性体质者饮用，会造成便秘、汗排不出，病毒积在体内，反而引起高血压、发炎、中毒等病症，因此不适合燥热属性茶材，如肉桂、松子仁、姜、桂圆、黄芪、山药、阿胶、何首乌、枸杞子等。

二仁通幽汤

原料 桃仁9克，郁李仁9克，当归5克，小茴香5克，藏红花2克。

制法 将以上药物入沙锅内，加水煎沸。15分钟后去渣取汁，代茶饮用。

功效 此方具有润肠通便、行气化瘀、消胀的功效。桃仁、当归活血祛瘀，润肠通便；郁李仁润燥、滑肠、下气、利水；小茴香行气化瘀；藏红花活血。

厚朴枳实茶

原料 厚朴、枳实各10克，大黄3克。

制法 将以上三味置沙锅中，加水适量，煎沸20分钟，滤渣取汁。代茶温饮，每日1剂，药渣可再煎服用。

功效 破气消积，清热通便。适用于肠胃积滞。症见大便秘结，潮热，脘腹痞满，苔脉，脉实有力。

火麻仁茶

原料 火麻仁15克。

制法 将火麻仁置沙锅中，加水适量，煎沸20分钟，滤渣取汁。代茶温饮，每日1剂，药渣可再煎服用。

功效 润肠通便。适用于习惯性便秘，妇女产后阴血不足便秘，以及老年人便秘。

茅根茶

原料 白茅根6克，绿茶3克。

制法 将白茅根、绿茶一起放入杯中，冲入沸水泡5分钟后饮用。

功效 白茅根具有凉血止血、清热利尿、排毒的功效；绿茶保留了鲜茶叶的天然物质，可以杀菌消炎。二者合用具有清热排毒、增强免疫力的作用。

第六章 养生茶饮之不同体质调养

甘草莲芯茶

原料 莲子芯、甘草各2克，蜂蜜适量。

制法 将莲子芯、甘草放入杯中，用沸水冲泡，加盖焖10分钟左右。饮用时依个人口味加适量蜂蜜调味即可。每日1剂，代茶饮用。

功效 有清心养神，泻火解毒的功效，适用于情绪紧张、焦虑不安、饮食无味等症。

薏米绿豆甜茶

原料 绿豆150克，薏米60克，冰糖适量。

制法 绿豆、薏米分别洗净，放入盛有适量水的锅中。大火烧沸后，改小火慢熬至绿豆、薏米熟软。关火，加入适量冰糖，等温度适宜时饮用。代茶频饮。

功效 绿豆可清凉解毒，解暑醒神，和薏米一同服用可增强清凉祛火的功效。

柠檬排毒茶

原料 柠檬草10克，菩提叶3片，甜菊叶2片，鲜柠檬1片。

制法 将柠檬草、菩提叶、甜菊叶一起放入杯中，倒入沸水，盖盖子焖泡3分钟，然后加入柠檬片，继续焖泡1分钟后饮用。

功效 杀菌消毒，利尿排毒。

薏米冬瓜籽茶

原料 薏米、冬瓜籽各30克，冰糖适量。

制法 薏米清洗干净，用凉开水浸泡5~8小时，冬瓜籽洗净备用。锅中加入适量水，放入冬瓜籽、薏米熬煮，待薏米熟烂后，调入适量冰糖，过滤饮用即可。每日1剂，代茶饮用。

功效 此道茶有利尿，消肿，降血压，降血糖的功效。

桑菊茶

原料 桑叶2克，菊花2~5朵，冰糖适量。

制法 桑叶、菊花共置杯中，用沸水冲泡5分钟左右。泡好后用冰糖调味。代茶频饮。

功效 具有散热，清肺润喉，清肝明目的作用，对风热感冒也有一定疗效。

马鞭草茶

原料 马鞭草5克，金盏花2朵。

制法 将马鞭草、金盏花一起放入杯中，倒入沸水，盖盖子闷泡约5分钟后饮用。

功效 马鞭草可解毒、利水消肿，还可以松弛神经、缓解疲劳；金盏花具有清热解毒，有发汗的作用，能缓和发烧和感冒的症状。

菊花陈皮茶

原料 菊花干品、金盏花干品各3朵，陈皮4克。

制法 将上述材料一起放入杯中，倒入沸水，盖盖子闷泡5分钟后饮用。

功效 菊花具有平肝祛风的功效，可以治疗头目风热；陈皮具有燥湿化痰的功效，能促进消化液的分泌，排出肠内积气；金盏花具有解毒发汗的作用。这款茶饮具有理气健脾、化痰、排毒的功效。

车前草绿茶

原料 车前草1克，绿茶2克。

制法 将车前草、绿茶放入杯中，用沸水冲泡3分钟。过滤出茶汁即可饮用。每日2~3剂，代茶饮用。

功效 具有清热利尿，明目祛火，凉血解毒的功效。

蒲公英茶

原料 蒲公英、冰糖各适量。

制法 锅中加入适量的清水，然后放入蒲公英，大火煎煮15～20分钟。滤出汁液，用适量冰糖调味即可。代茶温饮，每日2剂。

功效 为人体降温，消除热气，并可缓解感冒头痛及发热症状。长期饮用还能提神醒脑，降低胆固醇。

阳虚体质

体质特征

阳虚体质的人怕冷，这个特点和寒性体质的人接近，这主要是因为人体阳气不足造成的。阳虚体质的人尤其是背部和腹部特别怕冷，耐夏不耐冬，易感湿邪，一到冬天就手冷过肘，足冷过膝，四肢冰冷，唇色苍白。阳气虚损，寒从中生，病理产物得不到代谢，脏腑易受损害。心阳虚可体现为心脏搏动无力，心脏自身滋养障碍，易得冠心病、心绞痛、心脏搏动过缓、低血压等疾病。胃阳虚可体现为腹中冷痛，得温则减，消化不良，呕吐、呃逆、厌食，易得胃溃疡等疾病。脾阳虚体现为四肢不温，久泻久利，晨起面目浮肿，大便溏薄，身体消瘦。肾阳虚，可见周身畏寒、下肢浮肿、痛经、水肿等疾病。

适合的茶材

温阳当从脾肾入手，推动阳气在体内生长、交通，使气血周流顺畅。性质温热、补益肾阳，温暖脾阳作用的茶饮最适合阳虚体质的人饮用。温热的茶饮以去寒气、护脾胃。推荐补阳的茶材，如冬虫夏草、人参、核桃、生姜、肉桂、鹿茸、淫羊藿、巴戟天、仙茅、杜仲、续断、肉苁蓉、锁阳、益智仁、党参、红枣、山药等。

不适合的茶材

性质寒凉的茶材，易伤阳气，阳虚体质的人饮用过量，便会造成下痢，使身体更虚弱，对病毒的抵抗力降低。不适合的茶材，有绿茶、金银花、白茅根、车前草、苦丁茶、蒲公英等。

杜仲五味子茶

原料 杜仲20克，五味子9克。

制法 将杜仲、五味子洗净，放入茶壶中，加开水浸泡15分钟即成。代茶饮用。

功效 补肝益肾，涩精强腰。阴虚火旺者慎服。

杜仲苁蓉茶

原料 杜仲3克，肉苁蓉3克，桑寄生3克，红茶3克。

制法 将上药研末，每次取3克与红茶用开水冲服。代茶温饮，每日1～2剂。

功效 壮腰益肾。适用于阳虚证。症见畏寒喜暖，腰膝酸软，阳痿早泄，神疲乏力，舌淡，脉细。

决明子茶

原料 决明子20～30克。

制法 将决明子炒至微有香气，候冷，放入杯中，用沸水冲沏，代茶饮用。每日1剂。

功效 养阴清热，明目润肠。适用于肝肾阴虚，肝阳上亢型慢性肾炎。

二子降脂茶

原料 枸杞子30克，女贞子30克。

制法 将枸杞子、女贞子洗净，放入茶壶中，用沸水冲泡，加盖闷15分钟。代茶频饮，可连续冲泡3～5次，当日饮完。

功效 滋补肝肾，散瘀降脂。脾胃虚寒泄泻及阳虚者忌服。

羊藿路通茶

原料 淫羊藿3克，路路通3克，当归2克，川芎2克。

制法 将以上四味置沙锅中，加水适量，煎沸20分钟，滤渣取汁。代茶温饮，每日1~2剂。

功效 温肾助阳，舒筋活络。适用于阳虚。症见感受寒邪所致的腰腿疼痛，夜尿过多，或头痛。

沙苑子茶

原料 沙苑子12克。

制法 将沙苑子洗净，放入茶壶中，用沸水冲泡。代茶饮用。

功效 补肾益精，养肝明目。实热病证者不宜。

壮阳增力茶

原料 淫羊藿6克，枸杞子12克，红茶3克。

制法 以上3味煎水。代茶饮。

功效 滋补肝肾，壮阳增力。适用于性欲减退、阳痿、阳虚体质者。

鹿茸乌龙茶

原料 鹿茸0.5克，乌龙茶5克。

制法 沸水泡茶饮。1杯可冲泡3~5次。

功效 温肾壮阳。适用于阳虚肝冷，阳痿。

冬瓜皮豆壳茶

原料 冬瓜皮50克，蚕豆壳、茶叶各20克。

制法 将冬瓜皮、蚕豆壳放入沙锅中，加水煎沸10分钟，加入茶叶，再煎数沸，取汁，代茶饮用。每日1剂。

功效 健脾祛湿，利尿消肿。适用于肺失宣降、脾运不健型慢性肾炎。

硫黄茶

原料 硫黄、诃子皮、紫笋茶各9克。

制法 硫黄研成细末，3药和匀，加水按常法煎茶。每日1剂。

功效 温肾止泻。适用于阳虚泄泻，阳虚体质。

人参蜂蜜茶

原料 人参3克，蜂蜜15克。

制法 将人参小火煎煮30分钟，得煎液150~200克，人参渣可嚼服；在人参煎液中加入蜂蜜，混匀即成。空腹饮用，每日分数次饮用。

功效 补气提神，壮阳兴性，延年益寿。感冒发烧时不宜服用。

淫羊藿五味子茶

原料 淫羊藿12克，五味子10克。

制法 将上2味放入保温杯中，冲入沸水，加盖温浸30分钟，代茶饮用。每日1剂。

功效 补肾壮阳，涩精。适用于肾阳衰微型阳痿。

生脉茶

原料 人参2克，麦冬10克，五味子6克，大枣、冰糖各20克。

制法 将大枣去核洗净，与人参、麦冬、五味子一同放入沙锅中，加水1000克，煎至700克，加入冰糖，溶化搅匀即可。代茶频饮，每日1剂。

功效 益气养阴，健脾开胃。外有表邪，内有实热，或咳嗽初起、痧疹初发者忌服。

西洋参灵芝茶

原料 西洋参2克，灵芝15克，蜂蜜适量。

制法 将西洋参、灵芝洗净，一同放入茶壶中，加沸水冲泡10分钟，调入蜂蜜即可。代茶饮服，每日1~2次。

功效 益气养阴，扶正抗癌。中阳衰微，胃有寒湿者忌服。

仙茅干姜茶

原料 仙茅12克，干姜6克。

制法 将上2味制为粗末，放入保温杯中，冲入沸水，加盖温浸30分钟，代茶饮用。每日1剂。

功效 温肾壮阳，祛寒除湿。适用于肾阳衰微型阳痿。

合欢皮枸杞茶

原料 合欢皮10克，枸杞子10克。

制法 将合欢皮、枸杞子分别洗净，一同放入锅中，加水稍加煎煮。代茶频饮。

功效 舒解郁结，补肾壮阳。凡外邪实热、脾虚泄泻者忌服。

旱莲草玄参茶

原料 旱莲草15克，玄参9克。

制法 将上2味制为粗末，放入保温杯中，冲入沸水，加盖温浸30分钟，代茶饮用。每日1剂。

功效 滋阴降火，补肾。适用于肾阴亏虚型阳痿。

苏子人参茶

原料 苏子15~20克，人参2克。

制法 将苏子水煎汁1碗，入参另炖，两者混合。代茶饮。

功效 滋阴益气。气虚久嗽、阴虚喘逆、脾虚便滑者皆不可用。

苹果肉桂茶

原料 苹果30克，苹果汁100毫升，红茶包1个，肉桂粉少许。

制法 苹果洗净，去皮，切薄片放入杯中。锅中加200毫升水，倒入苹果汁,煮沸。在盛有苹果片的杯中放入红茶包,倒入煮沸的苹果汁,焖泡5分钟。加入肉桂粉搅拌均匀。每日1剂,代茶温饮。

功效 健脾养胃,适宜阳虚体质者。

阴虚体质

体质特征

阴虚体质的人,由于体内津液精血等阴液亏少,阴虚内热,表现为阴血不足、有热象。引起阴虚的原因有阳邪耗伤阴液,劳心过度致阴血暗耗,久病导致的精血不足。肝阴虚可致烦躁易怒,两目干涩、视物模糊。肺阴虚表现为口燥咽干。咳痰带血,皮肤干燥。胃阴虚则表现为渴喜冷饮、消谷善饥、大便干燥,肾阴亏虚则眩晕耳鸣、腰腿酸软、男子阳强易举。女子月经不调。易患冠心病、肺炎、胃溃疡、高血压、糖尿病、早泄、月经不调,年老早衰等疾病。

适合的茶材

体内阴液的亏损,容易导致虚火的产生,这时如果单纯泻火,则会耗伤元气变生他病,适得其反。因此,调养阴虚火旺体质应以滋阴为主,体内阴液充足阳气有根,才不会变生虚火。阴虚体质的人关键在于补阴清热、滋养肝肾。在五脏中,肝藏血,肾藏精,因此滋养肝肾是饮茶的重点。推荐补阴的茶材,如西洋参、百合、芝麻、黑豆、北沙参、南沙参、麦冬、天冬、石斛、玉竹、黄精、明党参、枸杞子、墨旱莲、女贞子、五味子、乌梅、桑葚、黑芝麻、银耳、陈皮等。

不适合的茶材

阳气过盛的茶材饮用后会大量消耗阴液,过犹不及,使身体更虚,要避免大量饮用。不适合上火燥热的茶材,如生姜、肉桂、丁香、桂圆、茴香、核桃等。

生地乌梅茶

原料 生地黄10克，乌梅3枚，白糖适量。

制法 将生地黄、乌梅、白糖一起放入杯中，倒入沸水，盖盖子焖泡约10分钟后饮用。

功效 生地黄可以清热凉血，养阴生津，乌梅含有苹果酸，可以把适量的水分导引到大肠，形成粪便而排出体外，从而消除便秘。

首乌熟地茶

原料 制首乌6克，熟地10克。

制法 诸药切成粗末，放入瓷杯中，以沸水冲泡，然后盖严焖5~10分钟。代茶温饮，每日1~2剂。

功效 补肝肾，益阴血。适用于肝肾阴血不足引起的须发早白，头晕眼花，神疲乏力，面色无华，舌淡苔少，脉细。

杞菊芝麻茶

原料 枸杞子、黑芝麻、何首乌各16克，杭菊花10克。

制法 将以上配方用水煎代茶饮。

功效 补肝肾，滋阴养血，抗衰老。

银耳红枣茶

原料 银耳干品15克，红枣5枚，冰糖适量。

制法 将银耳泡发，与红枣、冰糖一起放入锅中，倒适量清水煎煮约20分钟，取汤汁饮用。

功效 银耳是常用的滋补食材，具有清肺热、益脾胃、润肌肤的功效。红枣则可补气养血，健脾益胃。这道茶饮是秋季简单、实惠的滋补良方。

和肝茶

原料 香附8克，麦冬10克，白芍10克，当归10克。

制法 将上述药放入茶壶中,冲入沸水,盖闷15分钟。也可用水煎煮,取汁。代茶饮用。

功效 养血益阴,和肝理气。实热病证不宜服用。

枸杞五味子茶

原料 枸杞子、五味子各50克,冰糖50克。

制法 将五味子装在干净纱布袋内,与枸杞子同煮,加水1000毫升,煮后取800毫升,加糖代茶热饮。

功效 敛肺气,滋肾水,补肝肾,健脾胃。常饮可养阴生津。

杜仲茶

原料 杜仲30克。

制法 将杜仲置沙锅中,加水适量,煎沸20分钟,滤渣取汁。代茶温饮,每日1剂,药渣可再煎服用。

功效 补肝肾,强筋骨。适用于肝肾不足的腰膝酸痛,下肢痿软,阳痿,尿频等。

参芪薏米茶

原料 党参、黄芪、薏米各3克,生姜2片,红枣2枚。

制法 将上述材料一起放入杯中,倒入沸水,盖盖子闷泡约10分钟后饮用。

功效 党参可补中益气,养血生津,黄芪可补气固表、利尿排毒,薏米为常用的利水渗湿药,可以利水消肿,健脾去湿,生姜具有发汗解表的功效,红枣则可以健脾益胃,补气血,这款茶饮具有健脾养胃、利尿去湿的功效。

金银花夏枯草茶

原料 金银花10克,夏枯草30克。

制法 金银花、夏枯草用开水冲泡,待晾凉后即成。代茶频饮。

功效 降脂,清肝,降血压。适用于高脂血症等。脾胃虚弱者慎服。

黄精茶

原料 黄精、太子参各15克。

制法 将两味茶材放入沙锅中,加适量水,煎沸20分钟,滤渣取汁。代茶温饮,每日1~2剂,药渣可再煎服用。

功效 具有补脾益气,养阴润肺的功效,适用于气、阴两虚,症见气短懒言、神疲乏力、饮食减少、口干舌燥者。

石斛玄参茶

原料 石斛、玄参、银花各9克,生甘草3克。

制法 将上4味制为粗末,放入保温杯中,冲入沸水,加盖温浸30分钟,代茶饮用。每日1剂。

功效 滋阴清热,解毒利咽。适用于虚火型慢性咽炎。

增液益阴茶

原料 玉竹10克,沙参10克,麦冬10克,生地黄10克。

制法 将上药共研粗末,用沸水冲泡,加盖闷15分钟,代茶频饮。

功效 养阴生津,润燥。适用于阴虚之人服用。

乌龙枣茶

原料 乌龙茶5克,酸枣仁5克,小枣5克,枸杞子10克。

制法 将上四味放入茶壶中,用沸水冲泡,加盖闷20分钟,代茶频饮,每日1剂。

功效 消食健胃,养阴补血,健脑安神。适用于阴血亏虚体质者。

黑豆红枣茶

原料 黑豆30克,红枣30克,红糖适量。

制法 将黑豆、红枣分别洗净,和水一起放入锅中煮。以大火煮沸后转小火,煮至豆烂后加入红糖拌匀,滤渣取汁后饮用即可。

功效 健脾和胃,补血益气。体质燥热者慎食。

首乌茶

原料 制首乌15克。

制法 将制首乌洗净,放入茶壶中,用沸水冲泡,加盖闷15~20分钟。代茶饮用。

功效 补益精血,滋补肝肾,润肠通便。大便溏泻及湿痰较重者不宜。

西洋参茶

原料 西洋参6克。

制法 将西洋参切成薄片,以沸水冲泡20分钟后,温服,可回冲,代茶时时饮之。

功效 益气养阴,清热生津。适用于气阴两虚之人饮用,症见口干、口舌糜烂、倦怠无力。

双花麦冬茶

原料 野菊花、金银花、麦冬各12克。

制法 将麦冬制为粗末,与另2味一同放入杯中,用沸水冲泡,代茶饮用。每日1剂。

功效 养阴清热,解毒利咽。适用于慢性咽炎。

菊楂陈皮茶

原料 山楂10克,白菊花5克,陈皮5克。

制法 将所有材料洗净,放入杯中,冲入沸水。闷泡5分钟即可。

功效 健脾燥湿,清热去火,理气宽心,健胃消食,促进食欲。

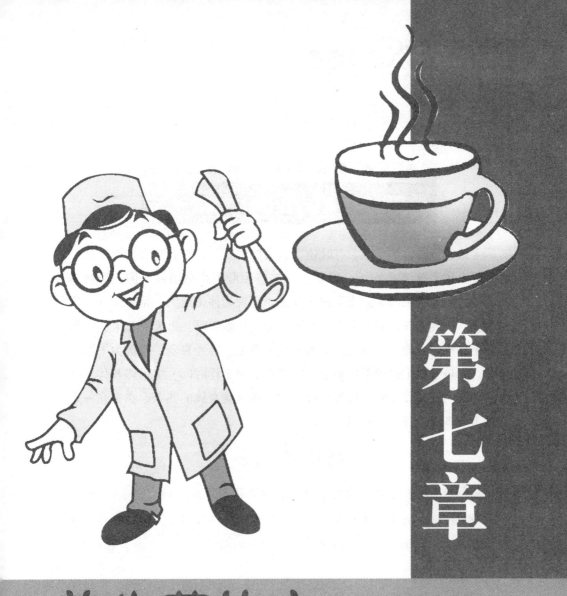

第七章

养生茶饮之
　　不同人群调养

上班族

上班族每天忙忙碌碌，有时还要熬夜加班工作；更有甚者白天忙活一天，晚上还要陪客户吃饭、喝酒……这些无形中都会消耗气阴，损耗体力，使之出现气阴两虚证或阴虚火旺证，表现为体倦乏力，精神欠佳，胃纳食少，少气懒言，皮肤干燥，大便干结，身体消瘦。每天对着电脑工作也是上班族健康的一大隐患，会出现眼干眼涩，神经衰弱，抵抗力下降等症状。上班族养生保健不可懈怠，除了要缩短工作时间，多锻炼身体，吃一些养肝明目的食品外，每天为自己泡一杯有益身体的热茶，也会在一定程度上起到调理身体的作用。

决明双花茶

原料 决明子10克，金银花3克，玫瑰花3克。

制法 将决明子稍微冲洗一下，沥干备用。将决明子、金银花和玫瑰花一同放入茶壶中，冲入500毫升沸水，加盖浸泡5分钟。散发香气后，倒入杯中饮用即可。

功效 此款茶饮能清肝明目、清心去火，可治疗口干舌燥、眼睛干涩。

枸汁滋补饮

原料 鲜枸杞叶100克，苹果200克，胡萝卜150克，蜂蜜15克。

制法 将鲜枸杞叶、苹果、胡萝卜洗净。苹果去皮、核，将鲜枸杞叶切碎，苹果、胡萝卜切片，同放入搅汁机内，加冷开水制成汁，调入蜂蜜搅匀即可。每日1剂，可长期饮服。

功效 强身，美颜，抗疲劳。适用于工作过于劳累或运动过量，困倦疲劳。

菊普活力茶

原料 菊花6克，普洱茶6克，罗汉果1颗。

制法 将罗汉果洗净，再将所有茶材放入茶壶中，冲入350毫升沸水。闷泡10分钟后，饮用即可。

功效 经常觉得头晕眼花、精神不佳的人，饮用此茶后，可以为身体带来活力。

灵芝益智茶

原料 灵芝20克。

制法 将灵芝洗净、晾干、切成饮片，放入杯中，用沸水冲泡，加盖闷20分钟即可频饮。

功效 益气宁心，益智安神。适用于头昏健忘，心悸疲乏，面色萎黄，容颜憔悴。

清爽解腻茶

原料 乌梅、山楂各3克，甘草、玫瑰花各1克。

制法 把所有茶材洗净后，用沸水冲泡15分钟左右即可。代茶饮用。

功效 助消化，去油腻，适合吃太多大鱼、大肉的应酬族饮用。

人参花茶

原料 人参花5克。

制法 将人参花及适量冰糖或红糖一同置入锅中煎煮，过滤后即可饮用。若以蜂蜜取代冰糖，则待过滤后再添加，搅匀即可。

功效 补气安神，补肾健胃，清热生津。适用于疲劳综合证。阴虚火旺者慎用。

何首乌茶

原料 绿茶包1个，何首乌、泽泻片、丹参各10克，蜂蜜适量。

制法 锅中加入1000毫升清水，放入绿茶包、何首乌、泽泻片、丹参，小火煮沸后，继续煮15~20分钟。停火后，捞出绿茶包、何首乌、泽泻片、丹参渣，将茶汤倒入杯中，调入适量蜂蜜即可。

功效 何首乌代茶饮可以明目益智、乌发延年。

舒眠茶

原料 薰衣草、紫罗兰、粉玫瑰花各3克，柠檬2片。

制法 将紫罗兰与粉玫瑰的花瓣剥下，与薰衣草一起放入钵中混匀，并装入袋中绑紧成茶包，将茶包放入杯中，冲入热开水，静置3~5分钟，待香味溢出后，再将柠檬汁挤汁滴入，再整片一起放入杯中使用。

功效 促进新陈代谢，舒压，助眠。适用于抑郁症，症见失眠，情绪低落。

健脑茶

原料 菊花干品3朵，麦冬3克，蜂蜜适量。

制法 将菊花、麦冬一起放入杯中，倒入沸水，盖盖子闷泡约5分钟。待温热后调入蜂蜜饮用。

功效 麦冬具有散风热、清肝明目、解毒的功效，蜂蜜具有润肠除燥、改善睡眠、增强免疫力的作用。

黄芪茉莉花茶

原料 黄芪10克，茉莉花0.5克。

制法 将黄芪、茉莉花用沸水冲泡，加盖焖泡20分钟左右即可。代茶温饮，每日1~2剂。

功效 可减少电脑辐射对人体的循环、免疫、生殖和代谢功能的影响，减少电磁波辐射对身体带来的伤害。

蒲公英绿茶

原料 蒲公英10克，绿茶2克。

制法 将蒲公英与绿茶一并放入杯中,冲入沸水,盖闷约5分钟即可饮用,每日1剂。

功效 清热解毒,清肝明目,提神醒脑。适用于用脑用目过度,导致头晕眼花,腰背酸痛,头昏脑涨,精神不振。阳虚外寒、脾胃虚弱者忌饮。

酸枣葛根茶

原料 酸枣、葛根各10~15克。

制法 将上两味加水煎煮,去渣取汁,代茶饮,每日1剂。

功效 清凉,醒酒,利尿。适用于醉酒后饮用。

党参白术茶

原料 党参15克,白术10克。

制法 将二味置沙锅中,加水适量,煎沸20分钟,滤渣取汁。代茶温饮,每日1~2剂,药渣可再煎服用。

功效 补中益气,健脾养胃。适用于长期熬夜者,有消除疲劳、增强体力的功效。

伸筋茶

原料 伸筋草20克,鸡血藤15克,枳壳12克,天门冬12克,甘草6克。

制法 将伸筋草、鸡血藤、枳壳、麦冬和甘草一并装入茶包中,置于大茶杯内,冲以1000毫升沸水,闷泡约15分钟,待茶水泡至深黄色时,加入适量红糖调匀即可。可冲泡2次,代茶频频饮用。连续饮用30天。

功效 舒筋活血,除湿消肿。适用于减缓因久坐计算机前而出现腰酸背痛。女士月经期间禁用。

芝麻绿茶

原料 黑芝麻30克,绿茶10克,红糖10克。

制法 将黑芝麻放入锅中炒至香味四溢后盛出备用。茶壶中加入绿茶,加入沸水250毫升略泡,2分钟后加入黑芝麻同泡。最后加入红糖拌匀饮用即可。

功效 黑芝麻滋补内脏,绿茶缓解眼部疲劳。

枸杞决明茶

原料 枸杞子3克,决明子3克。

制法 将枸杞子和决明子一并放入杯中,冲入沸水,闷约10分钟即可。代茶频饮。

功效 补肝益肾,清热明目,补脑髓,益筋骨。适用于体乏,眼睛酸涩,疲劳等。

熟地黄茶

原料 熟地黄20克。

制法 将熟地黄用沸水冲泡,加盖焖10分钟左右。代茶温饮,每日1~2剂。

功效 具有补血滋阴,益精填髓的功效,适用于因长期熬夜加班所致之阴血不足者,症见腰膝酸软,盗汗遗精,内热消渴,血虚萎黄,月经不调,崩漏下血,眩晕,耳鸣,须发早白等。

洋甘菊茶

原料 洋甘菊3~5克,蜂蜜适量。

制法 将干燥的洋甘菊放到茶壶中,以开水冲泡,闷约3~10分钟后,变为金黄色,再酌加蜂蜜或冰糖一同饮用,代茶频频饮用。

功效 祛风解表,平肝明目,镇定安神。适用于疲劳,感冒,风湿疼痛,失眠等。孕妇禁用。

党参黄精茶

原料 党参10克,黄精15克。

制法 将二味中药置沙锅中,加水适量,煎沸20分钟,滤渣取汁。代茶温饮,每日1剂,药渣可再煎服用。

功效 益气养阴。适用于长期熬夜、气阴两虚者。

柏子仁苁蓉茶

原料 柏子仁20克,肉苁蓉10克,蜂蜜适量。

制法 将柏子仁炒熟,研细,与肉苁蓉一同用沸水冲泡,滤取汁液,加入蜂蜜。代茶频频饮用,可冲泡3~5次。

功效 温补肾阳,宁心安神,润肠通便。适用于肾阳不足型失眠症。胃弱便溏,相火旺者忌服。

洋参麦冬茶

原料 洋参5克,麦冬10克,五味子3克,红枣2颗,冰糖适量。

制法 将红枣洗净后与洋参、麦冬、五味子同放入沙锅中,加清水约500毫升,煎煮至约300毫升,加入冰糖,调匀即可。每日1剂,代茶频频饮用。

功效 益气养阴,健脾开胃。适用于气阴不足,精神不振,气短懒言,疲乏无力等。

柴胡洋参茶

原料 柴胡粉6克,丹参粉3克,西洋参粉6克,乌龙茶3克,醋少许。

制法 将所有材料用温开水冲泡即可服用。此方为1次的分量,1天服用1~2次,15天为一周期。

功效 柴胡具有疏肝解郁、清热、消除疲劳的效果。西洋参可以增强人体的免疫功能、抗压,还可以消除疲劳。

黄芪红枣茶

原料 黄芪20克,芍药6克,桂枝6克,生姜12克,红枣10颗。

制法 先将生姜切片,再与另4味一并装入茶包袋中,置入锅中,加入约1000毫升水,煮沸,代茶饮用。也可做早餐或下午的茶饮。

功效 健脾,益气,活血。可减缓长时间使用键盘时的手腕酸痛现象;单独冲泡红枣,有镇静利尿及增加血液循环功能。素体内热,感冒咽喉痛者忌饮。

薄荷醒脑茶

原料 薄荷2克,绿茶3克,白糖适量。

制法 薄荷叶洗净,沥干备用。茶壶中放入绿茶、薄荷及白糖,以热水冲泡,静置2分钟后,即可装杯饮用。

功效 令人精神振奋,提高工作效率。

葛根醒酒茶

原料 葛根30克。

制法 将葛根置于锅中,加入适量清水后煎汤,去渣取汁,稍凉后,代茶饮。

功效 发表解肌,升阳止泻,解酒毒。适用于饮酒过量。

茯苓柏子仁茶

原料 白茯苓30克,柏子仁30克,松子仁30克,蜂蜜适量。

制法 将白茯苓、柏子仁、松子仁分别拣去杂质,洗净,白茯苓切片,一同放入锅内,大火烧沸,改用小火煮1小时,去渣取汁,待滤汁转温后调入蜂蜜即成。代茶频频饮用。

功效 健脾利水,宁心安神,润肠通便。适用于失眠症,对伴有水肿、习惯性便秘者尤为适宜。虚寒精滑或气虚下陷者忌服。

火炭母万点金茶

原料 火炭母草19克,万点金19克,川七19克,鹿茸7.5克,甜菊叶3.75克。

制法 将火炭母草、万点金、鹿茸、甜菊叶等药材用水过滤。将所有药材加入4碗水，用大火烧开后，转小火煎煮25分钟滤汁即可服用。此方为1天的分量，3天服用1次，10次为一周期。

功效 火炭母草舒筋活血，可治腰酸背痛、颈项僵硬等症状。万点金具有清热活血、通经络、解毒的功效。

合欢枸杞茶

原料 合欢花10克，枸杞子10克。

制法 将合欢花、枸杞子分别洗净，一同放入茶壶中，加沸水冲泡，加盖闷10分钟，代茶饮。代茶饮。

功效 滋补肝肾，舒解郁结，缓和紧张。适用于失眠症等。

熟地黄茶

原料 熟地黄20克。

制法 用沸水冲泡，加盖闷10分钟。代茶温饮，每日1~2剂。

功效 补血滋阴，益精填髓。适用于因长期熬夜所致之阴血不足。

枸杞淮山茶

原料 枸杞子30克，淮山30克，地黄15克，牡丹皮15克，鹿茸胶11克。

制法 将所有药材用水过滤后，以450毫升的热开水冲泡10~20分钟后，将汤药倒出来过滤即可饮用，枸杞子、淮山可挑出一起服用。此方为1天的分量，3天服用1次，10次为一周期。

功效 枸杞子益精明目，常被用于明目滋阴、抗自由基以及造血等。淮山不仅有调脾胃、助消化的作用，也有明目的功能。

美女族

靓丽的容颜,动人的身姿,永葆青春,这是每一位爱美女性最大的愿望。可是由于身体内、外环境的影响,肌肤总会出现这样那样的问题,如色斑、细纹、红血丝等,随着岁月的流逝,眼睛也变得不再清澈明亮,身体逐渐发福,不再是窈窕淑女。生活或工作的压力还会使一些女性脸色苍白,肌肤黯淡无光。女人要想成为不败的花朵,需要水的滋养,尤其是具有调养功效的茶水。所以,从现在开始,精心调配属于你的养颜、美体茶吧。

玉竹洋参茶

原料 玉竹15克,西洋参11克,郁金7.5克,白芷11克,蜂蜜或枸杞子少许。

制法 将所有药材用水过滤。用450毫升的热开水冲泡10~20分钟后,将药汤倒出来过滤即可饮用。若要增加甜度,可酌量添加蜂蜜或少许枸杞子即可。此方为1天的分量,3天服用1次,以10次为一周期。

功效 玉竹对养阴润肺、延缓老化有不错的效果。郁金可以行气解郁、养颜美容。白芷具有美白肌肤、治疗脸上斑点的功效。

芦荟蜜饮茶

原料 新鲜芦荟200~250克,蜂蜜4小匙。

制法 将新鲜芦荟洗净,用刀去除绿色部分的叶皮,留下透明的叶肉切小块,放入小锅中,加入200毫升清水煮沸后放凉。最后依个人口味调入蜂蜜拌匀即可饮用。每日1剂,代茶温饮。

功效 给肌肤补充水分,让你的肌肤水灵白嫩。

润肤养颜茶

原料 生地黄12克,积雪草15克,生山楂15克。

制法 将生地黄、积雪草与生山楂一并切碎捣成粗末,入锅内加清水煎煮约20分钟即可,滤去渣滓,加入适量白糖调味,代茶频饮。

功效 清热凉血,荣肌养肤。适用于长期饮用可减缓肌肤衰老。

百香果汁茶

原料 百香果3颗,菠萝汁、水蜜桃汁各15毫升,蜂蜜适量,红茶包1个。

制法 将百香果洗净,切成两半,取出果粒备用。在锅中加入500毫升水与百香果果粒,煮沸后加入菠萝汁和水蜜桃汁调匀。再放入蜂蜜与红茶饮包,拌匀后离火,倒入杯中饮用即可。

功效 此款茶饮含有丰富的维生素,可预防肌肤干燥,舒缓紧绷肌肤。

香蕉绿茶

原料 香蕉1根,优质绿茶5克,蜂蜜适量。

制法 绿茶用热水冲泡好后,滤汁待用。香蕉剥皮研碎,加入绿茶汁中,调入适量蜂蜜搅匀即可饮用。每日饮用2~3剂,晾凉、温饮均可。

功效 可起到利尿,消肿,通便等作用。

杏花露

原料 杏仁12克,桂花6克,冰糖适量。

制法 先将杏仁捣碎后,入锅内煎煮约15分钟,再加入桂花煎煮10分钟,滤去渣滓,加入冰糖调味,即可代茶饮用。

功效 乌发养颜,护肤祛斑。适用于白发早生,面有色斑者,可四季饮用。风热、湿痰咳嗽都忌饮。

芙蓉蔷薇果茶

原料 玫瑰花12克,芙蓉花12克,蔷薇果15克,柠檬2片,蜂蜜适量。

制法 将玫瑰花、芙蓉花、蔷薇果用水过滤。将所有芳香草用热开水冲泡10~20分钟，若要多次回冲，可将芳香草滤出。将茶汤倒至杯中，挤入柠檬汁，并加蜂蜜调味即可。

功效 玫瑰花可以调理气血、促进血液循环、养颜美容，且能帮助伤口愈合、保护肝脏和胃肠。芙蓉花生津解渴、降火气，可养血活血、利尿、消水肿、养颜美容、消除宿醉。蔷薇果可以促进新陈代谢、调节生理机能、美化容颜。

冬瓜利水茶

原料 带皮冬瓜1块，丹参3克，茯苓5克，黄芪3克，枸杞子3克。

制法 先将带皮冬瓜去瓤，刷去表面绒毛，洗净后放入锅中，加入2000毫升的水，以中小火煎煮约20分钟，取汁，放入茶杯中，再将其余四味放入杯中，以煮好的冬瓜水冲泡，代茶频饮。每日1剂。

功效 补虚活血，利湿除浊。适用于体虚乏力，并见小腹及腿部肥胖者。

清香美颜茶

原料 洋甘菊3克，苹果花3克，枸杞子3克，柠檬1片。

制法 将洋甘菊、苹果花揉碎，与枸杞子一起放入纱布袋中，做成茶包。将茶包放入杯中，冲入沸水，静置3~5分钟，让其充分浸泡出味。再将柠檬挤汁入杯中，最后将整片柠檬再泡入杯中。可反复加入300毫升沸水冲泡直至味淡。

功效 苹果花中的苹果酚与柠檬中的维生素C都能养颜美白，再加上洋甘菊能清热解毒，可加速分解黑色素，提升美白效果。

海带梅干茶

原料 海带丝5克，梅干1~2枚。

制法 将海带丝与梅干一并置于杯中，冲入100~150毫升的沸水，闷泡约30分钟即可，代茶随饮。

功效 预防肥胖。适用于因甲状腺机能衰退而使肌肉松弛出现的虚胖。

牡丹美白祛斑茶

原料 牡丹花球、千日红各3朵,桃花3克,柠檬1片。

制法 将上述材料一起放入杯中,倒入沸水,盖盖子闷泡约5分钟后饮用。

功效 牡丹花、千日红、桃花都具有调节内分泌、通经活络、消炎、祛斑的功效,柠檬则可以补充多种维生素、排毒美容、舒缓神经。这款茶饮可以通经络、祛斑美白。

红花茶

原料 红花5克,檀香5克,绿茶2克,红糖30克。

制法 将红花、檀香、绿茶及红糖一并置于杯中,冲入适量沸水后,加盖闷5分钟即可,频频饮用。每日1剂。

功效 养血活血,降压降脂。适用于皮肤干燥,缺少光泽。因其具有兴奋作用,故睡前少饮,以免影响睡眠。

淮山芝麻饮

原料 淮山5片,燕麦片1匙,黑芝麻2匙,冰糖适量。

制法 将淮山研成细末,与燕麦片、黑芝麻一起放入杯中。冲入沸水调匀后加入冰糖调味即可。

功效 此款茶饮能够滋润皮肤,有预防头发脱落和早生白发的功效。

薏米柠檬水

原料 薏米50克,柠檬1/2个,冰糖适量。

制法 将薏米清洗干净,柠檬切片备用。薏米放入沙锅中,加入适量水,大火煮沸转小火煮,至薏米软后关火。沙锅中放入冰糖,晾凉后再放柠檬片即可。代茶频饮。

功效 具有清热利尿,消肿去脂的功效,还可使皮肤光泽细腻,有弹性。

大麦山楂茶

原料 山楂干品、决明子各10克,大麦茶15克,陈皮5克。

制法 将上述材料一起放入杯中,倒入沸水,盖盖子闷泡约10分钟后饮用。

功效 山楂可以健胃消积,大麦不仅可以去油腻,还能促进消化。配上理气燥湿的陈皮,这款茶饮不仅能调理脾胃,而且可以促进新陈代谢,加速多余脂肪的燃烧。

荷叶饮

原料 绿茶粉15克,荷叶5克。

制法 将荷叶撕碎后与绿茶粉一并放入杯中,冲入沸水,闷约10分钟即可。代茶频频饮用。

功效 健脾利水,清热凉血。适用于肥胖及高脂血症,症见口干舌燥,面有痤疮,且皮肤松软不结实。

芍药花茶

原料 干芍药花瓣1茶匙,蜂蜜或红糖适量。

制法 将芍药花瓣用沸水冲泡,焖泡约10分钟后即可。可依个人口味调入适量蜂蜜或红糖。每日1剂,代茶饮用。

功效 具有养血柔肝,祛斑养颜的功效,还能促进细胞新陈代谢,提高肌体免疫力,延缓皮肤衰老。

果红饮

原料 山楂15克,金银花5克,赤小豆200克,冰糖100克。

制法 先将山楂和金银花一同入锅内,加适量清水煮20分钟后,滤去渣滓,再加入赤小豆同煮至烂熟,放少量冰糖调味即可。

功效 健脾开胃,清热解毒。适用于暑热烦渴,容面疮疖。

桑枝茶

原料 嫩桑枝20克。

制法 将嫩桑枝切成薄片，放入茶杯中，以沸水冲泡10分钟即可。每日1剂，不拘时代茶饮用，连服2~3个月。

功效 祛风湿，行水气。适用于肥胖症。

桃花茶

原料 桃花（干品）4克，冬瓜仁5克，白杨树皮3克。

制法 先将桃花用清水洗净，再入盐水中反复浸泡清洗均匀，沥干，与冬瓜仁、白杨树皮置于茶杯中，倒入沸水冲泡10分钟后即可饮用。可适当添加蜂蜜以调味。可以反复冲泡3~4次。

功效 活血化瘀，养颜祛斑。利水，通便。适用于面部有黄褐斑、雀斑、黑斑。水肿，脚气，痰饮，积滞，二便不利。不可长期饮用。孕妇及月经量过多的女子忌用。

鹿龟二胶茶

原料 鹿角胶、龟胶各3克，蜂蜜、冰糖各适量。

制法 将上二味中药置沙锅中，加水适量，煎沸20分钟，滤渣取汁，加入蜂蜜、冰糖调味。代茶温饮，每日1剂，药渣可再煎服用。

功效 滋阴温阳，益精养血，丰胸美容。适用于乳房干瘦，腰膝无力，性欲减退。

大黄绿茶

原料 绿茶5克，大黄2克。

制法 将绿茶、大黄一同放入茶壶中，用沸水冲泡。饮用2次，每日1剂，大黄可连续冲泡。

功效 具有清热，泻火，通便，去脂，消积的功效，适用于高血脂及肥胖症，常饮此茶还可延续衰老。

盐茶

原料 茶叶、食盐各适量。

制法 开水泡服。温饮,每日2次。

功效 降火解毒洁齿。适用于牙齿的清洁保健。

鸡血藤茶

原料 鸡血藤10克。

制法 将鸡血藤置沙锅中,加水适量,煎沸20分钟,滤渣取汁。代茶温饮,每日1剂,药渣可再煎服用。

功效 养血活血,润肤淡斑。适用于面部色斑。

乌龙茶

原料 乌龙茶10克。

制法 将乌龙茶置于杯中,以沸水冲泡约10分钟后即可,频频饮用。

功效 提神益思,消食去腻,生津利尿,解热防暑。适用于长期过食肥甘厚味所致之肥胖,高脂血症。长期饮用还可抗衰老。

山楂菊花茶

原料 山楂、菊花、柴胡、金银花、绿茶各6克。

制法 将山楂、柴胡、金银花用小布袋包起来。取一茶杯,放入药包、菊花、绿茶,冲入350毫升的沸水,放凉后饮用。每日1剂,可多次回冲。

功效 瘦身去脂。

香蜂苹果茶

原料 苹果1/4个,香蜂草6片,红茶包1个。

制法 将香蜂草放入制冰盒中,制成香蜂草冰块。苹果切丁和红茶包放入茶壶,注入热水冲泡。待苹果红茶稍凉,加入香蜂草冰块即可。代茶频饮。

功效 此茶具有舒缓神经，安神养颜，美白肌肤的功效。

姜黄陈皮绿茶

原料 姜黄10克，陈皮10克，绿茶3克。

制法 将姜黄、陈皮洗净，与绿茶一同放入茶壶中，用沸水冲泡，加盖闷15分钟，即可。频频饮用，一般每袋可连续泡3~5次。

功效 活血行气，散瘀降脂。血虚而无气滞血瘀者忌服。

乌龙茶

原料 乌龙茶10克。

制法 将乌龙茶置于杯中，以沸水冲泡约10分钟后即可，频频饮用。

功效 提神益思，消食去腻，生津利尿，解热防暑。适用于长期过食肥甘厚味所致之肥胖，高脂血症。长期饮用还可抗衰老。

去斑白皙茶

原料 葡萄柚2个，橙子2个，柠檬半个，蜂蜜15克，红茶包1个。

制法 将葡萄柚、橙子和柠檬洗净，压出汁备用。锅中加200毫升水烧沸，加蜂蜜和果汁，搅拌均匀关火；再放入红茶包浸泡5分钟，倒入杯中即可。

功效 此茶富含维生素C，能够有效淡化色斑。

活血美颜茶

原料 洛神花、干玫瑰各2克，桂圆8克，冰糖15克。

制法 将桂圆洗净，沥干备用。锅中加水烧沸后，取300毫升放入洛神花、干玫瑰焖煮3分钟。最后加入桂圆与冰糖，搅匀后倒入杯中饮用即可。

功效 洛神花与玫瑰花都是养颜美容的最好茶材；桂圆补气养身，可使肌肤恢复健康亮彩。

香菜葱姜茶

原料 香菜30克,葱叶10克,生姜3克,红糖适量。

制法 以上四味加水煎汤,去渣取汁。代茶饮,每日1~2次。

功效 消食下气,散寒祛瘀,解毒消肿。

当归龙眼肉茶

原料 当归10克,龙眼肉10克,大枣3枚,红花3克。

制法 将上四味置沙锅中,加水适量,煎沸20分钟,滤渣取汁。代茶温饮,每日1剂,药渣可再煎服用。

功效 补血和血,润肤消斑。适用于面部色斑,皮肤干燥,心悸,月经量少。

桂花润肤茶

原料 乌龙茶2克,干燥桂花2克。

制法 将干燥桂花和乌龙茶混合后一起放入茶壶中。冲入400毫升沸水,加盖闷泡5分钟至香气四溢,倒入杯中饮用即可。

功效 此款茶饮可以活血补气,改善气色,消除暗沉。

玫瑰人参茶

原料 玫瑰花14克,阿胶11克,人参11克。

制法 将玫瑰花用棉布袋包起来,并用水过滤。将包玫瑰花的棉布袋与其他药材一起用450毫升的热开水冲泡,10~20分钟后即可饮用。此方为1天的分量,3天服用1次,10次为一周期。

功效 玫瑰花具行气活血、养颜美容之效。人参可调元气、增加免疫力、调节中枢神经,对血虚体质者极有助益。

珍珠绿茶

原料 珍珠粉10克,绿茶3克。

第七章 养生茶饮之不同人群调养

制法 将绿茶放入茶壶中，冲入300毫升沸水后，加盖闷泡3分钟。将茶叶滤去，加入珍珠粉调匀饮用。

功效 此款茶饮能促进肌肤细胞再生，解毒清热，抗皮肤氧化。

黑豆麦片桑叶饮

原料 黑豆、麦片各30克，桑叶12克。

制法 将黑豆（最好事先用清水泡3～6小时）、桑叶洗净，放入锅内，加适量水，先用猛火烧沸，再改用慢火煮1小时，滤取药液，加入麦片烧沸即成。若有蜜糖，可加入1～2匙调味，加强药效。

功效 益肝明目，清肺护颜。宜春季服用，经常服之，有滋润肌肤、养颜美容之效。

洋菊茅根茶

原料 洋甘菊14克，白茅根11克，红茶10克。

制法 将洋甘菊、白茅根用水过滤。将所有药材和红茶用450毫升的热开水冲泡10～20分钟后滤汁即可饮用。此方为1天的分量，3天服用1次，10次为一周期。

功效 洋甘菊可以养颜美容，调整内分泌失调的症状。白茅根具有清肺、滋润皮肤的效果。

老年族

随着年龄的增长，老年人的身体也逐渐呈衰退的趋势，而且体内代谢也逐渐减慢，抵抗力下降。此时需要滋补身体，调养气血，以达到抵抗疾病、延年益寿的功效。但老年人养生防病不能盲目听信一些不良商家的广告，乱用补品，需采用安全、无副作用的方式。茶疗正是由于集这种优点于一身而受到众人的青睐。茶疗所使用的茶材易得、价格便宜、泡制简单、省时省力，是老年人调养身体，延年益寿的极佳方法。

八仙茶

原料 粳米、黄粟米、黄豆、赤小豆、绿豆各250克，炒精盐30克，细茶500克，大麦片适量。

制法 将粳米、黄粟米、黄豆、赤小豆及绿豆均炒香熟，与其他2味共研成细末，混合，另将适量大麦片，炒黄熟，与上7味细末等份拌匀，瓷罐贮藏。每次取八仙茶末6~10克，用沸水冲泡温服，每日3次。

功效 补精养血，保元固肾，抗骨质疏松。

罗布麻茶

原料 罗布麻叶3~6克。

制法 将罗布麻叶用沸水冲泡5分钟左右。代茶饮用，每日1次。

功效 能轻身健体，软化血管，对血压还有双向调节作用，适合老年人饮用。中药店能买到的散装罗布麻叶具有轻微的毒性，不宜长期连续泡茶饮用，购买时需仔细咨询医师。

丹参山楂茶

原料 丹参15克，山楂15克。

制法 将丹参、山楂洗净，放入茶壶中，用沸水冲泡，加盖闷15分钟即可。代茶饮用。

功效 活血化瘀，护肝降脂。无瘀血者慎服。

龙眼枣仁茶

原料 龙眼肉、炒枣仁各10克，芡实12克。

制法 将上三味药洗净加适量清水，合煮2次，每次30分钟，取汁代茶饮。

功效 补脾安神，健脑益智。适用于心脾血虚的健忘、心悸、乏力、失眠。内热及大便秘结者忌用。

川连菖蒲茶

原料 川连2克，石菖蒲3克，酸梅肉5个，红糖适量。

制法 将川连、石菖蒲、酸梅肉放入锅中，加水煎汤，去渣取汁，调入红糖即成。代茶频频饮用。

功效 清热通窍，养阴和胃。适用于痰热内扰型失眠症。凡阴虚烦热，胃虚呕恶，脾虚泄泻，五更泄泻慎服。

菟丝女贞茶

原料 菟丝子、沙苑子、女贞子、旱莲草各15克。

制法 将诸药置沙锅中，加水适量，煎沸20分钟，滤渣取汁。代茶温饮，每日1剂，药渣可再煎服用。

功效 补肾养肝，固精乌须。适用于肝肾不足所致的须发早白，视力减退，腰膝无力，性欲减退等。

香蕉绞股蓝茶

原料 香蕉2根，绞股蓝30克。

制法 将绞股蓝洗净晒干，切碎，放入杯中，用沸水冲泡2次，每次加盖闷20分钟，合并绞股蓝液。将香蕉捣烂如泥，倒入绞股蓝液中，充分搅拌即可饮用，每日2次。

功效 提神健脑。适用于中老年脑力劳动者疲乏、头昏、记忆力减退、多梦失眠。

红枣花生茶

原料 红枣50克，花生米100克，红糖50克。

制法 将红枣用温开水泡发，花生米入开水锅中略煮一下，放冷，剥下红皮；将泡发的红枣和花生米皮衣同放在煮花生米的水中，再加适量冷水，用小火煮半小时左右，捞出花生米皮，加红糖，待糖溶化后即成。代茶温饮，每日1剂。

功效 补血生血，抗骨质疏松。凡有湿痰、积滞、齿病、虫病者，均不相宜。

莴笋饮

原料 带皮莴笋3~5片。

制法 把莴笋带皮切片煮熟，煎汤取汁，代茶饮。睡前服用。

功效 安神助眠。适用于神经衰弱引起的入睡困难。

乌龙冬瓜茶

原料 乌龙茶5克，冬瓜皮25克，山楂肉20克。

制法 将冬瓜皮和山楂肉放入沙锅中，加适量水煎煮20分钟左右即可。乌龙茶放入茶壶中，用冬瓜皮和山楂肉煎出来的沸水冲泡。每日1剂，分3次饮用。

功效 抗衰老，防病保健。

陈皮茶

原料 陈皮10克，川贝末3克。

制法 以上二味用沸水冲泡，加盖闷10分钟。代茶温饮，每日1~2剂。

功效 燥湿化痰，行气和胃。适用于长期抽烟而致咳嗽痰多者。

太子参茶

原料 太子参5克。

制法 将太子参洗净，放入茶壶中，用沸水冲泡，加盖闷15分钟即可。代茶饮用。

功效 补气益肺，健脾益胃，养阴生津。

洋参麦门冬茶

原料 西洋参3克，麦门冬10克。

制法 将茶材一起用沸水冲泡20分钟即可。代茶饮用。

功效 具有清虚火，生津止渴的功效，适用于老年体虚、精力不济、夜间口干舌燥等症。

桑葚茶

原料 鲜桑葚20克，制首乌10克。

制法 将鲜桑葚榨汁，制首乌加水适量煎沸取汁。将二汁用开水兑服，代茶饮。

功效 滋阴补血。适用于阴血亏虚所致的头晕耳鸣，目暗昏花，失眠，须发早白，遗精等。

核桃苹果茶

原料 核桃仁60克，苹果2个，红糖适量。

制法 将苹果洗净，去皮剁碎，与核桃仁一起放入容器中，加水适量，先用大火煮沸，再改用小火煨煮30分钟后，加入红糖稍煮即可，每日2次代茶饮用。

功效 滋补养神，健脑益智。适用于心脾气虚的心慌健忘、夜寐多梦。

五子补肾茶

原料 菟丝子250克，枸杞子250克，覆盆子120克，车前子60克，五味子30克。

制法 上药共研为细末，分袋包装，每袋约10克。每日1袋，用沸水冲泡，代茶饮服。

功效 补肾益精，扶阳固脱，抗骨质疏松。阴虚火旺、大便燥结、小便短赤者不宜服。

地乌山萸茶

原料 熟地、制首乌、山萸肉各10克。

制法 将诸药置沙锅中，加水适量，煎沸20分钟，滤渣取汁。代茶温饮，每日1剂，药渣可再煎服用。

功效 补肾填精，滋养阴血。适用于骨质疏松。症见筋骨痿软无力，牙齿松动，面色苍白，舌淡苔白。

仲杞寄生茶

原料 桂仲10克，枸杞子、桑寄生各15克。

制法 将三味茶材一同放入沙锅中，加水适量，煎沸20分钟，滤渣取汁。代茶温饮，每日1剂，药渣可再煎服用。

功效 滋阴温阳，益肾强骨。适用于骨质疏松的老年人。

红花山楂核桃茶

原料 红花3克，山楂15克，核桃仁30克，白糖适量。

制法 将红花、山楂、核桃仁放入茶壶中，用沸水冲泡，加盖闷15分钟即可。代茶饮用。

功效 补肾强心，生津止咳。孕妇忌服；溃疡病及出血性疾病患者慎用。

芙蓉荷叶茶

原料 芙蓉花14克，荷叶7.5克，绿茶10克，蜂蜜或甜菊叶，枸杞子少许。

制法 将所有药材用水过滤，再用450毫升的热开水冲泡10～20分钟后滤汁即可饮用。若要增加甜度，可酌量添加少许蜂蜜或甜菊叶、枸杞子。此方为1天的分量，3天服用1次，15次为一周期。

功效 芙蓉花可降低胆固醇，预防心血管疾病。荷叶具有清热泻火、降低胆固醇的功效。

儿童族

孩子是家庭的希望和未来,每个家庭都希望自己的孩子健康、快乐、聪明。但是在孩子成长的过程中,难免会生一些小病,利用一些茶方为他调理身体,是最方便、简单的了,而且茶的口味也易于被孩子接受,这样,一些小病轻轻松松就被赶跑了。此外饮用一些健身补脑的茶品,不但会使孩子身体更强壮,还会让孩子更聪明。充满活力。

车前草茶

原料 车前草50克,冰糖适量。

制法 先将车前草切碎,放入锅中煮沸,再放入冰糖搅匀,代茶饮。

功效 有清热、化痰、止咳之功效。治疗小儿咳嗽。

健脑地黄茶

原料 熟地黄、麦门冬、红枣各30克,远志6克。

制法 将茶材一同放沙锅内煎煮。代茶饮。

功效 熟地黄有滋阴养血之功能,麦门冬能益胃润肺,清心除烦;红枣可补血安神,远志具有安神益智,祛痰解郁等功效。因此本品可补肾健脑,增强儿童的记忆力。

铁马鞭泽兰茶

原料 铁马鞭15克,泽兰15克,菊花11克,乌龙茶7.5克。

制法 将铁马鞭、泽兰、菊花等药材用水过滤。再用450毫升的热开水冲泡,10~20分钟后滤汁即可饮用。

功效 铁马鞭具有行气功能,可治皮肤湿疹。泽兰可行气通经、治皮肤疮肿。

七叶胆鼠尾草茶

原料 鼠尾草10克,柠檬草7克,七叶胆11克,薄荷7克,红茶3克,蜂蜜或桂圆少许。

制法 将鼠尾草、柠檬草、七叶胆、薄荷等药材用棉布袋包起来。将包好的药材和红茶用450毫升的热开水冲泡10~20分钟后即可服用,可当开水饮用,可续冲。可酌量添加蜂蜜或桂圆少许。

功效 鼠尾草有杀菌、预防感冒、活化脑细胞、增强记忆力的功能,配合七叶胆具有提神、增强食欲的效果,是最佳的保健饮品。

蜂蜜黄精茶

原料 干黄精100克,蜂蜜200克。

制法 干黄精洗净放在沙锅内,加水浸泡透发,再以小火煎煮至熟烂,去渣取汁,加入蜂蜜煮沸,调匀即成。待冷,装瓶备用。每次取5克,用沸水冲泡,代茶饮。

功效 补益精气,强筋壮骨。适用于小儿佝偻病,下肢萎软无力。

竹叶橄榄茶

原料 淡竹叶、红糖各25克,橄榄15克,绿茶1克。

制法 先将淡竹叶、橄榄、红糖加水500毫升,煮沸3分钟后加入绿茶即可。每日1剂,分4~5次饮服。

功效 清热利尿,利咽解毒。用于治疗百口咳。

鲫鱼茶

原料 茶叶10克,鲫鱼1条。

制法 将鱼内脏取出,鱼腹中放入茶叶,清蒸后连汤服下,不要加盐。

功效 小儿肾炎。

第七章 养生茶饮之不同人群调养

黄芪红枣茶

原料 黄芪 15 克,红枣 5 颗。

制法 将黄芪、红枣一同放入沙锅中,加适量水煎沸 20 分钟,滤渣取汁。每日 1 剂,代茶温饮,药渣可再煎服用。

功效 具有补中益气,养血安神的功效,适用于小儿营养不良,症见气短懒言、神疲乏力、失眠心悸。

芦柽茶

原料 芦根 15 克,赤柽柳 6 克。

制法 将芦根、赤柽柳共同加水,煎煮 20 分钟,取汁,代茶温饮。每日 1~2 剂。

功效 解毒透疹。用于麻疹初起。

乌梅甘草茶

原料 乌梅 7 颗,苦楝皮、甘草各 6 克。

制法 将茶材一起放入锅内,加少许水煎煮。取浓汤饮用,每日 1 次。

功效 乌梅可收敛生津,安蛔驱虫;苦楝皮清热杀虫。因此,本品可用于辅助治疗小儿蛔虫病,并且甘草的味道比较甘甜,小朋友也比较容易接受。

地耳草铁苋茶

原料 地耳草 15 克,铁苋菜 15 克,小飞扬 11 克,草梧桐 11 克,甜菊叶 7.5 克。

制法 将地耳草、铁苋菜、小飞扬、草梧桐、甜菊叶等药材清洗、用水过滤,并用棉布袋包起来(也可以不包)。将所有药材用 450 毫升的热开水冲泡 10~20 分钟后,即可将药汤倒出来过滤饮用。此方为 1 天的分量,3 天服用 1 次,10 次为一周期。

功效 铁苋菜可补气清热,有助于湿疹的改善。草梧桐可以预防肌肤的敏感症状。

莱菔茶

原料 莱菔子15克，绿茶2克。白糖适量。

制法 莱菔子焙干研粉，与茶叶一起用开水冲饮，可加入适量白糖。

功效 下气定喘，消食化痰。适用于百日咳，慢性支气管炎。

豆蔻奶茶

原料 白豆蔻3克，生姜3克，牛奶100毫升。

制法 将上两味加水煎汤取汁30毫升，加牛奶100毫升混合，每次服用20毫升，1日3次。

功效 补脾温阳。适用于佝偻病，伴手足不温，哭时四肢卷屈，哭声小者。

车米茶

原料 炒车前子、炒米仁各9克，红茶1克，白糖适量。

制法 将以上各味共研细末，每次取粉末3克，用开水调煎，去渣滤汁，代茶饮。每日两次。

功效 止泻。用于小儿泄泻、水泻。

荠菜茅根茶

原料 鲜荠菜100克，白茅根50克。

制法 将鲜荠菜与白茅根共同加水煎煮15分钟，代茶饮。每日1剂，分两次服用。

功效 用于小儿麻疹火盛，或用于预防麻疹。

葱白饮

原料 连须葱白3~5根。

制法 将洗净的连须葱白切段，入沙锅中煎煮10分钟左右，趁热服用。每日1剂，温饮。

功效 葱白性味辛温，能发汗解表，散寒解毒，可用于抑制病毒，预防呼吸道感染。

姜丝止泻茶

原料 干姜丝、绿茶各3克。

制法 将以上两味以沸水150毫升冲泡，加盖温浸10分钟，代茶饮。饮完可再冲滚开水1次，继续饮用。

功效 用于小儿腹泻。

珍珠散茶

原料 珍珠母粉、白糖各50克。

制法 将上药共研细末，每次取0.5克，沸水冲服，每日3次。

功效 补钙。适用于佝偻病。

二胡茶

原料 胡萝卜100克，胡荽60克，茶叶少许。

制法 胡萝卜与胡荽洗净、切碎，加水煎汁，再加茶叶；随时饮用。

功效 发汗透疹，健脾化湿。适用于水痘初起、邪毒欲发不出。

倍蛋茶

原料 茶叶、五倍子各等份，鸡蛋1个。

制法 茶叶、五倍子共研细末，用鸡蛋清调匀，敷在患处。

功效 收敛、消炎、杀菌。用于小儿痘疹的辅助治疗。

白僵蚕茶

原料 绿茶0.5克，白僵蚕、甘草各5克，蜂蜜25克。

制法 先将白僵蚕与甘草加入400毫升，煮沸10分钟，加入绿茶与蜂蜜即可，分3～4次，徐徐饮下，可加开水复泡再饮。每日1剂。

功效 适用于小儿急慢性惊风。

莲藕鲜梨茶

原料 莲藕15克,柿饼15克,水梨半个,东洋参15克。

制法 将梨洗净、切片;莲藕、柿饼、东洋参用水洗净,放入450毫升的热开水冲泡10~20分钟后,将汤药倒出来过滤即可饮用。此方为1天的分量,3天服用1次,10次为一周期。

功效 莲藕清凉止渴、止血,可用在改善流鼻血、便血、血崩等症上。梨具有整肠利尿、止血凉血、止咳等功能。

透疹茶

原料 甘蔗、荸荠、胡萝卜各100克,茶叶适量。

制法 前3味共煎,小火煮15分钟,入茶叶,放温饮用,每日1剂,随意饮。

功效 清热养阴,生津润燥。适用于小儿麻疹。

水芙蓉花茶

原料 绿茶1克,鲜木芙蓉花10克,蜂蜜25克。

制法 木芙蓉花加水400毫升,煮沸5分钟后加入绿茶和蜂蜜即可。分3次温服,每日1剂。

功效 适用于小儿惊风。

麦草茶

原料 小麦15克,红枣5枚,甘草3克,冰糖适量。

制法 将锅中加入水500毫升,再倒入以上材料煮5分钟,最后加冰糖搅匀,代茶饮。

功效 此茶甘甜可口,有镇宁安神功效。治疗小儿惊悸、夜啼。

孕产妇族

怀孕了，这是令孕妇及其家人很兴奋的一件事情，每每想到小宝宝不过数日便来到这个世上，孕妈妈内心的幸福之情便备感强烈。然而，孕期很容易出现的如呕吐、胎动不安、水肿及产后腹痛、便秘等一系列状况，也让人感觉到孕期是幸福的，也是辛苦的。因此，家人变着花样地做各种各样的食物来缓解孕妇的不适感，以保证孕妈妈及胎儿的健康。其实，除了平时摄取些富含营养的食物外，冲上一杯适宜的茶饮，也可达到调养孕妇身体的功效。

苏叶生姜茶

原料 紫苏叶、生姜各10克。

制法 将上二味置沙锅中，加水适量，煎沸20分钟，滤渣取汁。代茶温饮，每日1剂，药渣可再煎服用。

功效 温中止呕。适用于妊娠剧吐。症见胃脘不适，恶心欲呕，怕风寒，喜暖，口淡不渴，舌淡苔白。

橘皮竹茹茶

原料 橘皮5克，竹茹10克。

制法 将上两味共为粗末，用沸水冲泡，代茶饮，每日1剂。

功效 理气和胃，降逆安胎。适用于妊娠反应，胃气上逆之呕吐。

麦芽红茶

原料 麦芽25～30克（也可用谷芽），红茶1克。

制法 麦芽加水400～500毫升，煮沸4分钟，加入红茶煮1分钟，分3次温饮，每日1剂。或将麦芽至微火炒到黄色，研末，每次用5克和红茶1克，加开水300毫升，分3次温服。

功效 用于乳房胀滞。

莱菔子柚皮茶

原料 莱菔子、柚子皮、生姜各15克。

制法 将上3味制为粗末，放入杯中，用沸水冲泡，代茶饮用。每日1剂。

功效 健脾和胃，下气止呕。适用于胃虚失降型妊娠呕吐。

糯米黄芪茶

原料 糯米30克，黄芪15克，川芎5克，茶2克。

制法 上3味加水1000毫升，煎至500毫升，去渣即成。每日2次，温茶饮服。

功效 调气血，安胎。

芦根竹茹茶

原料 芦根10克，竹茹5克。

制法 将上二味置沙锅中，加水适量，煎沸20分钟，滤渣取汁。代茶温饮，每日1剂，药渣可再煎服用。

功效 清胃生津，除烦止呕。适用于妊娠剧吐。症见胃脘不适，恶心欲呕，舌红苔黄，脉数。

麻仁苏子茶

原料 紫苏子10克，火麻仁15克，蜂蜜适量。

制法 将上两味加水适量煎汤取汁，调入蜂蜜，代茶频饮。

功效 滋阴润燥通便。适用于产后便秘。

乌梅生姜茶

原料 乌梅肉15克，生姜10克。

制法 将上2味制为粗末，放入保温杯中冲入沸水，加盖温浸30分钟，代茶饮用。每日1~2剂。

功效 和胃止呕。适用于胃虚失降型妊娠呕吐。

蜜枣葡萄茶

原料 葡萄干果30克，蜜枣25克，红茶1克。

制法 将以上三味加水煎煮3分钟后，分3次服，每日1剂。

功效 用于胎动不安。

苏婆陈皮茶

原料 苏梗6克，陈皮3克，生姜2片，红茶1克。

制法 将前3味剪碎与红茶共以沸水焖泡10分钟，或加水煎10分钟即可。每日1剂，可冲泡2~3次。代茶，不拘时温服。

功效 理气和胃，降逆安胎。适用于妊娠恶阻，恶心呕吐，头晕厌食，或食入即吐等。

苏姜陈皮茶

原料 苏梗6克，陈皮3克，生姜2克，红茶1克。

制法 将苏梗、陈皮、生姜剪碎，与红茶一同用沸水冲泡，不拘时，代茶温饮。每日1剂。

功效 理气和胃，降逆安胎。适用于妊娠恶阻、恶心呕吐、头晕、厌食等。

豌豆红糖饮

原料 豌豆100克，红糖适量。

制法 将豌豆用温水浸泡数日，用微火煮60分钟，取汁，调入红糖，代茶饮。

功效 通乳。适用于脾胃不和所致乳汁不下。

白术砂仁茶

原料 白术10克,砂仁5克。

制法 将上二味置沙锅中,加水适量,煎沸20分钟,滤渣取汁。代茶温饮,每日1剂,药渣可再煎服用。

功效 健脾安胎。适用于胎动不安。症见妊娠妇女下腹不适,或阴道少量血丝,伴面色萎白,饮食减少,气短神疲。

五皮芪术茶

原料 茯苓皮15克,五加皮6克,大腹皮10克(或:冬瓜皮15克),桑白皮6克,生姜皮6克,生黄芪10克,白术10克。

制法 将上药共制粗末,分成10份,每次取1份用沸水冲泡,加盖闷30分钟,代茶饮用。每日1剂。

功效 健脾益气,利水消肿。适用于妊娠水肿,症见面目四肢浮肿或遍及全身。

利水茶

原料 红茶150克。红糖150克。

制法 分7~10次沸水泡饮,早晚各1次,一般羊水在3000毫升以上的孕妇,饮1疗程,即7~12天,可安全度过产期。

功效 养血利水。适用于孕妇羊水过多。

山楂酒茶

原料 山楂100克,红糖50克,黄酒50毫升。

制法 将山楂去核去皮加水煎煮至烂,加入红糖,兑入黄酒。每次取2勺用沸水冲服,连服1周。

功效 活血止痛。适用于产后腹痛,属血瘀型,症见小腹疼痛,拒按,恶露不畅,紫黯有块,面色青白,舌质黯、苔白滑,脉沉紧。

香橼皮白术茶

原料 香橼皮、白术、白糖各10克。

制法 将香橼皮、白术制为粗末,与白糖一同放入保温杯中,冲入沸水,加盖温浸30分钟,代茶饮用。每日1剂。

功效 宽中理气,补脾燥湿。适用于脾虚湿聚型妊娠水肿。

葡萄蜜枣茶

原料 葡萄干30克,蜜枣25克,红茶1克。

制法 将上三味加水400毫升,煎煮30分钟,代茶饮,每日1剂。

功效 益气养血,除烦安胎。适用于胎动不安。

莱菔香附茶

原料 香附30克,莱菔子10克。

制法 将以上两味研末,用开水冲服。每服2克,每日1~2次。

功效 用于妊娠遗尿。

仙茅冬瓜皮茶

原料 仙茅12克,冬瓜皮15克。

制法 将上2味制为粗末,放入杯中,用沸水冲沏,代茶饮用。每日1剂。

功效 温肾壮阳,利水消肿。适用于肾虚型妊娠水肿。

桑寄生艾叶茶

原料 桑寄生30克,艾叶15克。

制法 将上两味加水煎煮,去渣取汁,代茶饮。

功效 补肾益肝,安胎止血。适用于胎漏血崩。

通乳茶

原料 通草20克,木瓜10克。

制法 将通草、木瓜置沙锅中,加水适量,煎沸20分钟,滤渣取汁。代茶频饮,直至乳汁下流。

功效 通经下乳。适用于产后缺乳。

浮小麦茶

原料 浮小麦30克,红糖适量。

制法 将浮小麦加水煎煮,去渣取汁,加入红糖,代茶频饮。每日1剂。

功效 益气止汗。适用于产后虚汗症,盗汗。

鸡蛋蜜绿茶

原料 鸡蛋2个,蜂蜜25克,绿茶1克。

制法 以上配方加水300毫升,煮沸后加入绿茶、鸡蛋、蜂蜜,烘至蛋熟。每日早餐后服1次,45天为1个疗程。

功效 用于产后调养。

红枣糖茶

原料 红枣10枚,茶叶5克,白糖10克。

制法 将红枣加白糖加水煎煮,去渣取汁,冲泡茶叶,代茶饮,每日1剂。

功效 补血养精,健脾和胃。适用于妊娠贫血,预防维生素缺乏。

川芎头痛茶

原料 川芎不拘量,腊茶5克。

制法 将川芎研末备用。每日2~3次,每次取川芎末6克,川腊茶煎汤,取汁候温送服。

功效 补气益血,活血止痛。适用于产后头痛,气虚头痛等。

葡萄干蜜枣茶

原料 葡萄干30克,蜜枣25克,红茶3克。

制法 将红茶放入杯中,备用。葡萄干、蜜枣放入沙锅中,加水煎沸15分钟,趁热冲沏茶叶,代茶饮用,每日1剂。

功效 补气养血,安胎。适用于气虚型胎动不安。

四味橘叶茶

原料 鲜橘叶、青橘皮、鹿角霜各25克,黄酒15毫升。

制法 将前3味制为粗末,放入保温杯中,冲入沸水,加盖温浸30分钟,兑入黄酒,代茶饮用。每日1剂。

功效 疏肝通乳。适用于肝郁气滞血瘀型产后缺乳。